DR. MED KELLY BROGAN

MIT KRISTIN LOBERG

Die Wahrheit über weibliche Depression

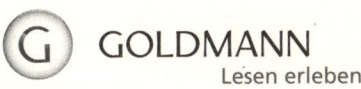

GOLDMANN

Lesen erleben

Buch

Laut WHO wird die Depression im Jahr 2020 die zweithäufigste Erkrankung weltweit sein, schon heute gehören Psychopharmaka zu den am meisten verschriebenen Medikamenten in Deutschland. Die Symptome reichen von Antriebslosigkeit über Panikattacken bis hin zu Hoffnungslosigkeit, wobei Frauen viel häufiger betroffen sind als Männer. Für alle Frauen hat die Ärztin und Yogatrainerin Kelly Brogan eine radikal neue Methode entwickelt, wie man depressive Episoden ohne Medikamente überwindet. Ihr Ansatz: weg von der Psyche, hin zum Körper und zu dort sitzenden möglichen Auslösern wie Entzündungen im Darm, erhöhtem Blutzucker oder hormonellen Störungen. In ihrem weltweit gefeierten Bestseller zeigt sie Schritt für Schritt, wie man durch eine Ernährungsumstellung und kleine Korrekturen seiner Lebensgewohnheiten ein selbstbestimmtes Leben führen kann.

»Ein Buch, das Ihre Einstellung zu körperlicher Gesundheit und mentalem Wohlbefinden vollständig verändern wird.« Dr. Sara Gottfried, Autorin von *Die Hormon-Kur. So bringen Sie Ihren Hormonhaushalt natürlich ins Gleichgewicht* und *Die Hormondiät*

Autorin

Dr. Kelly Brogan ist Psychiaterin, Neurologin und Medizinerin in eigener Praxis in New York, die sich auf Frauengesundheit und ganzheitliche Behandlungsmethoden von u. a. Depressionen spezialisiert hat. Mit ihrem Mann und zwei Töchtern lebt sie in Connecticut.

Kristin Loberg hat als Co-Autorin zahlreiche Bestseller verfasst, zuletzt mit David Perlmutter *Dumm wie Brot. Wie Weizen schleichend Ihr Gehirn zerstört* (2014).

DR. MED. KELLY BROGAN

mit Kristin Loberg

Die Wahrheit über weibliche Depression

Warum sie nicht im Kopf entsteht und
ohne Medikamente heilbar ist

Aus dem amerikanischen Englisch
von Ursula Bischoff

GOLDMANN

Die amerikanische Originalausgabe erschien 2016 unter dem Titel »A Mind Of Your Own: The Truth About Depression and How Women Can Heal Their Bodies to Reclaim Their Lives« bei Harper Wave, an imprint of HarperCollins Publishers, LLC, New York.

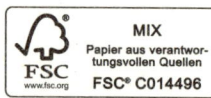

Verlagsgruppe Random House FSC® N001967

1. Auflage
Taschenbuchausgabe Oktober 2018
Wilhelm Goldmann Verlag, München,
in der Verlagsgruppe Random House GmbH,
Neumarkter Str. 28, 81673 München
Copyright © 2018 dieser Ausgabe by Wilhelm Goldmann Verlag,
München, in der Verlagsgruppe Random House GmbH
Copyright © 2016 der deutschen Erstausgabe by Beltz Verlag,
in der Verlagsgruppe Beltz, Weinheim
Copyright © 2016 by Kelly Brogan
Umschlaggestaltung: UNO Werbeagentur, München, in Anlehnung an die Gestaltung
der deutschen Erstausgabe (www.anjagrimmgestaltung.de – Gestaltung,
www.stephanengelke.de – Beratung)
Umschlagmotiv: Jonathon Kambouris/Gallery Stock
Autorenfoto: Getty Images – Richard Saker
Satz: Satzwerk Huber, Germering
KF · Herstellung: cb
Druck und Einband: GGP Media GmbH, Pößneck
Printed in Germany
ISBN: 978-3-442-22233-9
www.goldmann-verlag.de

Besuchen Sie den Goldmann Verlag im Netz

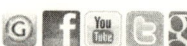

Dr. Nicholas Gonzales zum Gedenken

INHALT

EINFÜHRUNG
Die Psyche –
Eine Depression entsteht nicht im Kopf

~

*In der Geschichte der Medizin waren die wirklich großen Ärzte
seltsamerweise stets frei vom Joch der Medikamente.*

Sir William Osler (1849–1919)

Wenn Sie dieses Buch in der Hand halten, leiden Sie
wahrscheinlich unter einem der folgenden Symptome:
anhaltendem Stress, Unwohlsein, Angstzuständen, innerer Erregung, Erschöpfung, Libidoverlust, Gedächtnislücken, Reizbarkeit, Schlafstörungen, einem Gefühl der Hoffnungslosigkeit, der Überforderung und der abgrundtiefen Niedergeschlagenheit, als ob Sie in einer Falle gefangen wären, aus der es kein
Entrinnen gibt. Morgens nach dem Aufwachen sind Sie meistens antriebslos und unmotiviert, schleppen sich dann durch
den Tag und warten nur noch darauf, dass er endet – oder Sie
etwas trinken können, um ihn zu vergessen. Vielleicht machen
sich auch diffuse Ängste oder Panikattacken bemerkbar, ohne
dass Sie wissen, warum. Es gelingt Ihnen nicht, das Karussell
Ihrer negativen Gedanken anzuhalten, das Sie an die Grenzen
Ihrer Belastbarkeit bringt. Manchmal würden Sie am liebsten
stundenlang weinen, oder aber Sie können sich nicht erinnern,
wann Sie das letzte Mal so tief bewegt waren, dass Sie in Tränen
ausgebrochen sind. Alle diese Beschreibungen gehören zu den
Symptomen, die normalerweise der Diagnose »klinische Depression« zugeordnet werden. Und wenn Sie daraufhin im

Rahmen der konventionellen Medizin Hilfe suchen, erhalten Sie wahrscheinlich auch dann, wenn Sie sich selber nicht für »depressiv« halten, ein Rezept für ein Antidepressivum, genau wie Ihre zahlreichen Leidensgenossinnen. Vielleicht sind Sie schon ein Teil dieser Gemeinschaft und haben das Gefühl, Ihr Schicksal sei besiegelt.

Das muss nicht sein.

In den letzten zwanzig Jahren, seit der Zulassung von *Prozac*-ähnlichen Antidepressiva durch die amerikanische Lebensmittelkontroll- und Arzneimittelzulassungsbehörde FDA, wollte man uns einreden, dass solche Medikamente in der Lage seien, die Symptome zu lindern oder mentale Erkrankungen sogar zu heilen, insbesondere bei Depressionen und Angststörungen. Heute gehören sie zu den am häufigsten verordneten Arzneimitteln, für die Hersteller ein echter Verkaufsschlager![1] Das hat zu einer der größten Tragödien in der Geschichte der modernen Gesundheitsvorsorge geführt, die stillschweigend übergangen und unterschätzt wird.

Ich arbeite als Psychiaterin mit eigener Praxis, habe mich auf kognitive Neurowissenschaft am MIT spezialisiert, am Weill Cornell Medical College promoviert und meine klinische Ausbildung an der NYU School of Medicine absolviert. Frauen, die um ihre Gesundheit und ihr Wohlbefinden kämpfen, liegen mir besonders am Herzen. Ich habe das dringende Bedürfnis, auf die Korrumpierbarkeit der modernen Psychiatrie und ihre unrühmliche Geschichte aufmerksam zu machen und gleichzeitig ganzheitliche Methoden vorzustellen, die Ernährung, Meditation und körperliche Bewegung in den Mittelpunkt rücken; dieser Ansatz wird bisweilen auch als Lebensstilmedizin bezeichnet, weil er einen grundlegenden Wandel der *Lebensgewohnheiten* einschließt, ohne den Einsatz pharmazeutischer Produkte. Solche evidenzbasierten Methoden, die sich auf die besten verfügbaren Wissensquellen und Daten statt auf eine medikamentöse Behandlung stützen, sind in unserem Zeitalter der Patentlösungen buchstäblich unbekannt.

Eines möchte ich vorab klarstellen: Ich bin keine Anhängerin irgendwelcher Verschwörungstheorien. Mein politisches Interesse hält sich ohnehin in Grenzen, aber ich benutze gerne meinen eigenen Verstand. Ich bin von Natur aus skeptisch und pragmatisch. Derzeit sehe ich mich in meiner beruflichen Tätigkeit mit einigen Theorien konfrontiert, die mich aufgrund ihrer Lückenhaftigkeit auf die Palme bringen, und ich arbeite daran, die einzelnen Punkte zu einem Gesamtbild zusammenzufügen, um ein Rahmenwerk für eine wissenschaftlich hieb- und stichfeste »Nagelprobe« zu schaffen. Zum einen sind die Symptome mentaler Erkrankungen weder ein ausschließlich psychologisches noch ein rein neurochemisches Problem (wie Sie in Kürze erfahren werden, gibt es *keine einzige Studie,* die nachgewiesen hat, dass eine Depression durch ein chemisches Ungleichgewicht im Gehirn verursacht wird). Eine Depression ist ein Symptom, ein Anzeichen dafür, dass an irgendeiner Stelle im Körper eine Unausgewogenheit oder ein Problem besteht, das in Angriff genommen werden sollte.

Und zum anderen sind Fehldiagnosen und Fehlbehandlungen bei einer Depression auch heute noch an der Tagesordnung, vor allem bei Frauen – jede siebte wird mit Medikamenten behandelt. Aus Gründen, mit denen wir uns später eingehender befassen, kommen Depressionen bei Frauen *doppelt* so häufig vor wie bei Männern. In den USA nimmt jede vierte Frau zwischen vierzig und sechzig Psychopharmaka. (Anm. d. Ü.: Eine direkte Vergleichszahl für Deutschland gibt es nicht. Jedoch nehmen etwa fünf Prozent der Bevölkerung Psychopharmaka.[2]) Obwohl ich im Verlauf meiner beruflichen Ausbildung gelernt habe, dass Antidepressiva für Depressive (und Menschen, die unter Angst- und Panikstörungen, Zwangsneurosen, Reizdarmsyndrom, posttraumatischen Belastungsstörungen, Bulimie, Magersucht usw. leiden) genauso unerlässlich sind wie für Kurzsichtige eine Brille, kann ich diese Auffassung nicht länger teilen. Und nach der Lektüre dieses Buches werden vielleicht auch Sie geneigt sein, noch einmal gründlich über Ihre bisherigen Informationen hinsichtlich der Ursachen einer Depression nachzudenken.

Die meisten mentalen Erkrankungen – einschließlich ihrer Verwandten, die damit auf Tuchfühlung gehen, wie die Neigung zu fortwährenden Sorgen, geistige Verwirrung oder Launenhaftigkeit – sind Lebensstilfaktoren und physiologischen Problemen geschuldet, die nicht erkannt wurden und sich auf einer Ebene entwickeln, die weit vom Gehirn entfernt ist, beispielsweise im Darm und in der Schilddrüse. Richtig: Ihr Stimmungstief und das anhaltende Gefühl des Unwohlseins sind möglicherweise auf ein Ungleichgewicht zurückzuführen, das nur indirekt mit den chemischen Vorgängen im Gehirn in Verbindung steht. Fakt ist: Was Sie zum Frühstück zu sich nehmen (denken Sie an Vollkorntoast, frisch gepressten Orangensaft, Milch, Mehrkornmüsli) und wie Sie mit einem hohen Cholesterinspiegel und den Kopfschmerzen am Nachmittag umgehen (vielleicht rücken Sie ihnen mit Kopfschmerztabletten zu Leibe), könnte durchaus mit den Ursachen und Symptomen Ihrer Depression zusammenhängen. Und falls Sie glauben, eine Pille könnte Sie retten, kurieren oder einen »Defekt beheben«, befinden Sie sich auf dem Holzweg. Da könnten Sie genauso gut Aspirin schlucken, wenn Sie sich einen Nagel eingetreten haben.

Es ist vielfach belegt, dass mehrere Faktoren – beispielsweise tragische Lebensereignisse oder die Folgen hormoneller Veränderungen – Symptome auslösen können, die als Depression bezeichnet (und therapiert) werden, doch niemand hat jemals darauf hingewiesen, dass Antidepressiva die Selbstheilungskräfte des Körpers unwiderruflich schädigen können. Im Gegensatz zu dem, was man Ihnen vielleicht eingeredet hat, wurde in wissenschaftlich fundierten Langzeitstudien wiederholt nachgewiesen, dass Antidepressiva den Verlauf mentaler Erkrankungen *verschlechtern* – ganz zu schweigen von den Risiken, die sie nach sich ziehen, wie Leberschäden, abnorme Blutungen, Gewichtszunahme, sexuelle Dysfunktion und kognitive Störungen. Das schmutzigste kleine Geheimnis ist die Tatsache, dass Antidepressiva zu den Wirkstoffen gehören, von denen man am schwersten loskommt, schlimmer noch als Alkohol und Opiate. Während Sie von »Entzug« sprechen, bläuen die Pharmariesen den Ärzten ein, die damit einhergehenden kräftezehrenden physischen und psychischen Reaktionen als »Absetzsyndrom« zu verharmlosen.

Im Gegensatz zu den meisten Psychiatern zähle ich nicht zu denjenigen, die einen Zustand als »bleibend« bezeichnen, ein Rezept ausstellen und den Patientinnen »Alles Gute« wünschen – eine Fließbandabfertigung, die in meinem Metier heutzutage Standard ist. Ich fordere sie auch nicht auf, sich auf die Couch zu legen und endlos über ihre Probleme zu reden. Ganz im Gegenteil, meine erste Amtshandlung besteht darin, die medizinische und persönliche Vorgeschichte jeder einzelnen Patientin abzuklären, einschließlich der Belastungen, denen sie seit dem Zeitpunkt der Geburt ausgesetzt war, vom Kontakt mit chemischen Schadstoffen bis hin zu der Frage, ob die Geburt durch den Geburtskanal erfolgte und ob sie gestillt wurde. Ich ordne außerdem Laboruntersuchungen an, um mir einen Eindruck vom biologischen Gesamtbild meiner Patientin zu verschaffen; dabei handelt es sich um nicht invasive diagnostische Verfahren, die von den meisten Psychiatern und Allgemeinmedizinern nicht einmal in Betracht gezogen werden (in diesem Buch erfahren Sie mehr über diese Tests, die Ihnen helfen, Ihren Weg zur Heilung auf Ihre ganz persönliche Situation abzustimmen).

Ich nehme die früheren Erfahrungen meiner Patientinnen zur Kenntnis, richte mein Augenmerk aber in gleichem Maß auf die gegenwärtige Entwicklung, wobei die Aktivitäten auf der Zellebene und die potenzielle Beeinträchtigung (»Dysregulation«) des Immunsystems im Vordergrund stehen. Die medizinische Literatur betont seit mehr als zwanzig Jahren die Rolle, die Entzündungsprozesse bei mentalen Erkrankungen spielen. Ich pflege genau hinzuhören und stelle Fragen zur Lebensweise meiner Patientinnen, ein Einflussfaktor, der in der konventionellen Medizin kleingeredet und vernachlässigt wurde. Ich denke über das ganzheitliche Bild nach, erfrage den Zuckerkonsum und andere Ernährungsgewohnheiten, erörtere das Zusammenspiel zwischen dem Darm und den Mikroorganismen, die ihn besiedeln, den Hormonspiegel, beispielsweise von Schilddrüsenhormonen und Cortisol, genetische Varianten in der DNA, die das Risiko erhöhen, die Depressionssymptome zu entwickeln, aber auch die Überzeugungen meiner Patientinnen in puncto Gesundheit und ihre Vorstellungen hinsichtlich unserer Zusammenarbeit. (Ja, das alles zu ermitteln kann einige Stunden in Anspruch nehmen.)

Alle meine Patientinnen haben ähnliche Ziele: Sie möchten körperlich vital und emotional ausgeglichen sein, was nach meiner Ansicht ein Geburtsrecht jedes Menschen ist – und sich nicht ständig ausgelaugt, unruhig, mental benommen und unfähig fühlen, das Leben zu genießen. Diese Ziele erreichen sie unter meiner Anleitung mit einfachen Strategien: einer Ernährungsumstellung (mehr gesunde Fette und weniger Zucker, Milchprodukte und Gluten); der Einführung natürlicher Nahrungsergänzungsmittel, wie die Vitamine des B-Komplexes und Probiotika, die nicht verschreibungspflichtig und oft sogar in bestimmten Nahrungsmitteln enthalten sind; der weitgehenden Beseitigung von toxischen Substanzen, die in biologische Prozesse eingreifen (damit sind Gift- und Schadstoffe gemeint, die von Menschen produziert werden oder durch menschliche Aktivitäten in die Umwelt gelangen, wie beispielsweise Fluorid in Leitungswasser und Duftstoffe in Kosmetika; *Toxine* sind dagegen Giftstoffe, die in einem lebenden Organismus auf natürlichem Weg erzeugt werden); genug Schlaf und körperliche Bewegung und dem Einüben von Verhaltenstechniken, die Entspannungsreaktionen fördern. Diese grundlegenden Lebensstilveränderungen stärken die Selbstheilungsmechanismen des Körpers, was wissenschaftlich hinlänglich belegt ist. Und hierbei handelt es sich nicht um irgendein zweifelhaftes New-Age-Heilsversprechen; ich werde meine Behauptungen und Empfehlungen mit aktuellen, von Experten begutachteten Studien untermauern, die weltweit in den angesehensten Fachzeitschriften veröffentlicht wurden.

Ich gebe zu, dass ich mich in den vergangenen Jahren mit einem Großteil der konventionellen Medizin bisweilen auf Konfrontationskurs befunden habe. Die Zerstörung, die mit dieser Weltanschauung im Leben vieler meiner Patientinnen angerichtet wurde, hat mich überzeugt, dass die Pharmaindustrie und ihre Verbündeten, die sich hinter den offiziellen Titeln medizinischer Gesellschaften und Fachverbände verbergen, ein schönfärberisches Bild von der Wissenschaft geschaffen und dem Profit einen höheren Stellenwert eingeräumt haben als ihrer beruflichen Verantwortung. Ich werde Ihnen vor Augen führen, dass die Rolle, die Medikamenten bei der Behandlung von Depression und Angststörungen zugesprochen wird, auf einem Mythos beruht. Es ist an der Zeit, Licht ins Dunkel zu bringen. Wir sollten den Dialog eröffnen und eine Perspektive begrüßen, die gängige Annahmen und Theorien über die Depression radikal infrage stellt. Wenn ich Sie überzeugen kann, gründlich darüber nachzudenken, werden Sie Werbeanzeigen für Antidepressiva nie mehr mit denselben Augen betrachten.

Zugegeben, ich war nicht immer so militant, was meinen inzwischen unerschütterlichen, leidenschaftlichen Glauben an die Wirkung einer ganzheitlichen, nicht medikamentösen Medizin zur Heilung von Körper, Geist und Seele betrifft. Ich habe in vieler Hinsicht das Lager gewechselt, war früher eine eingefleischte allopathische Ärztin. Ich stamme aus einer Familie, in der die konventionelle Medizin als Leitbild galt. Ich habe mich schon immer für die Neurowissenschaften und ihre vielversprechenden Möglichkeiten interessiert, Verhalten und Pathologie zu verstehen; das ist auch der Grund, warum ich mich für die Psychiatrie entschieden habe. Meine innere Feministin war jedoch nicht ganz zufrieden, und deshalb habe ich mich auf die Gesundheit von Frauen spezialisiert. In der Psychiatrie gibt es einen wachsenden Fachbereich, perinatale oder reproduktive Psychiatrie genannt, der sich auf die Risiko-Nutzen-Analyse der Behandlung von Frauen während ihrer fruchtbaren Jahre konzentriert. In dieser Zeitspanne sind Frauen auf einzigartige Weise verletzlich, insbesondere dann, wenn sie die Einnahme von Medikamenten in Betracht ziehen, während sie gleichzeitig eine Schwangerschaft planen oder bereits schwanger sind. Schon bald fühlte ich mich aber durch das medikamentöse und/oder Gesprächstherapie-Modell zur Behandlung von Depressionen eingeengt und begab mich auf die Suche nach besseren Optionen für Frauen, nicht nur während der reproduktiven Jahre, sondern während des gesamten Lebenszyklus.

Je weiter ich mich dabei von der konventionellen Psychiatrie entfernte, desto häufiger stellte ich mir Fragen, die nur wenige meiner Kollegen anschnitten, vor allem nach dem Warum. Warum waren bei so vielen Frauen physische und mentale Funktionen gestört? Sind wir genetisch vorbelastet? Warum hat sich unsere Gesundheit im Verlauf des letzten Jahrhunderts erheblich verschlechtert, obwohl sich unsere DNA – dieselben Träger der Erbinformationen seit Millionen von Jahren – nicht verändert hat? Oder verstehen sich Ärzte inzwischen nur besser darauf, Symptome, die durch das Raster fallen, dem Diagnose-Abfalleimer mit der Aufschrift »Depression« zuzuordnen?

Das ist ein kleiner Vorgeschmack auf die Fragen, die in diesem Buch angesprochen werden. Die Antworten ebnen den Weg zu einer revolutionären neuen Einstellung, die Sie befähigt, sich eigenverantwortlich um Ihre Gesundheit und Ihr Wohlbefinden zu kümmern!

Ich habe auf diesem Gebiet sensationelle Kehrtwenden miterlebt. Beispielsweise bei einer 56-jährigen Frau, die in meine Praxis kam und über Energiemangel, tief greifende Schmerzen, trockene Haut, Verstopfung, Gewichtszunahme und Vergesslichkeit klagte. Sie nahm ein Antidepressivum und Statine zur Cholesterinsenkung, fühlte sich damit aber zunehmend schlechter statt besser und suchte verzweifelt nach einer Lösung ihrer Gesundheitsprobleme. Binnen weniger Monate konnte sie alle Medikamente absetzen, der Cholesterinspiegel hatte optimale Werte erreicht, und ihre »Depression« war verschwunden. Ein weiteres Beispiel war eine 32-jährige Patientin, die unter PMS (prämenstruelles Syndrom) gelitten und daher die Antibabypille genommen hatte, bis sie versuchte, schwanger zu werden. Als sie zu mir kam, nahm sie ein Antidepressivum gegen ihre Niedergeschlagenheit und Erschöpfung, woraufhin ihr Kinderwunsch zwei Jahre lang unerfüllt blieb. Was danach folgte, war kein Wunder, sondern etwas, was ich in meiner Praxis immer wieder erlebe. Mit einer einfachen Ernährungsumstellung und anderen Strategien, die eine Veränderung ihrer Lebensweise beinhalteten – die gleichen, die in diesem Buch beschrieben werden –, konnte sie bald auf Medikamente verzichten und wurde schwanger. Und zum ersten Mal in ihrem Leben war sie frei von Symptomen.

Sie werden in diesem Buch vielen Frauen begegnen, deren Geschichte für sich selbst spricht; sie stehen stellvertretend für Millionen andere, die unnötigerweise unter lebensbeeinträchtigenden Depressionen leiden. Ich bin sicher, dass Sie sich mit der einen oder anderen identifizieren können. Ganz gleich, ob Sie derzeit Antidepressiva nehmen oder nicht, dieses Buch enthält wichtige Informationen für jede Frau, die feststellt, dass ihr die Lebensfreude abhandengekommen ist, die sie verdient hätte. Zu mir kommen viele Patientinnen, die schon »alles ausprobiert« und die besten Ärzte weit und breit aufgesucht haben. Tatsächlich befinden sich darunter auch etliche *Ärzte* und *Psychiater*.

Viele Frauen haben erklärt, dass sie mir den Anstoß zu einer grundlegenden, heilsamen Veränderung ihrer Lebensweise verdanken. Die Macht der Lebensstilmedizin, die einen Wandel herbeizuführen vermag, der größer ist als die Summe seiner einzelnen Teile – nachhaltige, kühne Veränderungen in unserer Beziehung zum Leben, zur Spiritualität, zu unserer Umwelt, ja sogar zu den Experten im Gesundheitswesen –, hat mich zutiefst überzeugt und bewogen, mich als Botschafterin einer neuen Auffassung von Gesundheit und Wohlbefinden zu betrachten. Die jeweilige Leidensgeschichte ist die treibende Kraft hinter der neuen Lebensweise, sie kann ein Weg sein, sich wie Phönix aus der Asche zu erheben, wagemutiger und stärker als je zuvor. Auf diese innere Stärke und Widerstandskraft können Sie jederzeit zugreifen, sie begleitet Sie auf Schritt und Tritt.

Das Buch ist in zwei Teile gegliedert. Teil 1 »Die Wahrheit über die Depression« nimmt Sie mit auf eine Besichtigungstour, bei der wir die Freunde und Feinde der mentalen Gesundheit unter die Lupe nehmen, von der täglichen Ernährung bis zu weit verbreiteten Medikamenten, die mit und ohne Rezept erhältlich sind. Sie werden sehen, warum Sie bald *mehr* gesättigte Fettsäuren und HDL-Cholesterin (das gute) zu sich nehmen und Ihre Einkaufsgewohnheiten im Supermarkt und in der Drogerie ändern. Danach erfahren Sie, gestützt auf wissenschaftliche Erkenntnisse, verblüffende Einzelheiten über die enge Beziehung zwischen der Gesundheit des Darms und der mentalen Gesundheit. Beides steht in Zusammenhang mit Entzündungen, einem Schlagwort, das zwar in aller Munde ist, aber nicht wirklich verstanden wird, vor allem, wenn es um die Rolle geht, die Entzündungsprozesse bei einer Depression spielen. Ich werde beweisen, dass die Depression oft das Ergebnis einer chronischen Entzündung ist – nicht mehr, aber auch nicht weniger. Und ich werde die grundlegenden Aufgaben des Immunsystems schildern, Drahtzieher hinter den Kulissen, der alle Fäden der mentalen Gesundheit in der Hand hält.

Der erste Teil des Buches enthält einen Überblick über aktuelle Forschungsprojekte, die sich mit der Frage befassen, wie wir durch alltägliche Entscheidungen bezüglich unserer Ernährung und Aktivitäten unser genetisches Schicksal – das heißt die Art, wie unsere genetischen Informationen in Erscheinung treten, auch diejenigen, die unmittelbar mit unserer Stimmungslage in Zusammenhang stehen – auf dramatische Weise verändern können. Das Ziel besteht darin, Sie auf das Selbsthilfeprogramm im zweiten Teil des Buches vorzubereiten, in dem es um einen natürlichen, ganzheitlichen Weg zu Gesundheit und Wohlbefinden geht. Dort führe ich Sie durch die einzelnen Schritte des Programms, das auf Frauen ausgerichtet ist, die keine Medikamente nehmen möchten oder vielleicht davon träumen, sie absetzen zu können. Dazu gehört auch ein Vier-Wochen-Plan mit Menüvorschlägen und Strategien, um die neuen Lebensgewohnheiten in Ihren Alltag zu integrieren.

Unterstützung und fortwährende Updates finden Sie auf meiner Website www.kellybroganmd.com. Dort können Sie auch meinen Blog lesen, Lehrvideos anschauen, aktuelle Studien einsehen und weiteres Material herunterladen, um die Informationen in diesem Buch zu vertiefen und auf Ihre persönlichen Präferenzen abzustimmen.

Wenn Sie die Empfehlungen in meinem Buch beachten, ist die mentale Stabilität nur eine von vielen Belohnungen, mit denen Sie rechnen können. Zu den »Nebenwirkungen« meines Programms, die meine Patientinnen auflisten, gehören auch das Gefühl der Kontrolle über das eigene Leben und den eigenen Körper, einschließlich einer problemlosen Steuerung des Gewichts, mehr Energie und die unerschütterliche Fähigkeit, mit Stress umzugehen. Ergebnisse, die jeder erzielen möchte, oder? Es ist an der Zeit, Ihre Gesundheit selbst in die Hand zu nehmen.

Packen wir's an.

ERSTER TEIL

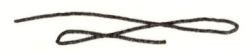

Die Wahrheit über die Depression

1. DEN CODE KNACKEN
Eine Depression ist keine psychiatrische Erkrankung: Was Sie nicht über Depressionen und ihre erkennbaren Symptome wissen

～

Depressionen können auf Ungleichgewichte im Körper und nicht auf chemische Ungleichgewichte im Gehirn zurückzuführen sein.

Wenn ich vor einem großen Publikum über Medizin und mentale Gesundheit spreche, beginne ich oft mit einem Szenario, um die Fakten verständlicher zu machen: Stellen Sie sich eine Frau aus Ihrem Bekanntenkreis vor, die rundum gesund ist. Ihre Intuition sagt Ihnen vermutlich, dass sie gesunde Schlaf- und Essgewohnheiten hat, ihr Leben als sinnvoll empfindet, körperlich aktiv und geistig fit ist und bei aller Geschäftigkeit noch die Zeit findet, sich zu entspannen und die Gesellschaft anderer Menschen zu genießen. Sie würden vermutlich nicht auf die Idee kommen, sie könnte morgens nach dem Aufwachen als Erstes zu den verordneten Medikamenten greifen, um in die Gänge zu kommen, den Tag nur mithilfe von Kaffee und Zucker überstehen, sich ständig Sorgen machen, sich isoliert fühlen und jeden Abend Alkohol trinken, um einschlafen zu können.

Jeder Mensch hat ein intuitives Gespür dafür, was Gesundheit bedeutet, aber viele von uns haben die Landkarte verloren, die uns den Weg zu optimaler Gesundheit weist, die geradezu ins Auge springt, wenn wir ihr diesen Weg ebnen. Doch immer mehr Frauen (jede vierte Amerikanerin und etwa acht Prozent der Europäer) in der Blüte ihres Lebens nehmen verschreibungspflichtige Medikamente gegen mentale Probleme, eine Tatsache, hinter der sich eine Krise von landesweiten Ausmaßen verbirgt.[1]

Menschen haben seit jeher bewusstseinsverändernde Substanzen benutzt, um Schmerzen, Sorgen, Kummer und Leid zu lindern und zeitweilig zu vergessen. Leid gab es seit Anbeginn der Zeiten, aber erst in den letzten Jahrzehnten hat man uns eingeredet, die Depression sei eine Krankheit, die im Kopf entsteht, und chemische Antidepressiva das Heilmittel. Diese Auffassung ist meilenweit von der Wahrheit entfernt. Viele meiner Patientinnen haben einen Arzt nach dem anderen aufgesucht, um Hilfe zu finden, und sind dabei immer wieder gegen die unverrückbaren Stützpfeiler der konventionellen Medizin geprallt. Manche haben es sogar mit der integrativen Medizin versucht, die darauf abzielt, herkömmliche Behandlungsmethoden (zum Beispiel verschreibungspflichtige Medikamente) mit alternativen Therapien (zum Beispiel Akupunktur) zu kombinieren. Am Ende hat man ihnen eröffnet, dass es hervorragende natürliche Alternativen zu den pharmazeutischen Produkten gibt, die imstande sind, ähnliche Wunder zu vollbringen. Doch wie sich herausstellte, war auch das keine Lösung, und der Grund dafür ist, dass niemand nach dem *Warum* fragt. Warum geht es den Frauen schlecht? Warum erzeugt ihr Körper Symptome, die sich als Depression manifestieren? Warum hat niemand innegehalten und diese wichtige, naheliegende Frage gestellt, sobald sich Stimmungstiefs, Angstzustände, Schlafstörungen und chronische Erschöpfung das erste Mal bemerkbar machten?

Bevor ich zu den Antworten komme, möchte ich Ihnen zunächst sagen, dass der einzige Weg zu einer echten, tragfähigen Lösung erfordert, die medizinische Welt, die Sie kennen, hinter sich zu lassen. Bei diesem Weg, auf den ich Sie mitnehmen möchte, geht es aber nicht darum, Symptome zu unterdrücken, sondern um die Freiheit, die eigene Gesundheit selbstverantwortlich in die Hand zu nehmen. Ich war früher eine Ärztin nach klassischem Muster und darüber hinaus natürlich auch eine typische Amerikanerin, die Pizza, Limonade, Geburtskontrolle und *Ibuprofen* für die besten Erfindungen seit Menschengedenken hielt. Doch ich habe einen grundlegenden Wandel durchlaufen: Die Botschaft, die ich Ihnen nahebringen möchte, leitet sich aus meinem persönlichen Weg sowie intensiven Recherchen ab; meine Entdeckungen zwingen mich, die Wahrheit über ein Gesundheitssystem zu offenbaren, das sich nahezu ausschließlich auf verschreibungspflichtige Medikamente stützt und damit versucht, uns für dumm zu verkaufen.

Meine gesamte medizinische Ausbildung basiert auf einem Modell der Gesundheitsvorsorge, das Patienten eine einzige Problemlösung anbietet – ein Medikament –, aber nicht die Spur eines echten Wohlbefindens. Wir haben unsere Gesundheit in die Hände derer gelegt, die ein gewinnträchtiges Geschäft darin sehen, und ihnen Argumente abgekauft, die auf folgenden Vorstellungen basieren:

- Mit uns stimmt etwas nicht – wir haben einen Defekt.
- Angst ist eine angemessene Reaktion auf Symptome.
- Wir brauchen die Segnungen der Schulmedizin, um uns besser zu fühlen.

- Ärzte sind Experten, die genau wissen, was sie tun.
- Der Körper ist eine Maschine, die neu justiert werden muss (mittels Arzneimitteln). Von diesem ist eine Spur zu viel, von jenem ist eine Spur zu wenig vorhanden.

Diese kollektiven Vorstellungen bezeichne ich als medizinische Trugbilder der westlichen Welt. Sie schaffen einen Teufelskreis, der uns in einen lebenslangen Kundenstatus drängt, abhängig und entmachtet.

Wie Sie vermutlich schon gemerkt haben, ziehe ich für meine Überzeugungen zu Felde. Aber ich bin mit den besten Waffen gerüstet, die Forschung und Wissenschaft zu bieten haben, denn heute wissen wir eine Menge über die wahren, grundlegenden Ursachen der Depression – und wie man sie sicher und erfolgreich behandelt, ohne Rezeptblock. Auf eine Lektion möchte ich besonders hinweisen: Legen Sie zuallererst Ihre Angst ab, neue Wege zu gehen, lassen Sie sich wieder von Ihrem inneren Kompass leiten und verpflichten Sie sich, Ihrem besten Selbst zum Durchbruch zu verhelfen, und zwar ohne Medikamente. Auch wenn Sie noch keine verschreibungspflichtigen Medikamente nehmen, bezweifeln Sie vielleicht, dass Sie für den Rest Ihres Lebens ohne auskommen können und sich nur auf Ihre Intuition verlassen sollten, auf Ihre innere Stimme, die weiß, was gut für Sie ist. Der Gedanke, die angeborene Intelligenz Ihres Körpers zu unterstützen, mag bestenfalls bizarr und schlimmstenfalls wie eine gefährliche Werbung für die New-Age-Bewegung anmuten. Doch ich möchte Sie bitten, sich von nun an auf neue Vorstellungen von Gesundheit und Wohlbefinden einzulassen, nämlich:

- Prävention ist möglich.
- Medikamentöse Behandlungen fordern einen hohen Tribut.
- Medikamente sind kein Weg zu optimaler Gesundheit.
- Sie sind für Ihre Gesundheit selbst verantwortlich.
- Die Lebensstilmedizin – die Einführung einfacher Gewohnheiten in Ihren Alltag, die keine Medikamente erfordern – ist eine ebenso gesundheitszuträgliche wie wirksame Methode, um dem Körper ein Gefühl der Sicherheit zu signalisieren.

Was hat es mit diesen Behauptungen auf sich, und was ist mit Lebensstilmedizin gemeint? Die Antwort auf diese und ähnliche Fragen finden Sie in diesem Buch, untermauert mit wissenschaftlich fundierten Beweisen, um auch die Zweifler zu überzeugen. Wenn ich mit einer Patientin und ihrer Familie spreche, erörtern wir die Möglichkeiten, sich von Angststörungen, Depressionen, Manie und sogar Psychosen zu befreien. Wir klären die Vorgeschichte ab, die zeigt, wie sie an den Punkt gelangt ist, an dem sie sich gerade befindet, und ermitteln die Auslöser der Symptome, die sich häufig einer oder mehreren der folgenden Kategorien zuordnen lassen: Lebensmittelintoleranz oder -überempfindlichkeit, Blutzuckerungleichgewicht, Kontakt mit Chemikalien, Schilddrüsenfehlfunktion und Nährstoffmangel. Ich gehe eine Partnerschaft mit meiner Patientin ein und kann bereits innerhalb eines Monats eine dramatische Besserung der Symptome feststellen. Diese Fortschritte werden durch einfache Veränderungen von Gewohnheiten erzielt, die ihren Alltag bestimmen, angefangen bei der Ernährung. Meine Patientinnen erhöhen die

Nährstoffdichte, klammern entzündungsfördernde Lebensmittel aus, achten auf einen ausgewogenen Blutzuckerspiegel und lernen, traditionellen Nahrungsmitteln in ihrem naturbelassenen Zustand einen höheren Stellenwert einzuräumen. Das ist das wirkungsvollste Instrument, um den Stein ins Rollen zu bringen, denn Nahrung ist nicht nur Treibstoff für den Körper, sondern ein Informationsträger, der ihn buchstäblich *in Form bringt*, und das damit einhergehende Heilungspotenzial empfinde ich als ein Wunder, das sich jeden Tag aufs Neue vollzieht.

Kompromissloses Wohlbefinden zu erreichen bedeutet, dem Körper die richtigen Informationen zukommen zu lassen und ihn vor aggressiven Übergriffen zu schützen. Dabei geht es nicht nur um die mentale Gesundheit, die eine Manifestation aller physischen Erfahrungen ist und auch die Einschätzung des Geistes hinsichtlich der eigenen psychischen Sicherheit und Stärke beinhaltet. Es geht auch um die Erkenntnis, dass Symptome lediglich die Spitze eines riesigen Eisbergs mit all seinen Ecken und Kanten darstellen, der unter der Oberfläche lauert.

Vielleicht ist Ihnen aufgefallen, dass keines dieser Konzepte an Substanzen im Gehirn anknüpft, an denen ein »Mangel« herrschen könnte. Wenn Sie den Begriff *Depression* jetzt definieren müssten, würden Sie vermutlich wie die Experten von »affektiver Störung« oder »mentaler Erkrankung« sprechen, ausgelöst durch ein chemisches Ungleichgewicht im Gehirn, das sich mit Medikamenten wie *Prozac* (*Fluoxetin*) oder *Zoloft* beheben lässt, um die Botenstoffe im Gehirn anzukurbeln, die für eine positive Stimmung zuständig sind. Doch damit befänden Sie sich auf dem Holzweg.

Bei vielen Patientinnen, die heute in die Psychopharma-ka-Mühle geschleust werden, sind Überdiagnosen, Fehldiagnosen oder Fehlbehandlungen an der Tagesordnung. In Wirklichkeit leiden sie unter »Brain Fog«, einem »Gehirnnebel«, der infolge von Stoffwechselveränderungen, Schlafstörungen, innerer Erregung und Angstzuständen auftritt, und zwar aus Gründen, die nur entfernt mit den chemischen Prozessen im Gehirn zusammenhängen. Alle weisen Symptome auf, die in der Werbung für *Cymbalta* erwähnt werden, die ihnen empfiehlt, mit ihrem Arzt zu sprechen, um zu sehen, ob dieses Antidepressivum nicht genau das Richtige für sie sein könnte. Doch damit erreicht man in etwa das Gleiche, als würde man ein Pflaster über einen Splitter kleben, der tief in der Haut steckt, sich weiter entzündet und schmerzt. Man verpasst die Chance, den Splitter zu entfernen und das Problem an der Wurzel anzupacken. Dieses Beispiel ist typisch für die gravierenden Fehler der konventionellen Medizin, die von der Pharmaindustrie nur allzu bereitwillig bestärkt werden.

In der ganzheitlichen Medizin gibt es keine Fachgebiete. Alle Bereiche sind miteinander verknüpft. Hier ein klassisches Beispiel: Eva nahm seit zwei Jahren Antidepressiva, plante sie aber abzusetzen, weil sie schwanger werden wollte. Ihr Arzt riet ihr, sie unbedingt weiter zu nehmen, und so kam sie völlig verunsichert zu mir in die Praxis. Ihre Leidensgeschichte hatte mit dem Prämenstruellen Syndrom (PMS) begonnen, das sich in der Woche unmittelbar vor ihrer Periode bemerkbar machte, in der sie zu erhöhter Reizbarkeit neigte und nahe am Wasser gebaut hatte. Ihr Doktor verschrieb ihr die Antibabypille (eine weit verbreitete Behandlungsstrategie), und es dauerte nicht lange, bis sich Evas Zustand zunehmend verschlechterte, gekennzeichnet von Schlafstörungen, Erschöpfung, vermindertem Lustempfinden und generell trüber Stimmung – Symptome, die nun den ganzen Monat anhielten. Deshalb verordnete ihr der Arzt zusätzlich *Wellbutrin*, als »Stimmungsaufheller« zur Behandlung ihrer vermeintlichen Depressionen. Aus Evas Sicht trug das Antidepressivum zur Erhöhung ihres Energiespiegels bei, hatte aber keine merklichen Auswirkungen auf ihre Stimmung und Libido. Und wenn sie es nach Mitternacht nahm, verschlimmerten sich die Schlafstörungen. Sie war bald daran gewöhnt, sich zwar stabil, aber alles andere als optimal zu fühlen, sie war allerdings überzeugt, dass ihr die Medikamente halfen, sich über Wasser zu halten und ihren Alltag überhaupt zu bewältigen.

Die gute Nachricht ist, dass Eva mithilfe einer sorgfältigen Vorbereitung die Medikamente weglassen und ihre Energie, ihr inneres Gleichgewicht und die emotionale Kontrolle wiederherstellen konnte. Der erste Schritt dazu war, grundlegende Veränderungen in ihren Ernährungs- und Bewegungsgewohnheiten und bessere Strategien zur Stressbewältigung einzuführen. Der zweite Schritt bestand darin, die Antibabypille abzusetzen und den Hormonspiegel testen zu lassen. Unmittelbar vor ihrer Periode waren die Cortisol- und Progesteron-Werte niedrig, wahrscheinlich die grundlegende Ursache für das Prämenstruelle Syndrom, mit dem das gesamte Problem begann. Weitere Tests ergaben eine grenzwertige Schilddrüsenunterfunktion, möglicherweise das Ergebnis der oralen Verhütungsmittel und der Ausgangspunkt für die verstärkt auftretenden depressiven Symptome.

Das Ausschleichen der Medikamente geschah unter meiner Anleitung, als der Zeitpunkt für Eva gekommen war. Selbst in der Zeit, als sich Körper und Gehirn daran gewöhnen mussten, ohne das im System zirkulierende Antidepressivum auszukommen, verbesserten sich Energiespiegel, Schlafstörungen und Angstzustände. Innerhalb eines Jahres war sie gesund, nahm keine Medikamente mehr, fühlte sich rundum gut – und wurde schwanger.

Ich bitte Sie, genau wie meine Patientinnen, Ihre Entscheidungen und Ihr Konsumverhalten bezüglich Ihrer Gesundheit noch einmal gründlich zu überdenken und einmal aus einer anderen Perspektive zu betrachten. Ich habe dieses Buch nicht zuletzt deshalb geschrieben, um Ihnen eine neue Sichtweise zu vermitteln, die dazu beiträgt, jede Erfahrung auf diesem Gebiet aufmerksam und kritisch zu überprüfen. Damit es meinen Patientinnen gut geht, müssen sie sich innerlich verpflichten, ihre physische und psychische Gesundheit aufrichtig und selbstbestimmt in die eigenen Hände zu nehmen. Ich selbst habe nicht die Absicht, jemals wieder zu einer Lebensweise zurückzukehren, die pharmazeutische Produkte einschließt, welcher Art und unter welchen Umständen auch immer.

Warum?

Weil der Körper einem fein gesponnenen Spinnengewebe gleicht – greifen wir in einen Bereich ein, gerät das gesamte Netz aus den Fugen. Und weil es mehr als einen Weg gibt, der zur Heilung führt.

Die Lösung des Problems ist ebenso einfach wie revolutionär.

Vielleicht sind Sie ein Mensch, der sich für konfliktscheu hält – jemand, der auf Harmonie bedacht ist und lieber den Ratschlägen anderer folgt. Doch um in unserer heutigen Welt gesund zu bleiben, müssen Sie *Selbstvertrauen* entwickeln und pflegen. Und das gelingt Ihnen nur, wenn Sie damit beginnen, Ihre Sichtweise grundlegend zu ändern. Werfen Sie einen Blick hinter die Kulissen und machen Sie sich klar, dass die Medizin nicht das ist, was sie zu sein scheint. Medikamentöse Therapien machen krank. Ich wage sogar zu behaupten, dass Krankenhausbehandlungen krank machen; obwohl sich die Schätzwerte unterscheiden, kosten vermeidbare ärztliche Fehler einige zehntausend, wenn nicht gar hunderttausend Patienten jährlich das Leben, zurückzuführen auf Fehldiagnosen, Fehlmedikationen, Fehler bei operativen Eingriffen, Krankenhauskeime oder Fehler bei der Verabreichung von Infusionen.[2] Die Cochrane Collaboration, ein in London ansässiges Netzwerk, dem über 31 000 Wissenschaftler aus mehr als 140 Ländern angehören, führt die weltweit gründlichsten unabhängigen Analysen zur Erforschung des Gesundheitswesens durch. Gestützt auf Daten des *British Medical Journal,* des *Journal of the American Medical Association* und der *Centers for Disease Control,* die sich mit Krankheitskontrolle und Prävention befassen, stellte man dort fest, dass verschreibungspflichtige Medikamente an dritter Stelle der häufigsten Todesursachen stehen, hinter Herz- und Krebserkrankungen.[3] Und was psychotrope Substanzen angeht, so fallen die Schlussfolgerungen der Cochrane Collaboration zwingend unangenehm aus. Mit den Worten des Gründers Dr. Peter Gotzsche: »Unsere Bürger wären erheblich besser beraten, wenn wir alle psychotropen Substanzen vom Markt nähmen, da die Ärzte unfähig sind, damit umzugehen. Es ist unvermeidbar, dass ihre leichte Verfügbarkeit mehr Schaden anrichtet als Gutes bewirkt.«[4]

Im Allgemeinen führen Ärzte nichts Böses im Schilde. Sie sind intelligent, arbeiten hart und investieren Geld, Herzblut, Schweiß und Tränen in ihre berufliche Ausbildung. Aber woher beziehen sie ihre Informationen? Wem lernen sie zu vertrauen? Haben Sie sich je gefragt, wer hinter der Bühne die Fäden zieht? Einige Mitglieder der medizinischen Gemeinschaft haben den Mut aufgebracht, Klartext zu reden und die Tatsache offenzulegen, dass unsere theoretische und praktische Ausbildung weitgehend erkauft wurde.

»Bedauerlicherweise kristallisiert sich beim Abwägen der Vor- und Nachteile die unbequeme Wahrheit heraus, dass die meisten Medikamente bei den meisten Patienten nicht anschlagen.«[5] Bevor ich diese Feststellung in einem Bericht aus dem Jahr 2013 in der renommierten Fachzeitschrift *British Medical Journal* las, hatte ich bereits begonnen, Behauptungen auf den Grund zu gehen, dass es nur wenig gibt, was für die Wirksamkeit medikamentöser Behandlungen und medizinischer Interventionen spricht; das gilt vor allem in der Psychiatrie, wo unter Verschluss gehaltene Daten und von der Industrie finanzierte, von Auftragsschreibern verfasste Publikationen die Wahrheit kaschieren.

Eine andere 2013 veröffentlichte Studie in der gleichermaßen angesehenen Fachzeitschrift *Mayo Clinic Proceedings* bestätigte, dass sage und schreibe 40 Prozent aller derzeit gängigen medizinischen Verfahren ausgemustert werden sollten.[6] Leider dauert es im Schnitt siebzehn Jahre, bis die Daten, die eine Unwirksamkeit und/oder Gefahrensignale aufzeigen, im Alltag der praktischen Ärzte ankommen; dieses Zeitverschiebungsproblem hat zur Folge, dass der medizinische Standard im Gesundheitswesen vorerst nur in der Theorie, nicht aber in der Praxis verankert wird.[7]

Dr. Richard Horton, Chefredakteur der prestigeträchtigen medizinischen Fachzeitschrift *Lancet,* hat die Mauer des Schweigens durchbrochen und unmissverständlich erklärt, was er tatsächlich von den veröffentlichten Forschungsergebnissen hält – dass sie nämlich bestenfalls unglaubwürdig und schlimmstenfalls völlig falsch sind. In einem 2015 veröffentlichten Artikel schrieb er: »Was gegen die Wissenschaft spricht, ist einfach gesagt: ein Großteil der wissenschaftlichen Literatur, vielleicht die Hälfte, könnte schlicht auf Falschaussagen beruhen. Belastet von Studien mit zu kleinem Stichprobenumfang, unmerklichen Wirkungen, ungültigen explorativen Datenanalysen, eklatanten Interessenkonflikten und der zwanghaften Neigung, angesagten Trends von zweifelhafter Bedeutung zu folgen, hat die Wissenschaft eine Wende genommen, die nicht Licht, sondern Dunkelheit anstrebt.«[8]

2011 gab das *British Medical Journal* eine allgemeine Analyse von rund 2500 weit verbreiteten medizinischen Behandlungsmethoden in Auftrag. Sie zielte darauf ab festzustellen, welche dieser Methoden durch ausreichende, verlässliche Belege gestützt waren.[9] Hier die Ergebnisse:

- 13 Prozent hatten eine positive Wirkung.
- 23 Prozent hatten wahrscheinlich eine positive Wirkung.
- 8 Prozent hatten wahrscheinlich eine genauso negative wie positive Wirkung.
- 6 Prozent hatten wahrscheinlich keinerlei positive Wirkung.

- 4 Prozent hatten wahrscheinlich eine negative oder gar keine Wirkung.

Bei allen anderen Behandlungen, die mit 46 Prozent die größte Kategorie darstellten, war die Wirksamkeit letztendlich nicht bekannt. Einfacher ausgedrückt: Wenn Sie einen Arzt konsultieren oder ins Krankenhaus eingewiesen werden, stehen die Chancen auf eine Behandlung, die nachgewiesenermaßen eine positive oder wahrscheinlich positive Wirkung hat, bei gerade mal 36 Prozent. Solche Ergebnisse haben verblüffende Ähnlichkeit mit den Schlussfolgerungen von Dr. Brian Berman, der sich mit den Therapie-Analysen der Cochrane-Forschungsgruppe befasste: Er stellte fest, dass 38 Prozent der konventionellen medizinischen Behandlungen eine positive und 62 Prozent eine negative oder »keine nachweisliche Wirkung« hatten.[10]

Gibt es Ausnahmen? Ich behaupte, nein. Das liegt daran, dass der gesamte pharmazeutische Ansatz auf Informationen beruht, die in die falsche Richtung weisen. Pharmazeutische Produkte, wie wir sie kennen, wurden nicht mit den relevanten Prinzipien der modernen Wissenschaft im Hinterkopf entwickelt: Die Komplexität und Macht aller Mikroorganismen, die den Menschen besiedeln, die Schadstoffbelastung, wie gering auch immer, Autoimmunerkrankungen als Anzeichen einer umweltbedingten Überstimulation und die grundlegende Bedeutung der individuellen Biochemie wurden dabei nicht berücksichtigt. Da sich die Medizin an den längst veralteten Grundsatz von einem Gen, einer Krankheit und einer Pille klammert, wird die Wirksamkeit ihrer Behandlungsmethoden durch eine rosarote Brille betrachtet, und ihre Sicherheit lässt sich weder genau einschätzen noch mit den einzelnen Patients im Gespräch abklären.

Viele von uns haben Angst vor dem Damoklesschwert, das über uns schwebt und jeden Augenblick herabfallen kann. Wir werden leicht zum Opfer der Überzeugung, dass die weibliche Brust eine tickende Zeitbombe darstellt, dass uns mit jedem Husten oder Händedruck eine Infektion droht und wir ein Leben lang dazu verdammt sind, das Sammelsurium der medizinischen Behandlungen und Medikamente mit zunehmendem Alter stetig zu erweitern, um das Feuer zu löschen, bevor es zum Flächenbrand wird. Bevor ich aufgehört habe, Medikamente zu verordnen, habe ich keinen einzigen Patients geheilt. Nun sehe ich wöchentlich erkennbare Fortschritte auf dem Weg der Genesung. Wichtig dabei ist, wie bereits gesagt, die Partnerschaft zwischen Arzt und Patient. Wir arbeiten Hand in Hand, und den Frauen wird eine Menge abverlangt. Sie arbeiten hart in einer Zeit, in der sie es als mühsam empfinden, selbst den kleinen Finger zu heben – und ihnen die Aussicht, nichts weiter zu tun, als in der Apotheke ein Rezept einzulösen, wie ein Silberstreifen am dunklen Horizont erscheint. Aber sie lassen sich auf meine Empfehlungen ein, weil sie sich von meiner Überzeugung inspiriert fühlen und ihre Hoffnung auf dieses neue Therapiemodell setzen, das nach dem Warum fragt und nicht nur eine Erleichterung der Symptome, sondern einen unglaublichen Vitalitätsschub anstrebt.

Mir ist bewusst, dass viele, die dieses Buch lesen, Angst vor den Veränderungen haben, die sich unweigerlich einstellen, wenn sie meine Empfehlungen ernst nehmen. Aber kein Problem lässt sich leichter lösen, besser in den Griff bekommen oder wirksamer angehen, wenn man vor lauter Angst keinen klaren Gedanken mehr fassen kann. Angstreaktionen führen zu kurzsichtigen Entscheidungen. Einige dieser Entscheidungen verringern vielleicht das Gefühl, dass etwas nicht stimmt, aber sie bringen gleichzeitig neue und noch vielschichtigere Probleme mit sich. Wenn Sie Symptome bemerken – beispielsweise Konzentrationsschwäche, Traurigkeit, Hoffnungslosigkeit, die Neigung zu Weinerlichkeit, chronische Müdigkeit, Angstzustände oder auch Blähungen –, hinterfragen Sie Ihren Zustand. Fragen Sie nach dem Warum und versuchen Sie, Verbindungen herzustellen. Die äußeren körperlichen Symptome sagen etwas über das innere Gleichgewicht aus. Treten Sie einen Schritt zurück und nehmen Sie die Komplexität Ihres Organismus zur Kenntnis. Machen Sie sich klar, dass Angst nur dazu führt, den eigenen Körper wie eine Maschine zu behandeln, die wie ein Roboter funktioniert, geschmiert werden und einen anderen Gang einlegen muss. Wir sind wesentlich mehr als Knöpfe und Hebel, die es zu betätigen gilt, um zu funktionieren.

Es ist an der Zeit, die Brille zu wechseln und den eigenen Körper genauer zu betrachten. Beginnen Sie, kritisch darüber nachzudenken, was Sie kaufen, nach welchen ärztlichen Ratschlägen Sie sich richten und worüber Sie sich Sorgen machen, wenn die Medien es Ihnen nahelegen. Bringen Sie Licht in jede dunkle Ecke Ihrer Gesundheitsüberzeugungen. Diese kritische Denkweise wirkt befreiend und bietet Ihnen die Möglichkeit, Ihr Potenzial als Mutter, Partnerin oder Freundin in Ihrer persönlichen Lebenswelt voll auszuschöpfen. Mein Lieblingsspruch lautet: »Alles, was wir uns wünschen, befindet sich jenseits der Angst.«

Im Rest des Kapitels machen wir nun einen Rundgang durch das Labyrinth der Definitionen einer Depression – angefangen bei der wahren Bedeutung und Biologie bis hin zu den unzähligen Ursachen und dem kolossalen Versagen der Pharmaindustrie, diese Herausforderung für die Gesundheit in den Griff zu bekommen, die in den USA sowie im Rest der Welt zu den Hauptursachen der Arbeitsunfähigkeit gehört.[11] Damit lässt sich die Angst vor den Veränderungen eindämmen, die Sie einleiten sollten, und das Fundament für die Ausgewogenheit auf allen Ebenen legen, die in diesem Buch angestrebt wird. Den Anfang macht einer der am weitesten verbreiteten und schädlichsten Mythen, die sich um das Thema Depression ranken.

Depression ist keine Krankheit[12]

Die Psychiatrie basiert, im Gegensatz zu anderen Bereichen der Medizin, auf einem hochgradig subjektiven Diagnosesystem. Im Grunde sitzen die Patienten im Sprechzimmer eines Arztes, der nach einer zusammenfassenden Beurteilung der beschriebenen Symptome einen Befund erstellt. Untersuchungen finden nicht statt. Man gibt keine Urin- oder Blutprobe ab, um anhand einer Analyse bestimmte Substanzen zu ermitteln und damit den Nachweis zu erbringen, dass eindeutig »eine Depression vorliegt«, ähnlich wie Bluttests etwas darüber aussagen, ob jemand an Diabetes oder Anämie leidet.

Die Psychiatrie ist berüchtigt dafür, »Huch!« zu sagen. Sie ist wegen ihrer langen Geschichte pseudowissenschaftlicher Fehlbehandlungen und des schändlichen Mangels an diagnos-

tischer Stringenz immer wieder ins Kreuzfeuer der Kritik geraten. Ein Beispiel ist der Fall Egas Moniz, Nobelpreisträger
des Jahres 1949, ein portugiesischer Neurologe, der invasive
chirurgische Verfahren zur Behandlung von Patienten mit
Schizophrenie einführte, indem er Nervenbahnen zwischen
dem präfrontalen Kortex und anderen Bereichen des Gehirns
durchtrennte, im Fachjargon präfrontale Lobotomie genannt.
Und in den 1970er-Jahren fand das Rosenhan-Experiment
statt, das zeigte, wie schwierig es selbst für einen Arzt ist, zwischen einem »geisteskranken Patienten« und einem Patienten
zu unterscheiden, der Geisteskrankheit vortäuscht. Die heutigen Rezepte für psychotrope Medikamente sind meiner Meinung nach genauso schädlich und absurd wie die Zerstörung
von wichtigem Hirngewebe oder Menschen als »Fall für die
Psychiatrie« einzustufen, die alles andere sind als das.

Meine Facharztausbildung habe ich im sogenannten psychiatrischen Konsiliar- und Liaisondienst erhalten, auch »psychosomatische Medizin« genannt; wir kümmern uns um Patienten, die neben ihrer körperlichen Grunderkrankung auch
noch ein psychisches oder psychiatrisches Leiden aufweisen.
Ich fand diese Disziplin reizvoll, weil sie die einzige zu sein
schien, die anerkannte, dass sich physische Prozesse und Pa-
thologien auch im Verhalten niederschlagen können. Mir fiel
auf, dass Psychiater, die auf diesem Fachgebiet tätig sind, die
Rolle biologischer Vorgänge in Betracht zogen, beispielsweise
Entzündungen im Körper und Stressreaktionen. Diese Prozesse wurden bei Beratungen, die Psychiater Klinikpatienten nach
einem chirurgischen Eingriff angedeihen ließen, völlig anders
geschildert als gegenüber ihren Privatpatienten in der Praxis

an der hochkarätigen Park Avenue. Sie erwähnten beispielsweise das Delirium, das durch ein Ungleichgewicht im Elektrolythaushalt entstehen kann, die Demenz-Symptome, hervorgerufen durch einen Mangel an Vitamin B_{12}, und den Beginn
einer Psychose bei Patienten, denen ein Mittel gegen Brechreiz
verordnet worden war. Diese grundlegenden Ursachen mentaler Probleme sind alles andere als »kopfgesteuert«, wie es so oft
in Unterhaltungen über mentale Erkrankungen ganz lapidar
heißt.

Der Begriff *psychosomatisch* ist belastet und stigmatisiert; er
deutet darauf hin, dass jede Krankheit »im Kopf entsteht«. Die
Psychiatrie bleibt der Abfalleimer, in dem die diagnostischen
und therapeutischen Unzulänglichkeiten der konventionellen
Medizin landen. Wenn ein Arzt keine Erklärung für Ihre Symptome findet, eine Behandlung das Problem nicht beseitigt
oder weitere Untersuchungen keine konkrete Diagnose ergeben, werden Sie vermutlich irgendwann an einen Psychiater
überwiesen oder erhalten, noch wahrscheinlicher, von Ihrem
Hausarzt ein Rezept für ein Antidepressivum. Wenn Sie *mit
großem Nachdruck* erklären, dass auch das nichts gebracht hat,
verordnet er Ihnen vielleicht noch ein Antipsychotikum. Die
meisten Rezepte für Antidepressiva werden von Hausärzten
ausgestellt – und nicht von Psychiatern: 7 Prozent aller Besu-
che beim Hausarzt enden auf diese Weise. (Anm. d. Ü.: Auch in
Deutschland verdreifachte sich die Verschreibung von Antidepressiva in den Jahren 2003 bis 2013.[13]) Und dabei werden annähernd drei Viertel der Rezepte ohne klare Diagnose ausgestellt.[14] Das Department of Mental Health an der Johns Hopkins Bloomberg School of Public Health stellte im Rahmen ei-

ner eigenen Untersuchungsreihe über die Häufigkeit mentaler Erkrankungen fest, dass »viele Menschen, die Antidepressiva verordnet bekommen und nehmen, keine Symptome aufweisen, die den Kriterien für mentale Erkrankungen entsprechen. Unsere Daten deuten darauf hin, dass Antidepressiva häufig auch dann eingesetzt werden, wenn klare, belegbare Indikationen fehlen.«[15]

Ich werde nie einen Fall vergessen, bei dem ich vor ein paar Jahren beratend hinzugezogen wurde; es ging um eine »psychosomatische« Erkrankung. Die Geschichte dieser Patientin lässt tief blicken. Sie klagte über ein brennendes Gefühl im Gesicht, und in Ermangelung einer anderen Erklärung hieß es, das sei »alles nur kopfgesteuert«. Die Symptome waren so lebensbeeinträchtigend, dass sie ihre Aufgaben und Verpflichtungen kaum zu bewältigen vermochte. Ich verschrieb ihr damals, noch nach konventionellem Muster, psychotrope Medikamente, aber eine innere Stimme sagte mir, dass da irgendeine Störung vorlag, und zwar nicht in ihrem Kopf. Doch leider hatte sie das westliche Medizinmodell bereits als psychosomatischen Fall abgestempelt, der eine psychiatrische Medikation erforderte und nicht einmal ansatzweise die Vielschichtigkeit ihrer Erkrankung zur Kenntnis nahm. Doch Antidepressiva und Benzodiazepine (Beruhigungsmittel wie *Valium* und *Xanax*) brachten keine Fortschritte. Was schlussendlich wirkte, war eine radikale Ernährungsumstellung, Nahrungsergänzungsmittel und eine Sanierung der körpereigenen Darmflora. War das Ergebnis auf einen Placebo-Effekt zurückzuführen? Natürlich war ihr Wunsch nach einer Besserung so intensiv, dass sie alles dafür getan hätte. Aber die herkömmlichen Arzneimittel hatten keine Heilung bewirkt. Das Kernproblem hinter Schmerz und Stress war ein Immun- und Entzündungsprozess, der sich nicht durch Medikamente gegen Depression und Angststörung beheben ließ. Erfolg hatten letztlich nur Strategien, die das Problem bei der Wurzel packten.

Die Vorstellung, dass die Depression und ihre Verwandten ausnahmslos Manifestationen von Störungen im Immunsystem und in den Entzündungsbahnen darstellen – und keine neurochemische Mangelerscheinung –, ist ein Thema, auf das wir an späterer Stelle umfassender eingehen. Diese Tatsache ist nicht so neu, wie Sie vielleicht glauben, aber vermutlich wird sie weder Ihr Hausarzt noch ein Psychiater erwähnen, wenn Sie über bestimmte Symptome klagen. Vor ungefähr einem Jahrhundert gingen Forscher bereits der Frage nach, ob es irgendeinen Zusammenhang zwischen toxischen Substanzen im Darm, Stimmung und Hirnfunktion geben könnte. Dieses Phänomen erhielt die Bezeichnung *Autointoxikation*. Doch sich eingehender mit einer solch »abwegigen« Idee zu befassen kam aus der Mode. Schon Mitte des Jahrhunderts interessierte sich niemand mehr dafür, wie sich die Gesundheit des Darms auf die mentale Gesundheit auswirken könnte. Stattdessen gingen die Mutmaßungen rasch in die entgegengesetzte Richtung – dass Depression und Angststörungen den Darm beeinflussen. Und da in der zweiten Hälfte des zwanzigsten Jahrhunderts die Pharmaindustrie ihren Siegeszug antrat, wurden die Darmtheorien ignoriert, und die brillanten Forscher, die sie entwickelt hatten, gerieten in Vergessenheit. In den alten traditionellen Heilsystemen galt der Darm seit Jahrhunderten als der eigentliche Sitz der Gesundheit; die neuesten Forschungsergebnisse bestätigen endlich die Richtigkeit dieser kulturell verankerten und überlieferten Erkenntnisse. Hippokrates, einer der berühmtesten Ärzte des Altertums und »Vater der Medizin«, der im dritten Jahrhundert v. Chr. lebte, gehörte zu den Ersten, die behaupteten: »Jede Krankheit beginnt im Darm.«

Zahlreiche Studien belegen heute, dass eine nicht zu leugnende Verbindung zwischen funktioneller Darmstörung und dem Gehirn besteht, vor allem durch Aufdecken des Zusammenhangs zwischen der Anzahl der inflammatorischen Marker im Blut (Entzündungsanzeichen) und dem Risiko, an einer Depression zu erkranken.[16] Hohe Entzündungswerte sind oft ein Hinweis, dass sich das Immunsystem des Körpers in akuter Alarmbereitschaft befindet, wodurch das Risiko, eine Depression zu entwickeln, beträchtlich gesteigert wird. Diese Werte verlaufen parallel zur Intensität der Depression: je höher die Werte, desto schwerer die Depression. Was unter dem Strich bedeutet, dass die Depression der Gruppe anderer Entzündungserkrankungen zugeordnet werden sollte, beispielsweise Herzleiden, Arthritis, multiple Sklerose, Diabetes, Krebs und Demenz. Es überrascht mich nicht, dass Depressionen wesentlich häufiger bei Menschen auftreten, die auch unter anderen Entzündungs- und Autoimmunproblemen leiden, wie Reizdarmsyndrom, chronisches Erschöpfungssyndrom, Fibromyalgie, Insulinresistenz und Fettleibigkeit. All diese Erkrankungen sind durch höhere Entzündungsparameter gekennzeichnet, ein Thema, mit dem wir uns im 3. Kapitel genauer befassen.

Um sich bewusst zu machen, dass die Depression keine Störung ist, die im Kopf ihren Ausgang nimmt, braucht man sich nur einige der aussagekräftigen Studien anzuschauen. Als Forscher durch die Injektion einer bestimmten Substanz (mehr darüber in Kürze) vorsätzlich Entzündungen im Körper gesunder Probanden auslösten, die keinerlei Anzeichen einer Depression erkennen ließen, traten binnen kürzester Zeit die klassischen Symptome einer Depression auf.[17] Und als bei einem anderen Versuch die an Hepatitis B erkrankten Teilnehmer mit dem entzündungsfördernden Mittel *Interferon* behandelt wurden, entwickelten 45 Prozent davon eine schwere Depression.[18]

Wenn ich gefragt werde, warum wir heute trotz der zunehmenden Anzahl von Menschen, die Antidepressiva nehmen, unter einer wahren Depressionsepidemie leiden, denke ich also nicht an die Gehirnchemie als Auslöser. Ich richte mein Augenmerk vielmehr auf unsere »sitzende« Lebensweise, die industriell verarbeiteten Nahrungsmittel und den unerbittlichen, anhaltenden Stress. Ich wende mich der medizinischen Literatur zu, die besagt, dass die typische Ernährungsweise in der westlichen Welt – hoher Anteil an raffinierten Kohlenhydraten, »unnatürliche« Fette und Lebensmittel, die ein Chaos in unserem Blutzuckerhaushalt anrichten – zu den höheren Entzündungswerten beiträgt.[19] Im Gegensatz zur landläufigen Meinung ist ein hoher Blutzuckerspiegel der einflussreichste Risikofaktor bei einer Depression. Die meisten Menschen betrachten Diabetes und Depression als zwei völlig verschiedene Erkrankungen, doch neuere Forschungsergebnisse sorgen dafür, dass die Lehrbücher umgeschrieben werden müssen. Eine bahnbrechende Studie, die 2010 veröffentlicht wurde und mehr als 65 000 Frauen in einem Zeitraum von zehn Jahren beobachtete, belegt, dass bei den an Diabetes erkrankten Teilnehmerinnen das Risiko, Depressionen zu entwickeln, um annähernd 30 Prozent höher lag.[20] Dieses erhöhte Risiko blieb auch dann bestehen, wenn andere Risikofaktoren ausgeschlossen werden konnten, beispielsweise Bewegungsmangel und Gewicht. Dazu kam, dass bei Diabetikerinnen, die Insulinpräparate nahmen, die Anfälligkeit für depressive Störungen um 53 Prozent höher lag.

Mit Sicherheit können Sie nun die gleichen Schlussfolgerungen ziehen wie ich: Die Anzahl sowohl der Diabeteserkrankungen als auch der Depressionen ist im Verlauf der letzten beiden Jahrzehnte rasant gewachsen. Genau wie die Fettleibigkeit, die ebenfalls in einer Wechselbeziehung mit erhöhten Entzündungsmarkern steht. Studien zeigen, dass Fettleibigkeit mit einem um 55 Prozent höheren Risiko einhergeht, eine Depression zu entwickeln, und umgekehrt: Bei Menschen, die unter Depressionen leiden, erhöht sich das Risiko, fettleibig zu werden, um 58 Prozent.[21] Eine Gruppe australischer Forscher erklärte in einem 2013 veröffentlichten Abschlussbericht sehr überzeugend: »Eine Reihe von Faktoren scheint das Risiko, eine Depression zu entwickeln, zu erhöhen und mit einer systemischen Entzündung in Zusammenhang zu stehen; dazu gehören psychosoziale Stressfaktoren, schlechte Ernährung, Bewegungsmangel, Fettleibigkeit, Rauchen, Darmveränderungen [Funktion], [Allergien], dentale Probleme [Löcher in den Zähnen], Schlaf- und Vitamin-D-Mangel.«[22]

2014 befassten sich schottische Forscher mit den Ungereimtheiten zwischen den Ursachen der Depression laut wissenschaftlicher Erklärung und den praktischen Erfahrungen der Patienten, wenn sie in das Netz wirkungsloser psychiatrischer Behandlungen geraten. In ihrem Bericht heben sie die Bedeutung eines Bereichs hervor, der bei mir an erster Stelle steht: die Psychoneuroimmunologie.[23] Ein sperriges Wort, das sich auf die Untersuchung des komplexen Zusammenspiels verschiedener Systeme und Organe im Körper bezieht, insbesondere derjenigen, die Nervensystem, Magen-Darm-System und Immunsystem in einen brillant choreografierten Tanz einbinden, der sich auf Gesundheit und Wohlbefinden auswirkt. Die Forscher wiesen darauf hin, dass die psychiatrische Erkrankung, die man vielen Patienten bescheinigt hatte, die angeblich in ihrem Kopf begann und auf irgendeinen (fiktiven) Mangel in der Gehirnchemie zurückgeführt wurde, in Wirklichkeit mit biologischen Ungleichgewichten in Zusammenhang stand, die durch sogenannte immuninflammatorische Reaktionen ausgelöst wurden. Bei diesen Patienten wurden erhöhte Entzündungsmarker im Blut nachgewiesen, ein Anzeichen dafür, dass der Körper in Abwehrstellung geht und Prozesse in Gang setzt, die zu unerklärlichen physischen Symptomen führen können und oft nicht als biologisches, sondern als psychiatrisches Problem eingestuft werden. Statt die zugrunde liegende biologische Störung in Angriff zu nehmen, werden sie zu lebenslangen Therapien und Medikamenteneinnahmen verurteilt, die wirkungslos sind.

Die Gesundheitsprobleme, auf die sich die schottischen Forscher konzentrierten, waren Depression, chronische Erschöpfung und »Somatisierung«, worunter man die Entwicklung von Symptomen ohne einleuchtende organische Ursache versteht. Diese Befunde sind durch einige gemeinsame Symptome gekennzeichnet: Erschöpfung, Schmerzempfindlichkeit, Konzentrationsschwäche, grippeähnliches Unwohlsein und kognitive Störungen. Ist es nicht interessant, dass jedes dieser Probleme als separate Krankheit diagnostiziert wird, obwohl sie aus biologischer Sicht so viele Gemeinsamkeiten aufweisen? Die Autoren der Studie erklärten: »Wenn die Psychiatrie den Anspruch erhebt, eine Wissenschaft zu sein, dann muss sie bei der Neubestimmung der Grenzen auf die [vorhandenen] Daten reagieren. Als solche fordern die hier bewerteten Daten die organisatorischen Machtstrukturen in der Psychiatrie heraus.«[24]

Die personalisierte Lebensstilmedizin, die sich mit der Rolle der Umwelt als Auslöser von Entzündungen und deren Einfluss auf das Immun- und endokrine hormonelle System befasst, ist der einfühlsamste Ansatz, Patienten zu helfen, die ansonsten Kandidaten für mehrere Medikationen gleichzeitig wären. Wie sich herausstellt, scheint eine Depression, wie gesagt, keineswegs im Kopf zu entstehen – sondern ist vielmehr auf die engmaschige Vernetzung von Darm, Immunsystem und endokrinem System zurückzuführen.

In den folgenden Kapiteln werden wir diese Wechselwirkung genauer untersuchen – die unauslöschlichen Verbindungen zwischen dem Darm und seinen mikrobischen Bewohnern, dem Immunsystem und dem Zusammenspiel der Hormone, die im Einklang mit dem Tag-Nacht-Rhythmus in Ihrem Körper kursieren. Diese Verbindungen beeinflussen unseren physiologischen Gesamtzustand und, noch wichtiger, die mentale Gesundheit und das allgemeine Gefühl des Wohlbefindens. Es mag merkwürdig klingen, das darmbasierte Immunsystem der Kategorie mentale Gesundheit zuzuschreiben, doch aktuelle Forschungsergebnisse deuten darauf hin, dass sich das Gravitationszentrum des Körpers – und des Geistes – im Darm befinden könnte. Die Lehrmeinungen bezüglich Gehirn und Immunsystem werden immer mehr aus den Angeln gehoben. Forscher der University of Virginia School of Medicine haben beispielsweise nachgewiesen, dass Gehirn und Immunsystem durch Lymphgefäße, deren Existenz bisher nicht einmal bekannt war, direkt miteinander verbunden sind.[25] Es ist erstaunlich, dass diese Gefäße unserer Aufmerksamkeit entgangen sind, wenn man bedenkt, dass unser Lymphsystem in sämtlichen Regionen des Körpers akribisch untersucht und kartiert wurde. Eine solche Entdeckung wird erhebliche Auswirkungen auf die Analyse und Behandlung neurologischer Erkrankungen haben, angefangen von Autismus bis hin zu multipler Sklerose, Alzheimer und, richtig, Depression. Es ist an der Zeit, neue Lehrbücher zu schreiben. Und es ist an der Zeit, eine Depression als das zu behandeln, was sie wirklich ist.

Wenn die Depression also keine psychiatrische Erkrankung ist, was ist sie dann? Wie ich in der Einleitung bereits gesagt habe, ist sie ein *Symptom*, ein vages Anzeichen für eine Störung, die sich oberflächlich bemerkbar macht, aber nichts über die wahre Ursache aussagt. Stellen Sie sich vor, Sie haben Schmerzen im großen Zeh. Das kann auf die verschiedensten Ursachen zurückzuführen sein, von physischen Verletzungen bis hin zu Frostbeulen, Blasen oder einem Tumor, der innen wächst. Die Schmerzen sind ein Anzeichen dafür, dass mit Ihrem großen Zeh etwas nicht stimmt, so einfach ist das. Eine depressive Störung ist gleichermaßen schmerzhaft; sie stellt eine Anpassungsreaktion des Körpers dar, die er auf intelligente Weise kommuniziert, um darauf aufmerksam zu machen, dass in seinem Inneren etwas schiefläuft, oft parallel zu unserem äußeren Umfeld, in dem auch etwas aus dem Lot geraten ist.

Eine Depression manifestiert sich nicht immer in einer schwerwiegenden Melancholie und Traurigkeit oder dem Drang, den ganzen Tag auf der Couch zu sitzen und zu grübeln. Ich kann mich nicht einmal erinnern, wann ich zum letzten Mal eine Patientin in meiner Praxis hatte, die den Frauen in der Fernsehwerbung für Antidepressiva glich. Ganz im Gegenteil: Alle meine Patientinnen leiden unter generalisierten Angststörungen – unter innerer Anspannung, Ruhelosigkeit, einem allgemeinen Unwohlsein und massiven Schlafstörungen. Frauen mit depressiven Symptomen sind in der Mehrzahl aktiv und produktiv, nervös, zerstreut, übermäßig gestresst, leicht reizbar und vergesslich, machen sich zwanghaft Sorgen, können sich nur schwer konzentrieren und fühlen sich »überdreht und übermüdet« zugleich. Viele von ihnen wurden aus dem medizinischen System ausgemustert: Ihre psychiatrischen Probleme wurden durch Fehlbehandlungen geschaffen, als sie in den Sog endloser medikamentöser Therapien gerieten.

Ein weiteres Beispiel ist meine Patientin Jane, 42 Jahre alt; nach der medikamentösen Behandlung ihres Reizdarmsyndroms und ihrer Akne, unter anderem mit *Accutane* (*Isotretinoin*), das inzwischen vom Markt genommen wurde, fiel sie in ein schwarzes Loch. Sie litt unter depressiven Verstimmungen, eine häufige Nebenwirkung des Medikaments, und erhielt ein Antidepressivum, als sie *Isotretinoin* abgesetzt hatte. (*Isotretinoin* gehört zu den Retinoiden, chemische Substanzen, die häufig bei der Behandlung von Hautkrankheiten wie Akne in schwerer Ausprägung verordnet wurden; es verursacht Ge-

burtsschäden, wenn die Frauen es während der Schwangerschaft einnehmen, sodass der Einsatz inzwischen strikt reguliert und das Medikament nur noch in seiner generischen Form
für bestimmte Anwendungen verfügbar ist.) Nach dem Tod
ihrer Eltern, der weitere Symptome einer Depression nach sich
zog, stellte man bei Jane ein Schilddrüsenproblem fest, und ihr
Arzt ordnete eine sogenannte Radiofrequenzablation an, bei
der Schilddrüsengewebe durch radioaktives Iod-131 zerstört
wird. Dadurch wurden akute Panikattacken ausgelöst, und bald
darauf nahm sie *Xanax* gegen ihre Angstzustände. Daraufhin
machten sich Symptome bemerkbar, die auf weitere Schilddrüsenprobleme hinwiesen, unter anderem eine Beeinträchtigung
des Denk- und Konzentrationsvermögens, extreme Erschöpfung und körperliche Schmerzen, was schließlich zur Diagnose
Fibromyalgie führte. Nun verordnete man ihr Antibabypillen
und ein Antibiotikum; kurze Zeit später machten sich chronische Hefepilzinfektionen, Blähungen und Bauchschmerzen bemerkbar. Als sie in meine Praxis kam, wurde sie in ihrer Wohnung rund um die Uhr von einem Pflegedienst betreut.

Janes Erfahrungen spiegeln wider, dass viele Patienten
schnell als depressiv eingestuft und mit einem ganzen Sammelsurium ärztlicher Verordnungen nach Hause geschickt werden. Das medizinische System sorgt für einen stetigen Nach-
schub an Patienten, die eigentlich gesund sind und ihren Körper lediglich mit einfachen Veränderungen ihres Lebensstils
wieder ins Lot bringen müssten – überwiegend durch Ernäh-
rungsanpassungen und nicht mithilfe von Medikamenten.
Schließlich kommunizieren wir über die Ernährung mit unserer Umwelt, in einer Sprache, die wir offenbar vergessen haben.

Eine evolutionäre Fehlanpassung?

Schauen Sie sich einmal um und nehmen Sie die Welt der technologischen Neuerungen und Annehmlichkeiten bewusst zur Kenntnis: Computer, Autos, Mobiltelefone und Supermärkte. Aber denken Sie auch an die gewaltige Diskrepanz zwischen diesem modernen Szenario und einer Zeit, in der wir unsere Nahrung selber erbeuten und unter freiem Himmel schlafen mussten. Unsere Vorfahren, die Höhlenmenschen, steuern gleichwohl noch heute einen beträchtlichen Anteil zu unserer DNA bei, denn die Evolution schreitet nur langsam voran; was uns nach den Maßstäben der kulturellen Zeitrechnung wie eine Ewigkeit erscheinen mag (20 000 Jahre), ist in der biologischen Zeitrechnung nur ein Wimpernschlag. Was mich zu der Frage führt: Sind Depressionen vielleicht ein Anzeichen für eine *evolutionäre Fehlanpassung*?

Dieser Begriff schließt die Quelle der meisten modernen Fehlentwicklungen ein. Unsere Lebensweise stimmt nicht mehr mit derjenigen überein, die unsere Genome im Verlauf von Millionen Jahren der Evolution erwarten konnten. Wir ernähren uns schlecht, haben zu viel Stress, bewegen uns zu wenig, berauben uns des natürlichen Sonnenlichts, setzen uns Umweltschadstoffen aus und pumpen uns mit Pharmazeutika voll. Unsere Abkehr vom evolutionär vorprogrammierten Weg ist durch zwei spezifische Umbrüche in der Geschichte der Menschheit gekennzeichnet: der neolithischen oder landwirtschaftlich geprägten Revolution und der industriellen Revolution. Seit Bestehen der Menschheit herrschte zunächst eine sogenannte paläolithische Ernährungsweise vor, die keine entzündungsfördernden und »insulinotropen« Nahrungsmittel wie Zucker, Getreide und Milchprodukte enthielt. Die Mikroökologie unseres Körpers war eines der ersten Opfer des Wandels – die 90 Prozent unserer Zellen, die von ihrer Struktur her nicht menschlich und für die Mehrzahl der körperlichen Vorgänge verantwortlich waren, was sich wiederum auf die Genexpression auswirkte, die Art, wie unsere Gene in Erscheinung traten. Im 3. Kapitel befassen wir uns eingehender mit dem menschlichen Mikrobiom, der Gesamtheit aller Mikroorganismen, die uns besiedeln und die für das Verständnis der Depression sehr wichtig sind.

Obwohl wir gelernt haben, Bakterien als todbringend zu betrachten, vor allem, weil bestimmte Stämme tödliche Infektionen in geschädigten Wirtsorganismen verursachen können, weisen aktuelle Forschungen zwingend darauf hin, dass einige dieser mikroskopisch kleinen Organismen für das Leben – und die mentale Gesundheit – von entscheidender Bedeutung sind. Während Sie diese Zeilen lesen, haben sich rund hundert Trillionen Mikroben allein in Ihrem Darm angesiedelt.[26] Ihre Anzahl, im Innen- und Außenbereich des Körpers, ist zehn Mal größer als die Anzahl unserer Körperzellen. Und sie enthalten schätzungsweise mehr als acht Millionen eigene Gene, was bedeutet, dass *ganze 99 Prozent des genetischen Materials in Ihrem Körper nicht Ihnen gehören, sondern Ihren mikrobischen Weggefährten.* Diese Mikroben beeinflussen nicht nur die Genexpression, sondern haben im Lauf der Evolution auch ihre DNA in unsere DNA eingefügt, wie Forschungen belegen. Mit anderen Worten, Gene von Mikroben haben sich in unseren genetischen Code eingeschleust (das anschaulichste Beispiel sind mitochondrische DNA), um unsere Evolution und ein gedeihliches Wachstum voranzutreiben.

Viele dieser unsichtbaren Organismen leben im Darmtrakt, und obwohl auch Pilze, Parasiten und Viren dazugehören, sind es die Bakterien, die den Schlüssel zum Königreich unserer Biologie in den Händen halten, denn sie unterstützen jeden nur erdenklichen Aspekt unserer Gesundheit. In Zukunft wird sich wahrscheinlich noch zeigen, dass auch die anderen Mikroben einen zumindest beträchtlichen Beitrag leisten. Das Mikrobiom ist für die menschliche Gesundheit von so entscheidender Bedeutung, dass man es als eigenständiges Organ betrachten könnte. Da wir ohne diese Kleinstlebewesen nicht existieren können, wurde vorgeschlagen, uns als untrennbar mit dem damit verbundenen »Metaorganismus« zu betrachten. Diese innere Ökologie unterstützt die Verdauung, die Aufnahme von Nährstoffen, das Immunsystem und die Entgiftungsbahnen des Körpers, produziert und schüttet wichtige, in biologische Vorgänge eingebundene Enzyme und Substanzen aus (unter anderem chemische Stoffe für das Gehirn, wie Vitamine und Neurotransmitter), trägt durch ihre Auswirkung auf das endokrine und hormonelle System zur Stressbewältigung bei und sorgt sogar für einen erholsamen Schlaf. Einfacher ausgedrückt: Das Mikrobiom beeinflusst praktisch alle Gesundheitsaspekte auf der emotionalen, physischen und mentalen Ebene.

Wodurch wird nun ein gesundes Mikrobiom geschädigt? Es überrascht wohl nicht, dass es drei Einflussfaktoren gibt, die seine Wirkung untergraben: Substanzen, die Bakterienkolonien abtöten oder ihre Zusammensetzung negativ verändern (beispielsweise künstliche Süßmittel und industriell verarbeitete Lebensmittel, die Gluten enthalten); ein Mangel an Nährstoffen, die gesunde, unterschiedliche Stämme gesundheitsfördernder Mikroben unterstützen; sowie andauernder Stress.

Ich habe den erstaunlichen Eigenschaften des Mikrobioms einen ganzen Abschnitt gewidmet, um seine Rolle für das körperliche und mentale Wohlbefinden zu erklären und dabei die Möglichkeiten aufzuzeigen, für den Erhalt einer optimalen Bakterienkolonie zu sorgen. Sie waren seit Anbeginn der Menschheit unsere Reisebegleiter auf dem Weg der Evolution, und deshalb sollten wir sie als das respektieren, was sie sind: die besten Verbündeten unseres Körpers und unseres Gehirns. Sie tragen in gleichem Maß zum Erhalt unseres Lebens und unseres mentalen Wohlergehens bei wie unsere eigenen Zellen.

Der vorprogrammierte Weg in die Depression

Haben Sie sich jemals gefragt, ob eine Depression nicht auch Vorteile hat? Ich weiß, allein der Gedanke mag abartig erscheinen. Aber die Frage zu stellen ist gut und sie zu beantworten noch besser. Am allerbesten betrachtet man sie in Zusammenhang mit dem Thema Stress. Fangen wir also damit an.

Die meisten von uns sind in der Lage, Stresssymptome auf Anhieb auszumachen. Wir kennen sie in- und auswendig. Wir reagieren gereizt, das Herz rast, der Blutdruck schnellt in die Höhe, sodass sich vielleicht das Gesicht heiß anfühlt, die vertrauten Kopf- oder Magenschmerzen stellen sich wieder einmal ein, die Gedanken kommen nicht zur Ruhe, wir haben das

Gefühl, dass Unheil droht, und ärgern uns über jede Kleinigkeit. Bei manchen Menschen hat Stress nur wenig äußere Auswirkungen. Was an die Oberfläche gelangen könnte, wird verinnerlicht und bricht sich manchmal in einer Krankheit seine Bahn. Viele merken nicht einmal mehr, dass sie gestresst sind; sie erkennen erst dann, was mit ihnen los ist, wenn sich der Druck bis zu einem bestimmten Punkt aufgebaut hat und sich ein anderes Ventil sucht.

Der Begriff *Stress* in seiner heutigen Bedeutung wurde von Hans Selye geprägt, einem der Gründerväter der Stressforschung, der ihn 1936 als »nicht spezifische Reaktion des Körpers auf Anpassungsforderungen« definierte.[27] Selye war der Überzeugung, dass Menschen und Tiere, die Dauerstress ausgesetzt sind, bestimmte lebensbedrohliche Krankheiten entwickeln können, beispielsweise Herzinfarkt oder Schlaganfall, von denen man vorher glaubte, dass sie ausschließlich durch bestimmte Pathogene verursacht würden. Dieser Punkt ist wichtig, denn er führt uns vor Augen, dass sich Alltagssituationen und Erfahrungen nicht nur auf das emotionale Wohlbefinden, sondern auch auf die physische Gesundheit auswirken.

Der Begriff *emotionaler Stress* ging erst in den 1950er-Jahren in unseren Wortschatz ein. Er verbreitete sich zu Beginn des Kalten Krieges, in einer Zeit, in der ein großes Maß an Angst regierte. Wir befürchteten den Ausbruch eines Atomkriegs und bauten Schutzbunker. Als Gesellschaft konnten wir unsere Angst nicht offen eingestehen, deshalb verwendeten wir den Begriff *Stress*.

Er dient noch heute zur Beschreibung von Erfahrungen, die uns emotional aus der Bahn werfen – wir sind gestresst, haben

Stress, stehen unter Stress usw. Stress kann auch als Gedanken, Gefühle, Verhaltensweisen und physiologische Veränderungen definiert werden, die eine Reaktion auf bestimmte Anforderungen und Erkenntnisse in unserem Leben darstellen. Und wenn wir das Gefühl haben, diesen Anforderungen nicht gewachsen zu sein, empfinden wir »Stress«. Mental unter Druck gesetzt, beginnen wir wie ein Tier zu hecheln und nach einem Ausweg zu suchen.

Seit Selye haben die Wissenschaftler den Stress in mehrere Kategorien unterteilt. Die Erforschung der Stressphysiologie, die sich mit den physikalischen und biochemischen Vorgängen der Stressverarbeitung in Zellen, Organen und Geweben befasst, hat in den letzten fünfzig Jahren riesige Fortschritte gemacht, genau wie die Erforschung der Stressoren. Ein Schlüsselkonzept im medizinischen Fachjargon ist die sogenannte allostatische Last. Sie bezieht sich auf belastende Veränderungen in unserem Umfeld – den »Verschleiß«, dem der Körper ausgesetzt ist –, die den Organismus veranlassen, ein stabiles Gleichgewicht anzustreben (Allostase, auch Homöostase genannt). Diese allostatische Reaktion beinhaltet auch die physiologischen Langzeitfolgen der Anpassung an chronischen Stress durch die wiederholte Aktivierung der körpereigenen Regulationsmechanismen, die viele Systeme einbeziehen – Immunsystem, endokrines System und neuronales System. Die Forscher Bruce McEwen und Eliot Stellar prägten 1993 den Begriff *Stressreaktion*, der genauer ist als der Begriff *Stress*.[28] Die zwei wichtigsten Beteiligten an der Stressreaktion, Cortisol und Epinephrin (Adrenalin), haben beide sowohl eine schützende als auch eine schädigende Wirkung auf den Körper, je nachdem, wann und in welcher Menge sie zum Einsatz kom-

men. Diese Hormone sind von zentraler Bedeutung für das Bestreben des Körpers, das Gleichgewicht wiederherzustellen und
zu erhalten (Homöostase), aber wenn sie über einen langen Zeitraum oder relativ häufig in Aktion treten müssen, können sie
Krankheitsprozesse beschleunigen. Die allostatische Last wirkt
dann eher *be*lastend als *ent*lastend. Sie lässt sich in physiologischen Systemen als chemisches Ungleichgewicht in den Aktivitäten des Nerven-, Hormon- und Immunsystems messen. Sie
macht sich auch durch Störungen des körpereigenen Tag-Nacht-
Rhythmus (auch circadianer Rhythmus genannt, ein Konzept,
mit dem wir uns später noch eingehender befassen) und in manchen Fällen durch Veränderungen der physischen Hirnstrukturen bemerkbar.

Stress ist eigentlich eine gute Sache, zumindest aus der Sicht
der Evolution und des Überlebens. Er hat eine wichtige Funktion: Er schützt uns vor echten Gefahren, indem der Stress uns
mit einem besseren Mittel ausrüstet, um uns einer lebensbe-
drohlichen Situation zu entziehen oder zu stellen. Doch die
physische Reaktion ändert sich nicht entsprechend dem Ausmaß der wahrgenommenen Bedrohung. Gleich ob es sich um
eine akute Gefahr für Leib und Leben handelt oder um eine
randvolle Aufgabenliste und ein Streitgespräch mit einem Kollegen, die Stressreaktion des Körpers bleibt die gleiche. Ich
werde kurz schildern, was im Körper vor sich geht, wenn er
spürt, dass Stress im Verzug ist, damit wir den Kreis schließen
und wieder, wie ich zu behaupten wage, zum »verborgenen
Nutzen« der Depression zurückkehren können.

Zunächst sendet das Gehirn eine Botschaft an die Nebennieren, die zur Ausschüttung von Adrenalin, auch Epinephrin

genannt, führt. Dadurch wird die Herzfrequenz erhöht und das Blut direkt in die Muskulatur geleitet, für den Fall, dass wir fliehen müssen. Ist die Bedrohung vorüber, kehrt der Körper in den Normalzustand zurück. Wird sie jedoch fortgesetzt und die Stressreaktion intensiver, wird eine Kette von Ereignissen auf der sogenannten HPA-Achse (Hypothalamus-Hypophysen-Nebennierenrinden-Achse) in Gang gesetzt, an der verschiedene Stresshormone beteiligt sind. Der Hypothalamus ist ein kleiner Zwischenabschnitt des Gehirns, dem eine Schlüsselrolle bei der Steuerung zahlreicher Körperfunktionen zukommt, beispielsweise bei der Ausschüttung von Hormonen, die in der Hypophyse entstehen. Er wird oft als Sitz unserer Gefühle bezeichnet, weil er als Regulationszentrum für einen Großteil der emotionalen Prozesse dient. Wenn Sie nervös, ängstlich und völlig überfordert sind oder sich einfach Sorgen machen, ob Sie Ihr Leben in den Griff bekommen, erzeugt der Hypothalamus ein Corticotropin-releasing-Hormon (CRH), das eine Kette von Reaktionen auslöst, an deren Ende Cortisol in den Blutkreislauf gelangt. Dieser Prozess ist zwar seit Langem definiert, aber neuere Forschungen haben gezeigt, dass Stresswahrnehmungen Signale über Entzündungsvorgänge im Körper auslösen, die an das Gehirn übermittelt werden und es auf eine Hyperreaktion vorbereiten.[29]

Cortisol ist Ihnen vermutlich bekannt, es ist das wichtigste Stresshormon des Körpers, das die Kampf-oder-Flucht-Reaktion unterstützt. Es steuert auch Stoffwechselvorgänge, beispielsweise die Art, wie Ihr Körper Kohlenhydrate, Fette und Proteine verarbeitet. Weil es für Ihren Schutz in Stresssituationen zuständig ist, verstärken seine Aktivitäten den Appetit, fördern die

Einlagerung von Fett und spalten komplexe Moleküle und Gewebe, die für eine umgehende Freisetzung der Energie genutzt
werden können, zum Beispiel in den Muskeln. Aus diesem
Grund kann die anhaltende exzessive Ausschüttung von Cortisol im Lauf der Zeit zur Entstehung von Bauchfett, Knochen-
schwund, Immunschwäche und Erschöpfung führen und das
Risiko erhöhen, eine Insulinresistenz, Diabetes, Herzerkrankungen und eine ausgewachsene Depression zu entwickeln. Das
Cortisol hat jedoch auch eine positive Aufgabe. Es steuert und
dämpft das Immunsystem, und es bereitet den Körper auf einen
Angriff vor. Das sind begrüßenswerte Reaktionen, solange die
Situation, die uns zu schaffen macht, kurzfristig und leicht lös-
bar ist. Doch die Angriffe, denen wir uns in unserer heutigen
Lebenswelt ausgesetzt sehen, erfolgen unablässig.

Die Erforschung der Stressauswirkungen auf den Körper,
von innen nach außen und von außen nach innen, hat in den
letzten fünfzehn Jahren große Fortschritte gemacht; sie begann
1998, als Forscher der Harvard University gemeinsam mit
mehreren Kliniken im Großraum Boston eine Studie durch-
führten, um dem Wechselspiel zwischen Geist und Körper,
und hier vor allem der Haut, auf die Spur zu kommen. Dabei
machten sie eine Entdeckung, die sie NICE-System (neuro-
immuno-cutaneous-endocrine) nannten.[30] Einfacher ausgedrückt: Es handelt sich dabei um ein weitläufiges interaktives
Netzwerk, das aus dem Nervensystem, dem Immunsystem, der
Haut und dem endokrinen (hormonellen) System besteht.
Diese Systeme sind eng miteinander verknüpft und stehen infolge einer vielschichtigen Anordnung von Biochemikalien in
einem Dialog miteinander.

Die Bostoner Forscher untersuchten, wie verschiedene äußere Faktoren unseren mentalen Zustand beeinflussen, von der Massage und Aromatherapie bis hin zu Depression und sozialer Isolation. Die Ergebnisse bestätigten, was viele Wissenschaftler bereits seit Jahrhunderten vom Hörensagen kannten: Der mentale Zustand hat eindeutig Auswirkungen auf unsere Gesundheit, ja sogar auf das äußere Erscheinungsbild. Menschen, die beispielsweise unter einer Depression leiden, sehen oft älter aus, als es ihrem chronologischen Alter entspricht. Sie machen keinen gesunden, vitalen Eindruck, da der Stress, den die Bewältigung der Depressionssymptome mit sich bringt, den Alterungsprozess beschleunigt und der Gesundheit schadet.

Seit das NICE-System Eingang in den Wortschatz der Mediziner gefunden hat, wurden weitere Studien durchgeführt, die das machtvolle Wechselspiel zwischen Psychologie und Biologie bestätigen, oder einfacher ausgedrückt, die Herrschaft des Geistes über die Materie. Stellen Sie sich beispielsweise vor, Sie gehen spätabends eine dunkle Gasse entlang und hören plötzlich schnelle Schritte hinter sich; der Körper arbeitet automatisch auf Hochtouren und bereitet sich auf Flucht oder Kampf vor. Aber sobald Sie die Stimme Ihrer Freundin hören, die Sie einzuholen versucht, ändert sich auf einen Schlag die gesamte Physiologie Ihres Körpers. Der Grund dafür ist die veränderte Wahrnehmung der Situation.

Kehren wir nun also zu der Frage zurück: »Kann eine Depression gut für uns sein?« War die Depression in grauer Vorzeit vielleicht eine Anpassungsreaktion an die Umwelt? Ich gehöre zu den Befürwortern der Theorie, dass dem menschlichen

Körper nach Millionen Jahren der Evolution keine Fehler unterlaufen. Ein Artikel, der 2014 im *Journal of Affective Disorders* erschien, ging der Frage nach, warum Menschen Depressionen entwickeln, statt sich darauf zu beschränken, wie sie sich bemerkbar macht und was sich dagegen tun lässt. Oft ist der beste Weg, die grundlegenden Ursachen von Symptomen zu klären, der, die Reaktion des Körpers zu verstehen. Auf das Konzept der evolutionären Fehlanpassung eingehend, schrieben die Autoren: »... Menschen leben heute in einer Umwelt, die sich erheblich von derjenigen unterscheidet, in der wir uns im Zuge der Evolution entwickelt haben, und dieses Wechselspiel zwischen der modernen Umwelt und den uralten Genomen führt zu Chaos ...«[31]

Die Autoren gehen der Frage nach, ob die Depression im Verlauf der Evolution irgendwann einmal eine wichtige Rolle gespielt haben könnte, doch die Beschaffenheit und Intensität der heutigen Auslöser fördern Depressionen bei mehr Menschen (bis zu 41 Prozent) und über einen längeren Zeitraum, als es einleuchtend erscheint. Diese Perspektive stützt sich auf das Modell der Entzündungsprozesse im Körper als Ursache der Depression; dieses geht davon aus, dass psychischer Stress und Entzündungsvorgänge im Körper zu gehirnbasierten Veränderungen führen, die uns nutzen würden, wenn sie kurzfristig wären, aber tödlich enden können, wenn sie dauerhaft auftreten.

Die Forscher erklärten außerdem auch, dass Antidepressiva am Ziel vorbeischießen und warum die Verordnung solcher Medikamente noch einmal überdacht werden sollte, vor allem wegen der Nebenwirkungen, zu denen auch folgende gehören:

»… Kopfschmerzen, Übelkeit, Schlafstörungen, sexuelle Dysfunktion, Erregungszustände, Sedierung, Hyponaträmie, Schlaganfall, Störungen des kardialen Reizleitungssystems und erhöhte Mortalitätsrate. Die langfristige Einnahme von Antidepressiva kann mit zusätzlichen schädlichen Nebenwirkungen einhergehen. Beispielsweise sind einige Antidepressiva schwach karzinogen oder verursachen Osteoporose. Antidepressiva wurden auch mit einem erhöhten akuten Suizidrisiko bei jüngeren Patienten in Zusammenhang gebracht, während sie gleichzeitig die Suizidgefährdung bei älteren Patienten oder bei längerfristiger Einnahme verringerten. Darüber hinaus wurden alle bekannteren Arten von Antidepressiva mit unerfreulichen (und manchmal gefährlichen) Symptomen in Verbindung gebracht, wenn sie abrupt abgesetzt werden. Das Absetzen von Antidepressiva kann mit einem Rückfall und Wiederauftreten der MDD (Major Depressive Disorder, auch schwere depressive Störung oder klinische Depression genannt) einhergehen. Eine Metaanalyse ergab, dass dieses Risiko bei Antidepressiva, die größere Störungen im Neurotransmittersystem verursachen, höher ist … Und immer mehr Forschungsergebnisse deuten darauf hin, dass Antidepressiva, die über einen längeren Zeitraum als Erhaltungstherapie eingesetzt werden, ihre Wirksamkeit verlieren und sogar zu chronischen und behandlungsresistenten Depressionen führen können. Solche Reaktionen lassen sich möglicherweise auf den Versuch des Gehirns zurückführen, die Homöostase zu erhalten und trotz der Medikamente eine erfolgreiche Selbstregulierung zu erreichen.«[32]

In meinen Augen ist das eine tiefgründige Zusammenfassung der Überzeugungen, die ich seit meinem Ausstieg aus der konventionellen Medizin vertrete. Der Aufruf zu handeln besteht darin, die Depression als den vagen, beschreibenden Begriff zu betrachten, der er ist. Einfacher ausgedrückt, die Depression gibt uns ein Zeichen, innezuhalten und herauszufinden, welche Ursache dem Ungleichgewicht zugrunde liegen könnte. Aus dieser Perspektive könnte man auch sagen: *Die Depression stellt eine Chance dar.*

Viele meiner Patientinnen sind anfangs überrascht, wie wütend mich die Verordnung von Psychopharmaka macht, die immer weitere Kreise zieht. Ich kann mir nicht vorstellen, dass sich New York in dieser Hinsicht von jeder anderen Stadt in den USA oder auch weltweit unterscheidet, in der Ärzte, gleich ob Hausarzt, Internist oder Psychiater, Rezepte am Fließband ausstellen. Meiner Meinung nach ist das unverantwortlich. Ihre Patienten haben nie zugestimmt, die langfristigen Auswirkungen dieser Medikamente auf sich zu nehmen, denn die pharmazeutische Forschung ist von Haus aus kurzfristig angelegt.[33] Für Pharmakonzerne besteht kein Anreiz, genauer hinzuschauen, was mit dem Durchschnittspatienten geschieht, der das Medikament zehn Jahre oder länger einnimmt. Abgesehen davon wurden inzwischen zahlreiche Studien veröffentlicht, die Antidepressiva mit einem erhöhten Aggressions-, Mord- und Suizidrisiko in Verbindung bringen, und auch bei Amokläufen in Schulen, bei Flugzeugabstürzen und anderen tragischen Begebenheiten sind sie in die Schlagzeilen geraten, die sonst oft auf terroristische Umtriebe, leichten Zugang zu Waffen oder *fehlende* Therapiemöglichkeiten zurückgeführt wurden.[34]

In einem besonders alarmierenden Bericht, der 2015 von keiner geringeren Autorität als dem *British Medical Journal* veröffentlicht wurde, erklärten Mitglieder des Nordic Cochrane Center, einer unabhängigen dänischen Forschergruppe, die sich mit dem Thema Medikamentensicherheit befasst, dass jedes Jahr mehr als eine halbe Million der 65-jährigen und älteren Menschen im Westen an Psychopharmaka sterben.[35] Anhand einer beeindruckenden Metaanalyse placebokontrollierter Primärstudien entdeckten sie, dass mehr Menschen an Antidepressiva starben, die von der US-amerikanischen Lebensmittelkontroll- und Arzneimittelzulassungsbehörde FDA zugelassen worden waren, als Patienten, die keine Medikamente nahmen oder sich für andere, unkonventionelle Behandlungsmethoden entschieden hatten. Außerdem stellten sie fest, dass die Gesamtmortalitätsrate (im Klartext: Sterben aufgrund verschiedener Ursachen) bei Patienten, die erst vor Kurzem zugelassene Antidepressiva nahmen, um 3,6 Prozent höher lag als bei denjenigen, die keine Antidepressiva nahmen. Die dänischen Wissenschaftler betonten, dass die meisten von der Industrie finanzierten Studien dazu neigen, den Psychopharmaka den Vorzug zu geben und Stichprobengruppen und Testdaten entsprechend zu verzerren, sodass die Ergebnisse letztendlich bedeutungslos sind. Dass die Toten unter den Tisch gekehrt werden, wie die Autoren erklären, ist ein weiteres großes Problem im Prozess klinischer Untersuchungen. Nach Schätzungen der Nordic-Gruppe ist die Suizidrate unter den Antidepressiva-Patienten fünfzehn Mal höher als die Zahlen, die von der FDA veröffentlicht werden.

Solche Studien, die den Angriff der modernen Medizin auf den Menschen offenbaren, sind nur die Spitze des Eisbergs. Ich könnte ein ganzes Buch über die Forschungsprojekte schreiben, die große Beachtung in den Medien finden und die zeigen, dass Patienten von den Psychopharmaka in Geiselhaft genommen, kränker gemacht und gleichzeitig davon überzeugt werden, dass beides nicht zutrifft. Eine Verschlimmerung der Depression ist wahrscheinlicher, da diese Medikamente, wie in unabhängigen Studien nachgewiesen wurde, im Gegensatz zur landläufigen Meinung die Stimmung destabilisieren.[36] Dazu kommt, dass sie inzwischen auch in den Verdacht geraten sind, Krebs zu erregen.[37] In einem Artikel, der in der Fachzeitschrift *Australian and New Zealand Journal of Psychiatry* erschien, berichtete eine Gruppe von Wissenschaftlern aus verschiedenen Forschungsinstitutionen wie der Tufts University, der Harvard University und der Universität von Parma, dass die überwiegende Mehrheit der psychotropen Medikamente bei Tieren Krebs auslösen kann.[38]

Obwohl die Ergebnisse von Tierversuchen nicht ausreichen, um eindeutige Schlussfolgerungen über die Auswirkungen beim Menschen zu ziehen, werden die gleichen Studien oft benutzt, um die Unbedenklichkeit von Medikamenten und Chemikalien zu untermauern, und deshalb ist Vorsicht und bei ärztlicher Verordnung eine Einwilligung nur auf der Grundlage ausreichender Informationen geboten. Leider sind solche umfassenden Aufklärungsgespräche eine Seltenheit.

Geraten Sie trotzdem nicht in Panik, wenn Sie derzeit Antidepressiva nehmen.

Die Informationen in diesem Buch werden Ihnen helfen, Ihre Symptome ein für alle Mal in den Griff zu bekommen, und wenn das Ausschleichen Ihres Medikaments für Sie der

richtige Weg ist, zeige ich Ihnen im 10. Kapitel Schritt für
Schritt, wie Sie dabei vorgehen. Bis dahin sollten Sie die Tatsache akzeptieren, dass die Depression beim Menschen vorprogrammiert ist. Sie kann ein Warnsignal sein, dass irgendetwas
nicht stimmt. Doch wir sind nicht nur darauf programmiert,
uns schlecht zu fühlen, sondern auch darauf, uns selbst zu heilen und gut zu fühlen.

Depressionen sind nicht genetisch, sondern epigenetisch

Eine der Publikationen, die einen Wandel in meinen An-
schauungen hervorgerufen haben, war ein 2003 erschienener
Fallbericht über eine lebenslange Vegetarierin, deren Depression sich eineinhalb Monate lang progressiv verschlimmerte.[39]
Schließlich begann sie Stimmen zu hören und unter Verfol-
gungswahn zu leiden. Die 52-jährige Frau, die ihre Wechseljahre schon hinter sich gebracht hatte, wurde am Ende »kata-
tonisch«, was bedeutet, dass sie zwar wach war, aber auf nichts
mehr reagierte und sich in einem weitgehend vegetativen Zustand befand. Man hatte automatisch angenommen, einen
schweren pathologischen Fall vor sich zu haben. Sie erhielt
eine Elektrokrampftherapie und Antipsychotika, die jedoch
nichts brachten. Danach wurde sie in eine andere Klinik ver-
legt, wo man zufällig ihren Vitamin-B_{12}-Spiegel testete. Man
stellte fest, dass er ein bisschen zu niedrig war, und nachdem
man ihr Vitamin B_{12} gespritzt hatte, genas sie vollständig. Zufall? Ich denke nicht. Dieser Fall mag zu den extremeren ge-

hören, aber er ist ein typisches Beispiel dafür, dass eine einfache, aber kritische Mangelerscheinung die zugrunde liegende Ursache für psychiatrische Manifestationen sein kann. Später werden Sie sehen, dass schon seit Langem der Verdacht besteht, ein Mangel an Vitamin B_{12} könnte bei der Entwicklung einer Depression eine Rolle spielen. Hier zeigt sich einmal mehr, dass wir keine Marionetten sind, auf Gedeih und Verderb unserer verschlüsselten DNA ausgeliefert, sondern vielmehr ein Produkt des komplexen Wechselspiels zwischen unseren Genen und unserer Umwelt. Inzwischen ist bekannt, dass unser Gesundheitszustand in höherem Maß durch unsere Umwelt als durch unser Erbgut bestimmt wird. Ich erinnere meine Patientinnen gerne daran, dass die Depression nicht genetisch, sondern *epigenetisch* geprägt ist.

Obwohl die von der DNA verschlüsselten Gene mehr oder weniger festgeschrieben sind (das Auftreten von Mutationen ausgenommen), kann die Genexpression als Reaktion auf Umwelteinflüsse heftigen Schwankungen unterworfen sein. Dieser Forschungsbereich, Epigenetik genannt, gehört heute zu den spannendsten, die es gibt. Er befasst sich mit der Analyse von kurzen DNA-Abschnitten, den sogenannten »Markern«, die den Genen im Wesentlichen ihre Identität verleihen, indem sie ihnen sagen, wann und wie stark sie zum Ausdruck kommen sollen. Wie Dirigenten eines Orchesters steuern diese epigenetischen Marker nicht nur Gesundheit und Lebensdauer, sondern haben auch ein gewichtiges Wort bei der Festlegung der Gene mitzureden, die an künftige Generationen weitergegeben werden. Die Faktoren, die heute Ihre DNA-Expression prägen, können an Ihre biologischen Nachkommen vererbt werden:

Sie legen die Aktivität der Gene im Leben Ihrer Kinder fest und entscheiden darüber, ob auch für *deren* Kinder ein höheres Risiko besteht, bestimmte Krankheiten oder Störungen zu entwickeln, eine Depression eingeschlossen. Doch die Aktivität der Marker kann epigenetisch verändert und die Information entsprechend kodiert und entschlüsselt werden, wodurch die Weitergabe bestimmter Erkrankungen unter Umständen *völlig unterbunden* werden kann.

Viele Wissenschaftler sind genau wie ich überzeugt, dass epigenetische Faktoren von unseren Anfängen in der Gebärmutter bis zu unserem letzten Atemzug auf uns einwirken. Im Verlauf unseres Lebens gibt es vermutlich viele Zeitfenster, in denen wir empfindlich auf Umwelteinflüsse reagieren, die unsere Biologie verändern und nachhaltige Kaskaden-Effekte haben, wie beispielsweise die Symptome einer Depression. Gleichzeitig sind die vielfältigen Aktivitäten auf neuraler, Immun- und Hormonebene, die von unserem Mikrobiom gesteuert werden – das wiederum unsere gesamte Physiologie prägt –, anfällig für Störungen und Anpassungen, vor allem durch Umweltveränderungen.

Eine der wichtigsten Lektionen aus dem 1. Kapitel lautet, dass bei einer Depression das Gehirn an sich nicht die Hauptrolle spielt. Natürlich finden Prozesse und biochemische Reaktionen im Gehirn statt, wenn sich ein Mensch zutiefst niedergeschlagen fühlt, doch kein Forschungsprojekt ist jemals zu dem Ergebnis gelangt, dass ein bestimmter Zustand des Gehirns eine Depression verursacht oder auch nur damit einhergeht. Viele physische Zustände rufen psychische Symptome hervor, sind aber an sich nicht psychisch bedingt. Wir glauben (weil die Ärzte davon überzeugt sind), das Gehirn »in Ordnung bringen« zu müssen, doch es wäre viel besser, den Blick auf das gesamte Ökosystem des Körpers zu richten: auf die Gesundheit des Darms, die hormonalen Interaktionen, das Immunsystem sowie Autoimmunstörungen, einen ausgewogenen Blutzuckerspiegel und die Belastung durch toxische Substanzen. Was wir brauchen, sind natürliche, evidenzbasierte Alternativen zu Psychopharmaka – Therapien, die auf der Grundlage einer empirisch nachgewiesenen Wirksamkeit entwickelt werden und auf die wahren Ursachen von Fehlentwicklungen abzielen. Das beinhaltet eine strategische Unterstützung unserer Ernährung und nicht invasive Behandlungsmethoden wie die Lichttherapie und die craniale Elektrostimulation, aber auch intelligente (sprich biologisch kompatible) Ernährungsprotokolle und Bewegungsmöglichkeiten, erholsame Schlafgewohnheiten, ein entgiftetes Umfeld und Meditations- und Entspannungspraktiken. Unser Gehirn heilt am besten, wenn der Körper heilt, in dem es sich befindet. Das ist der ganzheitliche Ansatz, der Sinn und Zweck dieses Buches darstellt. Das Potenzial von Behandlungs- und Heilmethoden, die auf einer grundlegenden Veränderung des gesamten Lebensstils basieren, ist gewaltig.

Wenn ich nach den Hauptauslösern der Depression gefragt werde, denke ich oft an drei Gruppen von Frauen, die in meine Praxis kommen: Frauen mit Blutzuckerproblemen und Nährstoffmangel aufgrund der typischen Kost in westlichen Ländern (zu viel Zucker, zu wenig gesunde Fette); Frauen mit einer Schilddrüsenfehlfunktion, die bei allen hormonellen Vorgängen eine Rolle spielt, die sich ihrerseits auf die mentale Gesund-

heit auswirken; und Frauen, die unter einer medikamentenin-
duzierten Depression leiden (beispielsweise durch Statine, Antibabypillen, Protonenpumpenhemmer wie *Nexium* und *Prilosec*, aber auch Impfstoffe). Alle diese potenziellen Auslöser
werden wir an späterer Stelle genauer unter die Lupe nehmen.

Obwohl die Forscher inzwischen versuchen, den Antriebs-
kräften hinter den verschiedenen Depressionssymptomen auf
die Spur zu kommen, hält die Medizinbranche nach wie vor an
einer Einheitslösung fest (sprich: ein Medikament und ein Erklärungsmodell für depressive Störungen). Das ist ähnlich, als
würde man die vielen verschiedenen Ursachen von Rücken-
schmerzen erforschen – vom Muskelriss bis zum Bandschei-
benvorfall oder einer Nierenentzündung –, aber in allen Fällen
ein und dasselbe Therapiekonzept zugrunde legen. Ein solches
Verhalten macht keinen Sinn, und es kann unbeabsichtigte
Folgen zeitigen, wenn diese Einheitsbehandlung bedenkliche
Medikamente oder riskante chirurgische Eingriffe umfasst.
Und wenn Antidepressiva bei allen Anzeichen einer depressiven Störung gleichermaßen zum Einsatz kommen, begibt man
sich auf ein höchst gefährliches Terrain, wie das nächste Kapitel zeigt.

2. DAS WAHRHEITSSERUM: DIE ENTSCHLEIERUNG DES SEROTONIN-MYTHOS
Fehlinformationen, Fehldiagnosen, Fehlbehandlungen

～⌒∽

Ein Medikament gegen die Depression gibt es nicht.

Die Theorie vom chemischen Ungleichgewicht im Gehirn als Ursache der Depression wird stark gefördert, entbehrt jedoch nach wie vor jeder Grundlage.

Nehmen Sie Antidepressiva? Kennen Sie jemanden, der sie nimmt? Vielleicht sogar Freunde oder Verwandte, die darauf schwören und sie als Lebensretter betrachten? Antidepressiva scheinen auf den ersten Blick eine vernünftige Option darzustellen, vor allem, wenn man sich in einer verfahrenen Lebenssituation befindet. Aber kennen Sie auch die ganze Geschichte, die damit einhergeht?

Ich möchte Ihnen einen Fall aus meiner eigenen Praxis schildern, der den Tenor dieses Kapitels prägt, auch auf die Gefahr hin, dass Sie ihn für ein extremes Beispiel halten. Kate hatte weder Antidepressiva genommen noch jemals unter Depressionen gelitten, doch nach der Geburt ihres ersten Kindes fühlte sie sich überfordert und völlig erschöpft. Bei der Untersuchung sechs Wochen nach der Entbindung verschrieb ihr der Gynäkologe *Zoloft*. In der darauffolgenden Woche kündigte sie in einem Abschiedsbrief ihre Absicht an, vom Balkon ihrer

Wohnung im fünfzehnten Stock eines Hochhauses in Manhattan zu springen. »Der letzte Ausweg, aber damals ergab er Sinn«, gestand sie mir. »Ich betrachtete das Vorhaben vollkommen teilnahmslos, als wäre es kaum der Rede wert.«

Kate ist kein Sonderfall. Sie gehört zu den Abermillionen Frauen, denen man beinahe automatisch Medikamente gegen Stresssymptome verordnet. Und sie litt wie viele andere unter den schwerwiegenden Nebenwirkungen, die aber den typischen Merkmalen einer Depression zugeordnet wurden – und nicht der Medikamenteneinnahme. Statt den wahren Ursachen der postnatalen Belastung auf den Grund zu gehen, sorgte die Behandlung dafür, dass sich Kate auf einem gefährlichen Terrain wiederfand, auf dem sie keinerlei Erfahrung besaß. Hätte sie den ganzen Leidensweg gekannt, der ihr bevorstand, wäre sie der ärztlichen Verordnung mit Sicherheit nicht gefolgt.

Die niedrige Hürde bei der Verschreibung von Psychopharmaka ist ein Grund dafür, dass so viele Menschen sie nehmen: In den USA sind es elf Prozent, darunter 25 Prozent Frauen zwischen vierzig und sechzig Jahren, in Europa sind es acht Prozent, in Deutschland fünf Prozent.[1] Der Konsum von Antidepressiva erhöhte sich zwischen 1998 und 2008 um sage und schreibe 400 Prozent, sodass sie heute landesweit das am dritthäufigsten verordnete Medikament darstellen. Der steile Anstieg deutet nicht zwangsläufig auf eine Depressionsepidemie hin. Zu Beginn der 2000er-Jahre gingen die Pharmaunternehmen mit Nachdruck dazu über, den Einsatz von Antidepressiva bei verschiedenen gesundheitlichen Störungen zu testen, was eine wahre Flut von Anwendungsmöglichkeiten nach sich zog, die von der FDA genehmigt wurden, von der Depression bis hin zur vorzeitigen Ejakulation.[2] Ob Sie es glauben oder nicht, in den USA sind die Ausgaben für Antidepressiva höher als das Bruttosozialprodukt der Hälfte aller Länder der Welt. 50 Prozent der Patienten nehmen Antidepressiva länger als zwei Jahre und 14 Prozent zehn Jahre und darüber hinaus. Nach vorsichtiger Schätzung nehmen heute 15 Prozent der Frauen auch *während der Schwangerschaft* Psychopharmaka, eine Zahl, die sich in den letzten Jahren verdreifacht hat.

Doch die Pharmaindustrie verkauft keine Heilmittel. Sie verkauft Krankmacher.

Der Verkauf von Krankmachern[3]

Besteht ein Zusammenhang zwischen der zunehmenden Verbreitung von Antidepressiva und den zunehmenden gesundheitlichen Problemen, die das Leben in allen Bereichen massiv beeinträchtigen? Bevor Antidepressiva auf breiter Front zum Einsatz kamen, versicherte das National Institute of Mental Health (NIMH), das US-amerikanische Forschungsinstitut für psychische Störungen, dass die Genesung nach einer depressiven Episode üblich und mit einer zweiten Episode nicht zu rechnen sei.[4] Doch wie lassen sich dann die Arbeitsunfähigkeitsraten erklären, die trotz eskalierender Medikamentenverordnungen ebenfalls im Anstieg begriffen sind?

Robert Whitaker, ein angesehener Kritiker der modernen Psychiatrie und Autor von *Anatomy of an Epidemic* und *Mad in America*, hat Daten gesammelt und analysiert, die zeigen, dass krankheitsbedingte Fehltage im Arbeitsleben trotz einer medikamentösen Behandlung nicht verringert werden.[5] Ganz im Gegenteil: Sie nehmen dadurch sogar zu, genau wie die langfristige Arbeitsunfähigkeit. Er wies auf Studien hin, die belegten, dass bei Arbeitnehmern, die medikamentös behandelt wurden, mit dreimal höherer Wahrscheinlichkeit »eine Beeinträchtigung der primären Sozialfunktion« eintrat, was im Klartext besagt, dass sie ihren beruflichen Aufgaben nicht mehr vollumfänglich gerecht werden konnten. Und die Wahrscheinlichkeit, dass sie irgendwann »arbeitsunfähig« wurden, war sieben Mal größer. Von den Patienten, die keine Medikamente nehmen, genesen 85 Prozent innerhalb eines Jahres, darunter 67 Prozent binnen sechs Monaten.[6] Aus meiner Sicht eine beneidenswerte Statistik.

Was geht da vor sich? Im letzten halben Jahrhundert wurde das *Diagnostic and Statistical Manual* (DSM) – der diagnostische und statistische Leitfaden psychischer Störungen in den USA – in seiner fünften Ausgabe um mehr als dreihundert Einträge erweitert. 1952 enthielt es gerade mal 130 Seiten und 106 psychiatrische Diagnosen. Heute umfasst das Mammutwerk 886 Seiten und 374 Diagnosen. Es beruht auf dem allgemeinen Konsens eines Entscheidungsgremiums, das sich aus Experten mit tief greifenden Interessenkonflikten und pharmazeutischen Verstrickungen zusammensetzt.[7] Dr. Allen Frances von der Columbia University und Autor des Buches *Normal: Gegen die Inflation psychiatrischer Diagnosen* erklärt: »Die massive Pathologisierung der Normalität, die mentale Störungen bagatellisieren und zu einer Flut unnötiger medikamentöser Therapien führen wird – sie stellt eine Goldgrube für die

Pharmaindustrie dar, ausgeschöpft auf Kosten der Patienten, die infolge einer falschen positiven Diagnose in das extrem weitläufige Netz des DSM-5 geraten.«[8] Der Psychiater Dr. Frances führte den Vorsitz über die Arbeitsgruppe, die für die vierte Ausgabe des DSM verantwortlich war und die nachfolgende Auflage kritisierte. 2013 behauptete Frances zu Recht, dass »die psychiatrische Diagnose sich noch immer ausschließlich auf fehlbare subjektive Beurteilungen statt auf objektive biologische Tests stützt«.[9]

Die endlos lange Liste der Symptome und Gesundheitsprobleme, für die Antidepressiva verordnet werden können, wirkt nahezu absurd. Diese Medikamente werden nicht nur bei den klassischen Anzeichen einer Depression eingesetzt, sondern auch bei einem Sammelsurium unterschiedlichster Störungen: bei prämenstruellem Syndrom, generalisierter Angststörung, Zwangsstörungen (OCD, engl. obsessive-compulsive disorder), bipolarer Störung, Anorexie, Binge-Eating-Störung, Schmerzzuständen und bei Wutstörungen, die als Musterbeispiel für Ärger- und Wutmanagement-Lektionen dienen könnten. Einige Ärzte verordnen sie auch bei Arthritis, Hitzewallungen, Migräne, Reizdarmsyndrom und Panikstörungen. Dass Antidepressiva bei der Behandlung von Arthritis eingesetzt werden, einer entzündlichen Gelenkerkrankung, untergräbt den Glauben an ihre Wirksamkeit bei der Beseitigung eines chemischen Ungleichgewichts, das angeblich die Ursache aller nur erdenklichen Störungen ist, von Phobien bis hin zu Bulimie und der sogenannten melancholischen, schweren Ausprägung der Depression.

Ein 2015 von der Johns Hopkins Bloomberg School of Public Health veröffentlichter Bericht, der im vorherigen Kapitel erwähnt wurde und die gängige Praxis scharf verurteilt, erklärt unmissverständlich, dass Antidepressiva oft grundlos eingesetzt werden.[10] In ihrer Studie gelangen die Autoren zu der Schlussfolgerung, dass die meisten Patienten, die Antidepressiva nehmen, die medizinischen Kriterien für die Verdachtsdiagnose einer schweren Depression nicht erfüllen und die Verordnung bei Zwangsneurosen, Panikstörungen, Sozialphobie und generalisierter Angststörung oft auf einer Fehldiagnose beruht.

Nicht zu vergessen ist auch die Anwendung dieser Medikamente bei Kindern und Jugendlichen. Hier werden sie oft nicht nur bei einer Depression verordnet, sondern auch bei Verhaltensauffälligkeiten wie Unaufmerksamkeit, Wutausbrüchen, nervösen Tics, Autismus und Konzentrations- und Denkstörungen. Wie konnten wir jemals auf die Idee kommen, das sei eine sichere und wirksame Behandlungsmethode für Zweijährige, die noch Windeln tragen und nicht einmal ganze Sätze bilden können? Da wäre unter anderem die Studie 329 zu nennen, in die das britische Pharmaunternehmen GlaxoSmithKlein 3 Milliarden US-Dollar investierte, mit dem Ziel, den Verkauf von Antidepressiva für Minderjährige anzukurbeln.[11] Der Pharmariese manipulierte Daten, um Hinweise auf eine erhöhte Suizidgefährdung zu kaschieren. Er stellte auch den von ihm entwickelten Arzneistoff *Paxil* fälschlicherweise als wirksamer und unbedenklicher als ein Scheinmedikament dar.[12]

Zu den renommiertesten und anerkanntesten Vordenkerinnen in meinem Fachbereich gehört Joanna Moncrieff. Sie ist Dozentin für Psychiatrie am University College London und Kovorsitzende des Critical Psychiatry Network, einer Gruppe von Psychiatern, die das allgemein akzeptierte Modell der Depression anfechten und nach alternativen Herangehensweisen an die Psychiatrie suchen. In einem 2006 erschienenen Grundlagenpapier, das sich mit der Frage befasste, ob Antidepressiva heilen oder einen abnormen Gehirnzustand schaffen, schrieben Moncrieff und ihr Koautor: »Unsere Analyse deutet darauf hin, dass es keine spezifischen Medikamente gegen die Depression gibt, dass die kurzfristigen Wirkungen der Antidepressiva auch vielen anderen Arzneimitteln zu eigen sind und dass bei einer Behandlung mit Antidepressiva oder anderen Medikamenten keine langfristige Stimmungsaufhellung nachgewiesen wurde.«[13]

Jetzt fragen Sie sich vielleicht: Woher stammen die Antidepressiva überhaupt, und wie konnten sie zu einem so weit verbreiteten Arzneimittel werden?

Die Geburt eines Mem[14]

Die vorherrschende Theorie über die Wirkungsweise der neueren Antidepressiva (SSRI = Selektive Serotonin-Wiederaufnahmehemmer) besagt, dass sie den Stoffwechsel des Neurotransmitters Serotonin beeinflussen, ein Botenstoff, der mit der Stimmungslage in Zusammenhang steht und in den synaptischen Spalten zwischen den Gehirnzellen gebildet wird. Wenn man irgendeinen x-beliebigen Passanten auf der Straße fragen würde, ob er weiß, welche biologischen Vorgänge eine Depression auslösen, würde er vermutlich »ein chemisches Ungleichgewicht im Gehirn« oder »Serotoninmangel« wie ein

Papagei nachplappern. Diese sogenannte Monoamin-Hypothese entstand vor allem auf der Grundlage von zwei Beobachtungen aus den 1950er- und 1960er-Jahren.[15] Die eine leitete sich aus den stimmungsbezogenen Nebenwirkungen bei Patienten her, die mit *Iproniazid* behandelt wurden, einem Tuberkulosemittel, das die Serotoninproduktion im Gehirn beeinflusst. Die andere Beobachtung stützte sich auf die Behauptung, dass *Reserpin*, ein Medikament, das nach der Einführung bei Krampfanfällen und Bluthochdruck eingesetzt wurde, eine Verarmung der Botenstoffe bewirkte und somit eine Depression verursachte – von dieser Annahme ging man so lange aus, bis eine Studie das Gegenteil belegte, dass es die Depression nämlich *zum Abklingen* brachte.[16]

Auf der Grundlage dieser vorangehenden, widersprüchlichen Beobachtungen wurde eine Theorie geboren, die von der Arbeit und den Schriften des verstorbenen Dr. Joseph Schildkraut geprägt war, der 1965 mit seinem spekulativen Manifest *Die Katecholamin-Hypothese der affektiven Störungen* eine Menge Feenstaub aufwirbelte.[17] Dr. Schildkraut war ein bekannter Psychiater in Harvard, der Katecholamine erforschte, eine Gruppe natürlich vorkommender Substanzen, die als chemische Botenstoffe oder Neurotransmitter im Gehirn dienen. Er richtete sein Augenmerk vor allem auf die neurochemische Überträgersubstanz Noradrenalin (Norepinephrin) bei Patienten vor und nach der Behandlung mit Antidepressiva und stellte fest, dass Depressionen ihre Wirksamkeit als chemischer Botenstoff unterdrückten. Infolge dieser Entdeckungen entwickelte er eine breit gefächerte Theorie über die biochemischen Grundlagen mentaler Erkrankungen.

Die Psychiatrie, die damals noch um die Anerkennung der Rechtmäßigkeit ihrer Aktivitäten kämpfte (über die therapeutische Lobotomie hinaus!), bemühte sich verzweifelt um einen Imagewandel, und die Pharmaindustrie war nur allzu gerne zum Schulterschluss bereit.

Die Annahme, dass solche Medikamente ein Ungleichgewicht in Zusammenhang mit den chemischen Substanzen im Gehirn beseitigen, ist so weit verbreitet, dass sich niemand die Mühe macht, sie zu hinterfragen oder ihr mit modernen, wissenschaftlich stringenten Methoden auf den Grund zu gehen. Laut Dr. Joanna Moncrieff wurde uns eingeredet, dass diese Medikamente *krankheitsbasierte* Wirkungen haben und somit in der Lage sind, ein Problem in der menschlichen Physiologie zu beheben, zu lösen, zu korrigieren. Doch das Ergebnis von sechs Jahrzehnten Forschung ist ein Berg Daten, die widersprüchlich, verwirrend und alles andere als schlüssig sind.[18] Ganz richtig: Es gab *keine einzige* Studie an Menschen, die einen Zusammenhang zwischen niedrigem Serotoninspiegel und Depression nachweisen konnte. Weder Studien mit bildgebenden Verfahren noch Blut- und Urinuntersuchungen, Postmortem-Studien am Gehirn von Suizidopfern, ja nicht einmal Tierversuche haben eine Verbindung zwischen dem Neurotransmitterspiegel im Gehirn und einer Depression bestätigt.[19] Mit anderen Worten: *Die Serotoninmangel-Theorie der Depression ist das reinste Ammenmärchen*, das durch manipulierte Daten untermauert wurde. Das genaue Gegenteil ist der Fall: Bei einigen Problemen, beispielsweise Schizophrenie und Autismus, wurde eine hohe Serotoninkonzentration festgestellt.[20]

Paul Andrews, Assistenzprofessor für Psychologie, Neurowissenschaften und Verhalten an der McMaster University in Kanada, gehört zu den Experten, die das traditionelle Depressionsmodell lautstark infrage stellen. In einem 2015 veröffentlichten Bericht erklärt er, dass die Wissenschaft hinter den Antidepressiva rückständig sei: Serotonin habe keine aufputschende, sondern eine beruhigende Wirkung.[21] Es sei fast immer der erste Responder in Stresssituationen, sprich »zur Stelle«. Bei hochgradiger Belastung des Körpers trägt Serotonin dazu bei, die Ressourcen auf der Zellebene umzuverteilen. Das zeigt einmal mehr, dass wir in Wirklichkeit keine Ahnung haben, was im Körper vor sich geht, obwohl es sich um eine einfache chemische Substanz handelt. Andrews wartete in einem unlängst erschienenen Bericht mit einem weiteren zwingenden Argument auf: Da es uns bisher noch nicht gelungen ist, die Serotoninkonzentration im menschlichen Gehirn zu messen, können wir nicht genau wissen, wie das Gehirn Serotonin produziert und verwendet. Forscher sollten sich stattdessen lieber auf evidenzbasierte Aussagen über den Serotoninspiegel im Gehirn, der bereits verstoffwechselt wurde, und auf Serotonin-Studien in Tiermodellen stützen. Bislang deuten die verfügbaren Forschungsergebnisse darauf hin, dass während einer depressiven Episode *mehr* – und nicht weniger – Serotonin ausgeschüttet wird. Dieser natürliche Serotoninanstieg unterstützt das Gehirn bei der Anpassung an die Depression; er zwingt den Körper, mehr Energie in bewusstes Denken zu investieren als in Bereiche wie Wachstum, Entwicklung, Reproduktion, Immunfunktion und Stressreaktion.[22] Andrews ist außerdem Evolutionspsychologe und hat im Rahmen früherer

Forschungsprojekte bestätigt, dass es Patienten nach dem Absetzen der Antidepressiva wesentlich schlechter ging als vor der Einnahme. Er war ebenfalls der Meinung, dass die Depression eine schmerzliche und besorgniserregende Erfahrung ist, aber in den meisten Fällen eine normale Anpassung an fortdauernden Stress darstellt. Andrews gelangte zu der Schlussfolgerung, dass eine Besserung bei Einnahme von SSRI nicht auf die Heilwirkung des Medikaments zurückzuführen sei, sondern vielmehr auf die Fähigkeit des Gehirns, *die negativen Wirkungen der Antidepressiva zu überwinden*. Die darin enthaltenen Wirkstoffe greifen als massiver Störfaktor in die Selbstheilungsmechanismen des Gehirns ein. Das ist ein wichtiger Punkt, denn ich werde immer wieder gefragt, wie es sein kann, dass Antidepressiva kurzfristig zu helfen scheinen. In den seltenen Fällen, in denen ihre Wirkung Anpassungsleistungen beinhaltet, ist der Erfolg den machtvollen Regulationsmechanismen des Gehirns zu verdanken – und nicht den Antidepressiva, deren Angriff es abzuwehren versucht. Doch wenn diese Angriffe über einen langen Zeitraum erfolgen, wird die Funktionsfähigkeit des Gehirns durch das ständige Kräftemessen mit den Medikamenten beeinträchtigt.

Ein anderer kritischer Bericht über die Serotonin-Hypothese schloss mit den Worten: »… es gibt keine unmittelbaren Beweise für einen Serotonin- oder Norepinephrin-Mangel, trotz einiger Tausend Studien, die versucht haben, diese Annahme zu bestätigen.«[23] Und in einem vernichtenden Bericht über die klinische oder schwere Depression, der 2008 im *New England Journal of Medicine* erschien, hieß es: »… trotz zahlreicher Studien über die Metaboliten von Norepinephrin und Serotonin in Plasma, Urin und Cerebrospinalflüssigkeit sowie Post-mortem-Studien zum Gehirn von Patienten, die an einer Depression leiden, muss der angebliche Mangel noch verlässlich ermittelt werden.«[24]

Auch Dr. Daniel Carlat, Autor des Buches *Unhinged,* in dem er mit der Psychiatrie streng ins Gericht geht, erklärte stichhaltig: »Wir haben uns selbst zu überzeugen versucht, dass wir Heilverfahren für mentale Erkrankungen entwickelt haben … obwohl wir in Wirklichkeit so wenig über die zugrunde liegende Biologie wissen, dass unsere Therapien oft nur auf Herumprobieren, also Versuch und Irrtum, beruhen.«[25] Das Gehirn reguliert ein unendlich fein abgestimmtes Zusammenspiel zwischen Hunderten von Neurotransmittern, zu denen unter anderem auch vierzehn verschiedene Serotonin-Rezeptorarten gehören. Zu glauben, wir könnten uns eine einzelne Rosine aus dem Kuchen der chemischen Substanzen im Gehirn herauspicken, um damit Verhaltensstörungen gleich welcher Art zu beheben, ist eine unzulässige Vereinfachung und schlichtweg absurd.

Das Gehirn ist wesentlich komplexer, als das Serotonin-Modell zu beschreiben vermag. Es liegt klar auf der Hand, dass SSRI-Medikamente den Serotoninabbau in den neuronalen Verknüpfungen zwischen den Nervenzellen (Synapsen) im Gehirn hemmen, sodass die sogenannten serotonergen Nervenzellen fortwährend elektrische Signale aussenden. Doch wenn die Rezeptoren überstimuliert werden, reagieren sie bald weniger empfänglich, weil sie bemüht sind, das Gleichgewicht wiederherzustellen. Im wissenschaftlichen Fachjargon spricht man von Herabregulierung. Diese Herabregulierung führt jedoch nicht unbedingt zu einer Rückkehr in den Normalzustand, sobald das Medikament abgesetzt wird. Die Forscher wissen bis heute nicht, ob daraus ein Dauerzustand wird, aber einige meiner Kollegen und ich sind überzeugt, dass damit ein schwerwiegendes Risiko für das Gehirn einhergeht. Es überrascht mich nicht, dass in den ersten zwölf Jahren nach der spektakulären Markteinführung von *Prozac* mehr als 40 000 Berichte über schädliche Nebenwirkungen bei der FDA eingingen.[26] Kein anderes Medikament hat auch nur annähernd für so negative Schlagzeilen gesorgt.

Selbst wenn wir akzeptieren, dass diese Medikamente einigen Patienten helfen, wäre die Ableitung einer medizinischen Ursache aus solchen Beobachtungen unzulässig; genauso konnten wir behaupten, Schüchternheit sei auf einen Mangel an Alkohol oder Kopfweh auf einen Mangel an Codein zurückzuführen. Und was ist mit einer genetisch bedingten Anfälligkeit? Gibt es so etwas wie ein Suppressor-Gen? 2003 wies eine im Wissenschaftsmagazin *Science* veröffentlichte Studie darauf hin, dass bei Menschen mit einer genetischen Variation im Serotonintransporter – einem Protein der Zellmembran, das den Transport von Serotonin in die Zelle ermöglicht – die Wahrscheinlichkeit, an einer Depression zu erkranken, dreimal so hoch ist.[27] Doch sechs Jahre später wurde dieser Gedanke in einer Metaanalyse von 14 000 Patienten, die im *Journal of the American Medical Association* erschien und keine Verbindung feststellen konnte, wieder verworfen.[28] Dr. Thomas Insel, Leiter des Institute of Mental Health, gab dazu folgenden Kommentar ab: »Trotz der hohen Erwartungen konnten weder die Genomforschung noch bildgebende Verfahren die Diagnose oder Behandlung der jährlich 45 Millionen Amerikaner mit einer schweren oder mittleren Ausprägung mentaler Erkrankungen beeinflussen.«[29] Dr. Carlat nimmt mit seiner Einschätzung der Situation kein Blatt vor den Mund: »Dort, wo ein wissenschaftliches Vakuum herrscht, freuen sich die Pharmaunternehmen über die Möglichkeit, eine Marketingbotschaft einzuschleusen und diese als wissenschaftlich fundiert zu bezeichnen. Infolgedessen wurde die Psychiatrie zum Testgelände für eine empörende Manipulation der Wissenschaft im Dienste des Profits.«[30]

Es reicht wohl zu erwähnen, dass die ermittelten Daten so viele Löcher in die Serotonin-Theorie gebohrt haben, dass selbst die Psychiatrie ihr Schwert niederlegt. In einer 2005 für das *PLoS Medicine* verfassten Abhandlung von Dr. Jeffrey R. Lacasse und Dr. Jonathan Leo haben die Autoren Eindrücke von einflussreichen Denkern in diesem Bereich gesammelt, konventionelle Klinikärzte und Forscher eingeschlossen, die ihre Zweifel am Gesamtpaket hatten, das die Psychiatrie rund um die Antidepressiva-Debatte schnürt (wie aus den nachfolgenden Zitaten ersichtlich).[31]

Der medizinisch-pharmazeutische Komplex hat etliche Kartenhäuser errichtet und seine Behandlungsmethoden – sehr gewinnträchtige, nebenbei bemerkt – weitgehend ohne tragfähigen Unterbau entwickelt. Gerade mal zwei Studien sind bei den meisten Pharmazeutika für eine Zulassung der FDA erforderlich, was bedeutet, dass die nichts ahnende Bevölkerung nach der Markteinführung zur Teilnahme an einem Experiment genötigt wird, dessen negative Auswirkungen – sprich die Opferstatistiken – mit Gleichmut zur Kenntnis genommen werden. Zu glauben, dass diesen Medikamenten ein Platz in der Medizin gebührt, in der es um die Heilkunst geht, zeugt von dem Versuch der Wissenschaft, sich selbst etwas vorzumachen. Man könnte vielmehr behaupten, dass Antidepressiva ebenso reizvoll sind wie Zigaretten: Genau wie die Tabakindustrie machen die Pharmariesen ihre Macht mittels cleverer Marketingstrategien geltend, um uns klammheimlich zu verführen und einzureden, dass die Gesundheit dadurch keinen Schaden nimmt, obwohl sie es besser wissen müssten.

Tabelle 1. Belege dafür, dass die Theorie des chemischen Ungleichgewichts als Ursache der Depression nicht stichhaltig ist: Ausgewählte Zitate

Zitat	Quelle
»Ich habe die ersten Jahre meiner beruflichen Laufbahn der Vollzeit-Erforschung des Serotonin-Metabolismus im Gehirn gewidmet, aber keine Forschungsarbeit zu Gesicht bekommen, die überzeugend belegen konnte, dass psychiatrische Störungen gleich welcher Art, einschließlich der Depression, von einem Serotoninmangel im Gehirn herrühren.« (David Burns, Psychiater, der in den 1970er-Jahren Serotonin-Forschungsprojekte durchführte und dafür ausgezeichnet wurde)	Lacasse und Gomory, 2003, S. 393.
»*Tianeptin* ist eine interessante Substanz mit antidepressiver Wirkung, die man eher mit einer erhöhten als verminderten 5-HT-Aufnahme (Serotonin-Aufnahme) in Verbindung bringt (was bedeutet, 1989 war bereits bekannt, dass ein Antidepressivum den Serotoninspiegel nicht erhöht, sondern senkt).	Ives und Heym, 1989, S. 22.
»In den 1990er-Jahren ... wusste niemand, ob SSRI den Serotoninspiegel hebt oder senkt; man weiß es auch heute noch nicht ... Es gab keinerlei Nachweis, dass die Behandlung etwas bewirkte.«	Healy, 2015.

Zitat	Quelle
»Bei Patienten wurden ›chemische Ungleichgewichte‹ diagnostiziert, trotz der Tatsache, dass es keine Tests gibt, die solche Annahmen stützen, und keine Vorstellung, wie genau ein chemisches Gleichgewicht beschaffen sein könnte … Dennoch werden Schlussfolgerungen wie ›Die Depression beruht auf einem biochemischen Ungleichgewicht‹ gezogen, allein aus semantischen Deutungen und dem Wunschdenken von Wissenschaftlern, Psychiatern und einer breiten Öffentlichkeit, die alles glaubt, was den Stempel der medizinischen Forschung trägt.« (Psychiater David Kaiser vom Northwestern University Hospital, 1996)	Kaiser, 1996; Lynch, 2015, S. 31–32.
»Obwohl oft mit großem Selbstvertrauen erklärt wird, dass Menschen mit Depressionen unter einem Mangel an Serotonin oder Norepinephrin leiden, widerlegen die Forschungsergebnisse eine solche Behauptung.« (Neurowissenschaftler Elliott Valenstein)	Valenstein, 1998, S. 100.
»Die Monoamin-Hypothese … geht davon aus, dass Monoamine … wie Serotonin bei einer Depression in zu niedriger Konzentration vorhanden sind und die Wirksamkeit von Antidepressiva von einer Erhöhung der synaptischen Verfügbarkeit dieser Monoamine abhängt … Doch daraus eine Neurotransmitter-Pathophysiologie der SSRI abzuleiten würde der Schlussfolgerung gleichen, weil Aspirin Magen-Darm-Blutungen auslösen kann, würden Kopfschmerzen durch eine erhöhte Blutzufuhr entstehen. Zusätzliche Erfahrungswerte haben die Monoaminmangel-Hypothese nicht bestätigt.« (American Psychiatric Association, *Textbook of Psychiatry*, 1999)	Dubovsky und Buzan, 1999, S. 516.
»Ich habe geschrieben, dass *Prozac* nicht wirksamer und vielleicht sogar weniger wirksam bei der Behandlung einer schweren Depression ist als früher verordnete Medikamente … Ich habe behauptet, dass die Theorien hinsichtlich der Funktionsweise des Gehirns, die zur Entwicklung von *Prozac* führten, falsch oder unvollständig waren.« (Psychiater Peter Kramer von der Brown University, Autor des Buches *Listening to Prozac*)	Kramer, 2002.

Zitat	Quelle
»Wir müssen die vereinfachte Hypothese von der abnorm hohen oder abnorm geringen Funktionsfähigkeit eines bestimmten Neurotransmitters aufgeben.« (Avrid Carlson; er erhielt den Nobelpreis für seine Forschungsarbeit über den Neurotransmitter Dopamin, 2002) CINP-Meeting mit den Nobelpreisträgern (2003)	Shorter, 2009, S. 204.

Aus: »Antidepressants and the Chemical Imbalance Theory of Depression: A Reflection and Update on the Discourse«, Behavior Therapist 38, Nr. 7 (Oktober 2015), S. 206–213.

Tabelle 2. Befürworter der Theorie vom chemischen Ungleichgewicht im Gehirn als Ursache der Depression: Ausgewählte Zitate

Zitat	Quelle
»*Celexa* trägt dazu bei, das chemische Gleichgewicht im Gehirn durch die Erhöhung eines chemischen Botenstoffes namens Serotonin wiederherzustellen.«	(*Celexa*-Website, 2005) Lacasse und Leo, 2005.
»Antidepressiva können verordnet werden, um Ungleichgewichte in der Konzentration chemischer Substanzen im Gehirn zu beseitigen.«	(*Let's Talk Facts About Depression*, ein Informationsblatt der APA für Patienten) American Psychiatric Association, 2005, S. 2.
»Antidepressiva … haben keine Auswirkung auf eine normale Stimmungslage. Sie führen lediglich die Gehirnchemie in ihren Normalzustand zurück.«	(Nada Stotland, Vorsitzende der American Psychiatric Assosiation, 2007–2008) Scotland, 2001, S. 65.
»Antidepressiva wirken nur, wenn ein chemisches Ungleichgewicht im Gehirn aufgetreten ist, das behoben werden muss.«	(Donald Klein, Psychiater und Psychopharmakologe) Talan, 1997.
»Bei depressiven Patienten besteht in der Tat ein echter Serotoninmangel.«	(Psychiater Charles Nemeroff) Nemeroff, 2007.

Zitat	Quelle
»Bei Patienten mit einer Neurotransmitter-Fehlfunktion besteht möglicherweise ein Serotonin- und Norepinephrin-Ungleichgewicht ... Duloxetin [Cymbalta] kann dazu beitragen, das Ungleichgewicht bei der Transmission von Serotonin und Norepinephrin im Gehirn zu beseitigen.«	(Madkur Trivedi, Psychiater an der Southwest Medical School der University of Texas, in »The Primary Care Companion«, Journal of Clinical Psychiatry) Trivedi, 2004, S. 13.
»Die Beseitigung von Serotonin-Ungleichgewichten bewirkt nicht nur eine Stimmungsaufhellung und Rückkehr zu normalen Schlaf- und Essgewohnheiten, sondern scheint auch das Gefühl des Wohlbefindens zu fördern.«	(Michael Thase, Psychiater und Psychopharmaka-Forscher an der University of Pennsylvania, und Wissenschaftsautorin Susan Lang) Thase und Lang, 2004, S. 106.
»Wir wissen inzwischen, dass mentale Erkrankungen – wie Depression oder Schizophrenie – nicht auf einer ›moralischen Schwäche‹ oder ›Einbildung‹ beruhen, sondern echte Krankheiten sind, verursacht durch Anomalien der Gehirnstruktur und Ungleichgewichte in der Chemie des Gehirns ... Medikamente und andere Behandlungsmethoden können diese Ungleichgewichte beseitigen. Gesprächstherapien sind imstande, die Funktionsfähigkeit des Gehirns unmittelbar zu verbessern.«	(Richard Harding, Vorsitzender der American Psychiatric Association, 2000–2001) Harding, 2001, S. 66.
»Irgendwann im Verlauf der Erkrankung brauchen die meisten Patienten und ihre Angehörigen eine Erklärung, was geschieht und warum. Manchmal ist die Erklärung so grob vereinfachend wie ›ein chemisches Ungleichgewicht‹ ...«	(Robert Freedman, Psychiater an der University of Colorado) Freedman, 2003, zitiert in Hickey, 2014.

DTCA-Werbung

Leider hat die DTCA-Werbung (direct-to-customer-advertising) in Amerika – die direkt an den Patienten gerichtete Werbung für rezeptpflichtige Medikamente – den Pharmafirmen ermöglicht, die Öffentlichkeit über Ungleichgewichte in den chemischen Substanzen des Gehirns und Serotoninmängel in ihrem Sinne »aufzuklären«; dazu bedienen sie sich einprägsamer Schlagworte und schlau formulierter Werbeaussagen, mit denen sie die FDA-Richtlinien umgehen. Einige meiner Patientinnen haben sich weismachen lassen, die Lösung ihres Problems sei eine Pille, wie sie es im Wesentlichen aus der Fernsehwerbung kennen. Schätzungen zufolge ist die DTCA-Werbung für annähernd die Hälfte (49 Prozent) der Medikamentennachfrage verantwortlich.[32] Und bei sieben von zehn Arztbesuchen wird auf Wunsch der Patienten, die via Internet und Fernsehen erfahren haben, dass ihr »Ungleichgewicht« mit einer Pille behoben werden kann, das entsprechende Rezept ausgestellt.[33]

Von 1999 bis 2008 verdreifachte sich das DTCA-Werbevolumen von 1,3 Milliarden auf 4,8 Milliarden US-Dollar; damit wurde eine Kampagne finanziert, die Patienten über die Notwendigkeit der Einnahme von Psychopharmaka aufklärte. Die moderne Pharmaindustrie wurde auf dem Fundament der »Gehirnmedikation« aufgebaut. Valium entpuppte sich als der erste Kassenschlager: 1978 wurden 2 Milliarden Tabletten verkauft. In den 1990er-Jahren kam *Prozac* auf den Markt, das der ganzen Branche seinen Stempel aufdrückte. Die Pharmaindustrie gab 2014 sage und schreibe 4,53 Milliarden US-Dollar allein in den USA für die DTCA-Werbung aus, 18 Prozent mehr als im Vorjahr.[34]

Über die offenkundige Diskrepanz zwischen Werbung und wissenschaftlich fundierter Literatur wurde seit mehr als einem Jahrzehnt geschrieben, aber vermutlich haben Sie nichts darüber gelesen. Dr. Lacasse und Dr. Leo wiesen in ihrem 2005 veröffentlichten Bericht klar darauf hin: »Diese Werbeanzeigen beinhalten verführerische Schlussfolgerungen, und die Tatsache, dass man Patienten nun ein ›chemisches Ungleichgewicht‹ nach eigener Beschreibung vor Augen führt, zeigt, dass die Werbung die beabsichtigte Wirkung hat: Der Medizinproduktemarkt wird auf eine Weise geprägt, die für die Pharmakonzerne von Vorteil ist.«[35] Schon 1998, als die an den Endverbraucher gerichtete SSRI-Werbung noch in den Kinderschuhen steckte, fasste Elliot Valenstein, Professor Emeritus der Psychologie und Neurowissenschaft an der University of Michigan, die Forschungsdaten zusammen und gelangte zu der Erkenntnis: »Was Ärzte und die breite Öffentlichkeit über psychische Erkrankungen lesen, spiegelt keineswegs eine neutrale Betrachtung aller verfügbaren Informationen wider.«[36]

Die USA und Neuseeland sind weltweit die einzigen Länder, in denen Fernsehwerbung für verschreibungspflichtige Medikamente zulässig ist. 1997 öffnete eine Änderung der FDA-Bestimmungen die Schleusen für die DTCA-Werbung und ermöglichte Arzneimittelherstellern, ihre Produkte im Fernsehen anzupreisen. Damit ebnete man auch den Weg für Prominente aus dem Showbusiness, Hochleistungssportler, Models und in die Jahre gekommene Babyboomer, sich als »Identifikationsfigur« solcher Werbekampagnen zu präsentieren.

Angesichts dieser Marktmacht und der Anzahl der Symptome, die auf der Indikationsliste für Antidepressiva stehen, überrascht es nicht, dass in den USA jedes Jahr mehr als 11 Milliarden US-Dollar für diese Medikamente auf den Tisch geblättert werden.[37] Die Pharmafirmen haben mehr als sechshundert Lobbyisten, die ihre Interessen vertreten, und finanzieren über 70 Prozent der klinischen Versuche, die von der FDA durchgeführt werden.[38] Sie buhlen um die Gunst der Allgemeinmediziner, versorgen sie großzügig mit kostenlosen Mustern, zahlen Fachärzten, die bei Tagungen als Referenten auftreten, beachtliche Honorare, schalten Anzeigen in Wissenschaftsmagazinen, sponsern die medizinische Fortbildung und betätigen sich als Ghostwriter, wobei sie die überreichlich gelieferten Daten, die veröffentlicht werden, sorgfältig auswählen.[39] Ihre Studien bedienen sich Tricks aller Art: Beispielsweise werden Probanden, die auf Scheinmedikamente reagieren könnten, schon im Vorfeld ausgemustert, um die vermeintlichen Vorteile des zu testenden Arzneimittels zu untermauern, oder es werden gleichzeitig mit den getesteten Medikamenten Sedativa verabreicht, damit die Ergebnisse zugunsten des Medikaments ausfallen (mehr dazu in Kürze).

Eine von Dr. Erick Turner und den Portland VA Medical Centers 2008 durchgeführte und im *New England Journal of Medicine* veröffentlichte Studie machte auf das Ausmaß der Datenmanipulation aufmerksam.[40] Das Team bemühte sich nach besten Kräften, die unveröffentlichten Daten aufzuspüren, und entdeckte, dass von 1987 bis 2004 zwölf Antidepressiva zugelassen wurden, die auf 74 Studien basierten; 38 fielen positiv aus, und davon wurden 37 veröffentlicht. 36 waren negativ (sie ließen keine gesundheitlichen Vorteile erkennen), und davon wurden drei ungeschminkt veröffentlicht, während elf einen positiven Anstrich erhielten (man sollte sich immer die Daten und nicht die Schlussfolgerungen der Autoren einer Studie anschauen!) und 22 unveröffentlicht blieben.

Die FDA fordert wie gesagt nur zwei Studien für die Zulassung eines Medikaments; die Pharmafirmen können also jedes Mal eine Münze werfen, solange sie Kopf zeigt, und hoffen, dass niemand hinschaut, wenn die Zahl erscheint. Wie irreführend die Pharmaindustrie sein kann, offenbart sich auch in der bisher größten Studie, die vom National Institute of Mental Health finanziert und 2006 an der University of Texas durchgeführt wurde.[41] Sie kostete die amerikanischen Steuerzahler 35 Millionen US-Dollar und umfasste viertausend Patienten, die länger als ein Jahr mit *Celexa* behandelt wurden. Da es keine Placebo-kontrollierte Doppelblindstudie war, bei der ein Teil der Patienten eine bestimmte Arznei und der andere Teil zur Kontrolle ein Scheinmedikament erhält, wussten sie, was sie einnahmen. Die Hälfte der Teilnehmer erklärte, ihr Zustand habe sich innerhalb von acht Wochen gebessert. Der Rest wurde auf *Wellbutrin*, *Effexor* oder *Zoloft* umgestellt oder die Wirkung mit *Buspiron* oder *Wellbutrin* »verstärkt«. Dreimal dürfen Sie raten, wie das Ergebnis ausfiel! Es spielte keine Rolle, wer was einnahm, denn der Prozentsatz derjenigen, bei denen sich eine Besserung einstellte, blieb gleich (18 bis 30 Prozent). Nur bei drei Prozent der Patienten machte sich nach einem Jahr eine Remission bemerkbar, sprich ein Nachlassen der Symptome ohne Erreichen einer Genesung. Und hier wird die Geschichte erst richtig interessant.

Im Februar 2012 wurde gegen Forest Pharmaceuticals, den Hersteller von *Celexa*, Klage eingereicht; das Unternehmen wurde beschuldigt, Bestechungsgelder gezahlt zu haben, damit die Überprüfung der Studienergebnisse zugunsten des Medikaments ausfiel.[42] Der Rechtsstreit wurde außergerichtlich beigelegt, nachdem das Unternehmen in einem anderen Verfahren zu einer Geldstrafe von 150 Millionen US-Dollar und einer Kaution in Höhe von 14 Millionen US-Dollar verurteilt worden war, weil es Daten über die negativen Auswirkungen der Anwendung ihres Medikaments zur Behandlung von Heranwachsenden unterdrückt und falsch dargestellt hatte. *Celexa* war ausschließlich für die Behandlung von Erwachsenen zugelassen, doch um den Absatz zu steigern und den Gewinn zu erhöhen, hatte das Unternehmen Ärzte, die Kinder und Jugendliche damit behandelten, als Zielgruppe ihrer Werbemaßnahmen ins Visier genommen.[43]

Fest steht: Solche Praktiken untergraben die Zuverlässigkeit der Daten und liefern Informationen, aufgrund derer Ärzte gegen ihre Sorgfaltspflicht verstoßen und ihre Patienten gefährden. Diese Datenmanipulationen haben zur Folge, dass Ärzte ihre Patienten nicht angemessen über die Vor- und Nachteile einer Behandlung informieren können, wenn die Vorteile an den Haaren herbeigezogen und die Risiken nicht entdeckt oder aufgedeckt werden. Dazu kommt, dass diese Medikamente nicht wirksamer sind als ein Placebo, also ein Scheinmedikament. Bereits 1984 soll das National Institute of Mental Health erklärt haben: »Eine erhöhte oder verminderte Funktionsweise serotonerger Systeme lässt sich wahrscheinlich nicht mit einer Depression in Zusammenhang bringen.« Die vermeintliche, kurzfristige Wirksamkeit von Antidepressiva lässt sich vermutlich mit dem guten alten Placebo-Effekt erklären.

Kurzfristige Wirksamkeit:
Die Macht des Placebo-Effekts

Trotz der Verschleierungstaktiken der Pharmariesen kommt die Wahrheit über diese Gehirnbomben nach und nach ans Licht. 1998, als die DTCA-Werbung zum Höhenflug ansetzte, veröffentlichte Dr. Irving Kirsch, Harvard-Psychologe, Forscher und weithin anerkannter Experte auf dem Gebiet des Placebo-Effekts, eine bahnbrechende Metaanalyse der Daten aus Einzelstudien an annähernd dreitausend Patienten, die Antidepressiva, Psychotherapie und Placebos erhielten oder unbehandelt blieben.[44] Das Ergebnis sorgte für Schlagzeilen und erntete sowohl große Aufmerksamkeit als auch Kritik. Kirsch stellte fest, dass Placebos 75 Prozent der Medikamentenwirkung vervielfachten, dass Medikamente ohne antidepressive Wirkstoffe den gleichen Effekt hatten wie Antidepressiva und dass die restlichen 25 Prozent der scheinbaren Medikamentenwirkung auf den sogenannten »aktiven Placebo-Effekt« zurückzuführen waren.

Kirsch benutzte diesen Begriff, um auf die Wirkung des *Glaubens* an Antidepressiva hinzuweisen – eine Überzeugung, die durch die wahrgenommenen Nebenwirkungen wie Übelkeit, Kopfschmerzen und Mundtrockenheit ausgelöst werden. Bei einem klinischen Versuch wurden die Probanden ohne ihr

Wissen entweder der Placebo-Gruppe (Kontrollpräparat) oder der Medikamenten-Gruppe (aktive Substanz) zugeordnet. Da ein Placebo keine Nebenwirkungen hat (ein inaktives Placebo), kann der Glaube an die Korrektur der Gehirnchemie, der von der Werbung gefördert wird und bekanntlich Berge versetzt, seine Kraft entfalten, sodass sich mindestens ein Viertel der Probanden besser fühlte.

Wie viel verdanken wir also dem Placebo-Effekt, wenn die Symptome während der Einnahme von Antidepressiva nachlassen? Die Gegenreaktion auf seine Studie spornte Kirsch an, seine Forschungen fortzusetzen. 2008 veröffentlichte er weitere überzeugende Ergebnisse, die Brandreden von Kritikern herausforderten.[45] Er benutzte den *Freedom of Information Act* als Hebel – ein US-Gesetz zur Informationsfreiheit, das jedem das Recht zubilligt, von staatlichen Behörden Zugang zu bestimmten Dokumenten zu verlangen –, um sich Einblick in unveröffentlichte Studien zu verschaffen. Dabei stellte er fest: Wenn diese unveröffentlichten Studien einbezogen wurden, waren die Antidepressiva nur in 20 von 46 klinischen Versuchen wirksamer als Placebos. Das ist weniger als die Hälfte. Darüber hinaus machte der Unterschied zwischen der Medikamenten- und der Placebo-Wirkung nur 1,7 Punkte auf der Hamilton-Depressionsskala aus, die 52 Punkte umfasst und dazu dient, den Schweregrad einer Depression einzuschätzen. Einfacher ausgedrückt, diese geringfügige Besserung ist klinisch unerheblich und wahrscheinlich auf begrenzte Nebenwirkungen, wie beispielsweise Aktivierung und Sedierung, zurückzuführen.

Die Reaktion auf die Veröffentlichung veranlasste Kirsch, einen weiteren Bericht vorzulegen, der Fakten offenbarte, den

Fehdehandschuh seiner Kritiker aufnahm und gleichermaßen auf die Macht der Placebos hinwies.[46] Er schlussfolgerte darin: »Ohne konkretes Wissen können Patienten und Ärzte keine Behandlungsentscheidungen auf der Grundlage angemessener Informationen treffen, stellen Forscher die falschen Fragen und setzen Entscheidungsträger Strategien um, die auf Fehlinformationen beruhen. Wenn die Wirkung von Antidepressiva weitgehend ein Placebo-Effekt ist, sollten wir das unbedingt wissen. Das bedeutet nämlich, dass eine Besserung erreicht werden kann, ohne sich auf suchterzeugende Medikamente mit potenziell schwerwiegenden Nebenwirkungen zu verlassen.«

Als Kirschs Buch *The Emperor's New Drug: Exploding the Antidepressant Myth* 2010 erschien, mit dem Nachweis, dass Antidepressiva keinen klinisch relevanten Vorteil gegenüber Placebos haben, wurde seine Analyse von den Forschern als stichhaltiger, wenngleich provokanter Beitrag zur medizinischen Literatur betrachtet. Doch das hatte weder eine Veränderung in der klinischen Psychiatrie noch in der Anzahl der ärztlich verordneten Antidepressiva zur Folge: Kirsch zog weiterhin die Kritik und den Zorn der Psychiater auf sich, die sie verschrieben und bestrebt waren, seine Entdeckungen zu zerpflücken, um Maßnahmen zu verteidigen, die sich als unbegründet erwiesen hatten. Man kann es ihnen kaum verdenken – sie hatten schließlich viel Zeit, Geld und Mühe investiert, um die Ammenmärchen über Antidepressiva zu verinnerlichen! Ironischerweise stützte Kirsch seine Entdeckungen auf Studien, die *von den Pharmaunternehmen selbst* abgesegnet und in ihrer Vorgehensweise festgelegt wurden. Diese Vorgehensweise verschaffte den Medikamenten einen Vorteil, und trotzdem waren sie nicht wirksamer als das Placebo.[47] Um die Zulassung eines Medikaments zu erreichen, muss nachgewiesen werden, dass es wirksamer ist als ein Placebo. Wie Sie sich vorstellen können, haben Pharmafirmen einen Horror vor Placebo-Effekten. Sie tun alles, was in ihrer Macht steht, ihn in ihren Studien herunterzuspielen. Dass eine Behörde wie die FDA ihnen solche Winkelzüge durchgehen lässt, ist eine Schande und ein weiteres Beispiel für die schamlosen Machenschaften der Pharmariesen.

Da die FDA-Datenbank alle Daten aus den klinischen Primärstudien enthält, veröffentlichte wie unveröffentlichte, ist die Analyse dieser Daten außerordentlich nützlich. Man sollte sich vor Augen halten, dass die Pharmaunternehmen negative Ergebnisse normalerweise nicht publik machen. Sie ziehen es vor, die Unterlagen in der hintersten Ecke irgendeines Archivs zu vergraben, wo sie nie gefunden und »ad acta« gelegt werden.

Eine faszinierende Studie aus dem Jahr 2014, die im *Journal of Clinical Psychiatry* erschien, eine der angesehenen Fachpublikationen in meinem Metier, erforschte – und offenbarte – die tatsächliche Macht des Glaubens an die psychiatrische Behandlung. Eine Forschergruppe der Columbia University analysierte die Daten aus zwei großen multizentrischen Medikamentenabsetzstudien, an der 673 Patienten mit einer diagnostizierten schweren depressiven Störung teilnahmen, die zwölf Wochen lang *Fluoxetin* (Handelsname *Prozac*) einnahmen.[48] Nach Ablauf der drei Monate sagte man ihnen, dass sie nun nach dem Zufallsprinzip einer von zwei Gruppen zugeordnet und dann entweder ein Placebo oder weiterhin das getestete Medikament

Fluoxetin erhalten würden. Alle wussten also, dass sie in den ersten drei Monaten ein Antidepressivum eingenommen hatten, aber sie wussten nicht, ob man ihnen danach ein aktives Antidepressivum oder eine Zuckerpille verabreichen würde. Die Ergebnisse sprachen für sich: Bei beiden Gruppen *verschlimmerten* sich die Symptome der Depression. Daraus lassen sich zwei Deutungsmöglichkeiten ableiten: 1) Die anfängliche Wirkung während der drei Monate war auf das Placebo zurückzuführen, da alle Patienten wussten, dass sie einer Behandlung unterzogen wurden; und 2) Die Verschlimmerung der Symptome aufgrund der Möglichkeit, nun nur noch ein Placebo zu erhalten, könnte einer Aufhebung des *Placebo-Effekts* geschuldet sein, ein Vorgang, der als Nocebo-Effekt und manchmal auch als negativer Placebo-Effekt bezeichnet wird, weil auf ein medizinisches Scheinpräparat eine negative Reaktion erfolgt.

Dass ein signifikanter Placebo-Effekt nachweisbar ist, geht auch aus anderen Metaanalysen hervor. Die Macht des Glaubens und der Heilungserwartung lässt sich nicht leugnen, wenn medikamentöse Behandlungen anzuschlagen scheinen. Aus meiner Sicht stellt der Einsatz eines Medikaments mit kurz- und langfristigen Nebenwirkungen, das vornehmlich auf der Welle des Placebo-Effekts reitet, ein ethisch fragwürdiges Verhalten dar.

Ich arbeite in meiner Praxis jeden Tag mit dem Placebo-Effekt, weil mein Therapieansatz darauf abzielt, negative Überzeugungen zu ändern. Selbst Patientinnen, die von sich behaupten, suizidgefährdet zu sein, profitieren von dem Placebo-Effekt. Die Entscheidung, sich das Leben zu nehmen, ist kein Merkmal, das in den Jahrtausenden der menschlichen Evolution als Kennzeichen der »Überlebenstüchtigkeit« ausgewählt worden wäre. Es ist logischer anzunehmen, dass sie ihre Wurzeln in physiologischen Ungleichgewichten hat, und genau hier setze ich an, um gemeinsam mit meinen Patientinnen nach Lösungen zu suchen. Ich halte nach Problemen wie Nährstoffmangel, endokrinen Störungen und Autoimmunschwächen Ausschau. Das Erste und Wichtigste, was ich meinen Patientinnen vermittle, ist die Botschaft, dass Entscheidungen gleich welcher Art allein bei ihnen liegen. Sie besitzen die Fähigkeit, eigenständig zu denken und zu handeln. Ihre Beschwerden haben oft eine lange Vorgeschichte, und sie kommen mit der Vorstellung zu mir, dass ich über etwas verfüge, was ihnen fehlt – ein Patentrezept. Wenn es ein Patentrezept gäbe, wäre das fantastisch. Leider weisen Unmengen von Daten darauf hin, dass dem nicht so ist und dass wir mehr Schaden anrichten als nutzen, wenn wir kollektiv etwas anderes behaupten. Die Herausforderung besteht darin zu erkennen, dass es in der menschlichen Natur begründet ist, sich besser zu fühlen, wenn wir Maßnahmen ergriffen haben, von denen wir *glauben*, dass wir uns danach besser fühlen. Doch manchmal ist Nichtstun die beste Medizin.

Langfristige Nebenwirkungen: Mehr Medikamente, mehr Depressionen, mehr Gesundheitsprobleme ... und mehr Todesfälle?

Sie könnten nun natürlich fragen: »Was aber ist, wenn diese Medikamente bei einigen Patienten tatsächlich eine Zeit lang wirken?« Man sollte dennoch überlegen, ob die positiven Folgen, oft durch den Placebo-Effekt erzielt, die langfristigen Nebenwirkungen eines Arzneimittels aufwiegen, die man medizinischen Laien gerne verschweigt. Ich finde es infam, dass Pharmaunternehmen jede Menge Tricks anwenden, um die Wirksamkeit eines Präparats zu untermauern, einschließlich der Taktik, Daten unter Verschluss zu halten und die langfristige Verordnung von Medikamenten zu rechtfertigen, ohne dabei die tatsächlichen Nebenwirkungen im Lauf der Zeit zu berücksichtigen.

Wenn ich Vorträge über die Nutzlosigkeit und die Gefahren von Antidepressiva halte, verweise ich gerne auf folgende Analogie, die auf Dr. David Healy zurückgeht, einen international anerkannten Psychiater, der in Großbritannien lebt: Angenommen, Sie wären ein Mensch mit ausgeprägter Sozialangst. Um sie zu überwinden, trinken Sie im Verlauf einer Party mehrere Gläser Wein, gewissermaßen als Präventivmaßnahme. Sie spüren, wie ein Gefühl der Ruhe Sie überkommt und Ihre Symptome sich in Luft auflösen. Daraus folgern Sie: »Ich muss unter einem Alkoholmangel leiden, also sollte ich weiterhin trinken, sobald das Symptom wiederauftaucht, am besten regelmäßig, um vorzubeugen.« Diese Analogie veranschaulicht die Praxis, leichtfertig Antidepressiva zu verordnen, ohne die langfristigen Folgen zu bedenken.«[49]

Der Missbrauch von Antidepressiva in der Psychiatrie hat einen Punkt erreicht, an dem wir in einem wissenschaftlichen Vakuum, das die Pharmaindustrie fleißig ausgefüllt hat, zu einer unausgegorenen Theorie greifen. Wir lassen uns von der Illusion einer kurzfristigen Wirksamkeit und einer vermeintlich langfristigen Unbedenklichkeit täuschen. Die möglichen Nebenwirkungen sind wahrhaft erschreckend, angefangen bei der Unterdrückung der Libido und Sexualfunktion bis hin zu anomalen Blutungen, Schlafstörungen, Migräne, Gewichtszunahme, Blutzucker-Ungleichgewichten, der Neigung zu aggressivem, irrationalem Verhalten und erhöhter Suizidgefährdung. Bevor ich zu den schlimmsten Nebenwirkungen und Komplikationen komme, die beim Absetzen von Psychopharmaka entstehen, möchte ich darauf hinweisen, in welchem Maß die Fähigkeit, den Alltag trotz einer Depression auf lange Sicht zu meistern, dadurch untergraben wird, dass man schon in der ersten depressiven Episode Medikamente verabreicht. Auch dieses Thema wurde von einem Experten wie Robert Whitaker erforscht, dessen Website (www.madinamerica.com) eine virtuelle Bibliothek mit veröffentlichten Daten und sorgfältigen Analysen von verschiedenen Langzeitstudien bietet, an denen große Gruppen von Probanden teilnahmen, die Antidepressiva nahmen. Die Analyseergebnisse zeigen immer wieder, dass Patienten, die mit Antidepressiva behandelt wurden, ihren Aufgaben und Verpflichtungen wesentlich schlechter nachkamen als solche, die einer minimalen oder keiner medikamentösen Behandlung unterzogen wurden.[50] Sie laufen eher Gefahr, die von mir aufgelisteten akuten Nebenwirkungen zu erfahren, zusätzlich zu dem erhöhten Risiko, einen Rückfall zu erleiden oder kognitive Störungen zu entwickeln, gefolgt von einer Sekundärdiagnose, weiteren medikamentösen Therapien (zuerst die Diagnose Depression, danach beispielsweise die Diagnose bipolare Störung) oder wiederholtem Klinikaufenthalt.

Bei sage und schreibe 60 Prozent der Patienten wird noch ein Jahr nach Behandlungsbeginn eine Depression festgestellt, trotz einer zeitweiligen Besserung innerhalb der ersten drei Monate.[51] Zwei vorausblickende Studien weisen sogar auf eine *Verschlimmerung* durch die verordneten Medikamente hin. In einer britischen Studie stellte sich bei einer Patientengruppe ohne Medikation binnen sechs Monaten eine Besserung von 62 Prozent ein, während die Symptome der Patienten in der medikamentös behandelten Gruppe nur um 33 Prozent zurückgingen.[52] Und in einer Studie der Weltgesundheitsorganisation WHO, in fünfzehn Städten in Großbritannien durchgeführt, stellte man am Ende des ersten Jahres fest, dass sich depressive Patienten, die keine Psychopharmaka erhalten hatten, in einem wesentlich besseren »Allgemeinzustand« befanden, die Symptome »milder« ausgeprägt waren und die Wahrscheinlichkeit, als »mental krank« eingeschätzt zu werden, geringer war![53]

Kommen wir nun zu den schwerwiegenden potenziellen Nebenwirkungen; Patienten, die sich aus dem Klammergriff der Antidepressiva befreien wollen, müssen beispielsweise mit aggressivem Verhalten, Rückfällen und einem langsamen, lähmenden Rückzug aus dem sozialen Leben rechnen. Es ist bekannt, dass Antidepressiva gewaltauslösende Nebenwirkungen haben können, Suizid- und Mordgedanken eingeschlossen. Von den zehn Substanzen, die mit erhöhter Gewaltbereitschaft in Verbindung gebracht werden, sind fünf Antidepressiva.[54] In den letzten drei Jahrzehnten wurden zahlreiche Morde, Massenerschießungen und andere Gewalttaten von Menschen begangen, die Psychopharmaka einnahmen. Die Pharmariesen geben 2,4 Millionen US-Dollar für die DTCA-Fernsehwerbung aus, mit der sie *Zoloft*, *Prozac* und *Paxil* anpreisen. Die Fernsehsender können es sich nicht leisten, negative Geschichten über verschreibungspflichtige Medikamente zu verbreiten, da sie sonst Werbeeinnahmen in Millionenhöhe einbüßen würden (kein Wunder also, dass diese unheilvolle Allianz automatisch heruntergespielt oder ignoriert wird). Das russische Roulette von Patienten, die für diese fatalen Nebenwirkungen anfällig sind, offenbart sich erst ganz allmählich und könnte mit der Art und Weise in Verbindung stehen, wie der Körper (und die Aktivitäten des genetischen Codes, der bei jedem Menschen anders beschaffen ist) diese chemischen Substanzen und die bereits vorhandene allostatische Last (der Stress) metabolisiert, also abbaut, umbaut und zu neuen Produkten wiederaufbaut. Dr. Healy hat unermüdlich Daten gesammelt, die den Zusammenhang zwischen Antidepressiva und erhöhter Suizidgefährdung sowie Gewaltbereitschaft belegen, und eine laufend aktualisierte Datenbank geschaffen, die diverse Berichte über haarsträubende medikamenteninduzierte Todesfälle enthält. Eine Gruppe könnte hierbei besonders anfällig sein, nämlich Frauen, die gerade ein Kind geboren haben. Viele meiner Patientinnen haben mir genau wie Kate gestanden, dass sie nur wenige Wochen nach der Einnahme von Antidepressiva, die ihnen gegen die Wochenbettdepression verschrieben wurden, zum ersten Mal in ihrem Leben Selbstmordgedanken hatten.

In einer Gesellschaft, in der nur wenige randomisierte klinische Studien den Einsatz und die Wirkung von Antidepressiva bei Wochenbettdepressionen untersucht haben, ist die Sorge um frischgebackene Mütter mehr als berechtigt: Sie erhalten Psychopharmaka, bevor gesundheitszuträglichere und wirksamere Alternativen wie Ernährungsumstellung, Schilddrüsenbehandlung und Veränderung der Schlafgewohnheiten in einer Zeit, in der notorischer Schlafmangel herrscht, auch nur in Betracht gezogen werden. Es ist bekannt, dass ein Stimmungstief nach der Entbindung, der sogenannte Baby-Blues, mit großer Wahrscheinlichkeit in den folgenden drei Monaten von alleine vergeht, ohne jede Behandlung, und mehr als 70 Prozent der Frauen innerhalb eines Jahres auch ohne Medikamente frei von Depressionen sind.[55] Dennoch greifen wir beinahe automatisch zu Psychopharmaka und nehmen ihre unvorhersehbaren Wirkungen in Kauf, die uns der Fähigkeit berauben, die Selbstheilungskräfte des Körpers zu aktivieren und dauerhaft geheilt zu werden, obwohl es sogar nach Angaben der Hersteller sechs bis acht Wochen dauern kann, bis sie überhaupt »anschlagen«.

2004 überarbeitete die US-amerikanische Lebensmittelüberwachungs- und Arzneizulassungsbehörde FDA die Bestimmungen für die Beipackzettel von Antidepressiva und warnte: »Antidepressiva verstärkten im Vergleich zu Placebos suizidale Neigungen und Verhaltensweisen (Suizidalität) bei Kindern, Heranwachsenden und jungen Erwachsenen, wie in Kurzzeitstudien zu schweren affektiven Störungen (Depressionen im klinischen Sinn, Major depressive disorder, MDD) und anderen psychischen Störungen belegt.«[56] Die Änderung der

Beipackzettel war der Prozesslawine geschuldet, die Pharmahersteller zur Offenlegung der unter Verschluss gehaltenen Daten über ihre Medikamente zwang.

Man könnte meinen, dass solche Hinweise die Betroffenen – und Eltern – veranlassen, innezuhalten und nachzudenken. Doch seit 2004 ist der Gebrauch von Antidepressiva sowohl bei Kindern als auch bei Erwachsenen sogar noch gestiegen. Immer wieder suchen Frauen mit Kinderwunsch Hilfe bei mir, wenn sie Antidepressiva entweder vermeiden oder absetzen möchten, obwohl man mir während meiner Ausbildung »beigebracht« hat, gerade in diesen Fällen ein Rezept auszustellen. Für viele besteht der erste Schritt darin zu akzeptieren, dass der Nutzen von Antidepressiva und deren vermeintlich heilsame Wirkung eine Illusion ist, die bewusst geschaffen wurde. Die Kehrseite der Medaille wird nicht nur heruntergespielt, sondern mit aller Macht unter den Teppich gekehrt.

Man muss sich nur ein paar Minuten auf Websites wie SurvivingAntidepressants.org, BeyondMeds.com oder SSRIstories.org aufhalten, um zu erkennen, dass wir ein Ungeheuer geschaffen haben. Millionen von Männern, Frauen und Kindern in aller Welt leiden unter den Nebenwirkungen, einschließlich der Komplikationen beim Absetzen der Medikamente, die von den verordnenden Klinikärzten häufig ausgeblendet werden. Im Gegensatz zu dem, was uns die Pharmariesen einreden wollen, ist das Absetzen von Antidepressiva außerordentlich schwierig; wenn man sich entscheidet, sie zu nehmen, lässt man sich unter Umständen auf eine lebenslange Medikamenteneinnahme ein, die die Vorgänge im Gehirn und im gesamten Nervensystem aus dem Lot bringt. Als Klinikärztin habe ich früher einmal an diese Medikationen geglaubt, wurde aber durch ihre Wirkungsmächtigkeit eines Besseren belehrt. Selbst wenn Frauen unter meiner Anleitung *Celexa* in niedriger Dosierung von 0,001 mg pro Monat ausgeschlichen haben, gibt es kaum eine andere Gruppe von Substanzen, bei der die Entwöhnung so schwierig ist.

Ich wurde erstmals auf die suchterzeugende Beschaffenheit dieser Medikamente bei der Arbeit mit einer Patientin aufmerksam, die schwanger werden und *Zoloft* absetzen wollte. Sie litt ungefähr ein halbes Jahr lang unter Entzugssymptomen, die ungefähr zwei Monate nach der letzten Einnahme begannen. Meine klassische Ausbildung hatte mich nicht auf den Umgang mit einem so langwierigen und vielschichtigen Problem vorbereitet.

Fakt ist, dass wir kaum etwas darüber wissen, wie Psychopharmaka tatsächlich wirken! Gleichzeitig sollten wir aber akzeptieren, dass die Vielschichtigkeit der Neurophysiologie überwältigend ist. Obwohl es reizvoll sein kann, sich einzubilden, dass wir den Code des menschlichen Verhaltens und das hochkomplizierte Zusammenwirken aller daran beteiligten Vorgänge geknackt haben, sind wir in Wirklichkeit weit davon entfernt. Beispielsweise wussten wir vor zehn Jahren noch nicht, dass unser Gehirn ein Immunsystem besitzt, und erst vor zwei Jahren entdeckte man, dass es über Lymphgefäße verfügt – heute gehört das bereits zum Grundkurs Anatomie. Man nahm an, die Immunaktivität im Gehirn würde lediglich unter bestimmten pathologischen Gegebenheiten in Gang gesetzt. Inzwischen haben wir Mikroglia identifiziert, auch Mesoglia genannt, unzählige mobile und stets wachsame Immuneffektorzellen des zentralen Nervensystems, denen eine wichtige Aufgabe bei der Regulierung entzündlicher Reaktionen im Gehirn zukommt, sobald der Rest des Körpers eine Bedrohung wahrnimmt.[57] Und es geht nebenbei bemerkt nicht nur darum, chemische Substanzen im Gehirn oder im Rest des Körpers zu verändern.

Wir klammern uns gerne an einfache Erklärungen, doch selbst der Name der verschiedenen Antidepressiva-Wirkstoffgruppen, *Selektive Serotonin-Wiederaufnahmehemmer*, ist irreführend. Sie sind nämlich alles andere als selektiv. Im September 2014 erschien im Max-Planck-Institut in Leipzig eine alarmierende neue Studie, die zeigte, dass bereits *eine einzige Dosis* eines Antidepressivums die Gehirnarchitektur *innerhalb von drei Stunden* verändern und die funktionelle Konnektivität – sprich zusammenhängende oder gemeinsame Aktivitäten verschiedener Hirnareale – stören kann.[58] Die Studie, die in der Fachzeitschrift *Current Biology* veröffentlicht wurde, schockte nicht nur die Gesundheitsjournalisten, die darüber berichteten, sondern auch die Ärzte, die SSRI verordneten.

Eine wichtige Analyse des ehemaligen Leiters des National Institute of Mental Health (NIMH), die im *American Journal of Psychiatry* veröffentlicht wurde, belegt, dass Antidepressiva »Störungen in den Neurotransmitterfunktionen verursachen« und den Körper veranlassen, sich an eine Reihe biologischer Vorgänge anzupassen, die nach einer »chronischen Verabreichung« auftreten und zu einer Funktionsweise des Gehirns führen, die sich »qualitativ und quantitativ vom Normalzustand unterscheidet«.[59] Einfacher ausgedrückt: Die natürliche

Funktionsfähigkeit des Gehirns wird durch die Medikation beeinflusst, und zwar in einem solchen Ausmaß, dass die Gefahr einer dauerhaften Veränderung besteht.

Dr. Paul Andrews vom Virginia Institute for Psychiatric and Behavioral Genetics wies anhand einer umfassenden Metaanalyse von 46 Primärstudien nach, dass das Rückfallrisiko eines Patienten dem Verhältnis der Störungen im Gehirn durch die Medikation entspricht.[60] Je nachhaltiger ein Medikament in die Hirnfunktionen eingreift, desto höher ist das Risiko eines Wiederauftritts der Erkrankung nach dem Absetzen. Dr. Andrews und seine Kollegen hinterfragten das gesamte Konzept des Wiederauftritts und gelangten zu der Ansicht, dass es sich nicht um eine Rückkehr der mentalen Erkrankung, sondern vielmehr um *Entzugserscheinungen* handelte. Wer sich für den medikamentösen Weg entscheidet, verlängert in Wirklichkeit die Dauer der Depression. Andrews schrieb: »… bei Patienten ohne Medikation sind die Episoden erheblich kürzer und die langfristigen Prognosen besser als bei Patienten, die Medikamente erhielten … Die durchschnittliche Dauer einer unbehandelten Episode beläuft sich bei einer schweren Depression auf zwölf bis dreizehn Wochen.«[61]

Einer rückblickenden Zehn-Jahres-Studie in den Niederlanden zufolge genasen 76 Prozent der depressiven Patienten, die keine Medikamente nahmen, ohne Rückfall, verglichen mit 50 Prozent der medikamentös behandelten Kontrollgruppe.[62] Im Gegensatz zum heillosen Durcheinander widersprüchlicher Studien über die kurzfristigen Wirkungen von Antidepressiva gibt es keine vergleichbaren Untersuchungen, die auch bei langfristiger Einnahme ein besseres Ergebnis belegen.

Harvard-Forscher gelangten ebenfalls zu der Schlussfolgerung, dass mindestens 50 Prozent der Patienten nach dem Absetzen der Psychopharmaka innerhalb von vierzehn Monaten einen Rückfall erlitten.[63] Ein Mitglied des Forscherteams unter der Leitung von Dr. Rif El-Mallakh von der University of Louisville erklärte: »Die langfristige Einnahme von Antidepressiva kann depressogene Effekte haben … möglicherweise verändern die darin enthaltenen Wirkstoffe die Verdrahtung der neuronalen Synapsen, die Antidepressiva nicht nur unwirksam machen, sondern auch einen dauerhaften, therapieresistenten depressiven Zustand herbeiführen.« Dr. El-Mallakh und seine Kollegen taten diese kühne Aussage 1999 in einem Brief an den Herausgeber des *Journal of Clinical Psychiatry* kund.[64] 2011 veröffentlichten sie einen weiteren Bericht, mit 85 Zitaten, die bewiesen, dass Antidepressiva den Zustand der Patienten langfristig verschlimmern.[65] Wenn Ihr Hausarzt Ihnen also erklärt: »Kein Wunder, dass es Ihnen wieder schlecht geht, Sie hätten das Medikament nicht absetzen sollen«, denken Sie an die Daten, die darauf hindeuten, dass Ihre Symptome kein Anzeichen für einen Rückfall, sondern Entzugserscheinungen sind.

In seinem Buch *Anatomy of an Epidemic* fasst Autor Robert Whitaker das Thema prägnant zusammen:

»Inzwischen sehen wir, wie sich die einzelnen Elemente der Antidepressiva-Geschichte in das Gesamtbild einfügen und warum der weit verbreitete Einsatz dieser Medikamente in den USA dazu beigetragen hat, dass immer mehr Menschen aufgrund einer psychischen Störung außerstande sind, ihren Alltag zu bewältigen. Kurzfristig beobachten diejenigen, die Antidepressiva einnehmen, vielleicht ein Nachlassen ihrer Symptome. Das werten sie als Beweis für die Wirksamkeit des Medikaments, genau wie die behandelnden Ärzte. Doch die kurzfristige Besserung der Symptome ist kaum größer als bei der Einnahme eines Placebos, und diese Anfangsbehandlung legt darüber hinaus einen problematischen langfristigen Kurs fest. Wenn sie die Medikamente absetzen, besteht ein hohes Rückfallrisiko. Wenn sie das Medikament weiternehmen, treten trotzdem immer wieder Depressionsschübe auf, und der chronische Zustand erhöht das Risiko einer bleibenden mentalen Störung, die das Leben beeinträchtigt. Die SSRI stellen bis zu einem gewissen Grad eine ähnliche Falle dar wie Neuroleptika (Tranquilizer).«[66]

Mehr als zwanzig Jahre sind vergangen, seit Klinikärzte und Forscher begonnen haben, Beweise gegen Antidepressiva zusammenzutragen. Obwohl diese Medikamente dank des Placebo-Effekts kurzfristige Erleichterungen mit sich bringen können, führen sie bei der Einnahme über einen längeren Zeitraum zu einer chronischen, hartnäckigen und therapieresistenten Depression. Bei manchen Patienten kann das Absetzen eine langsame, schrittweise Aufhellung der Stimmung bewirken, doch das ist nicht immer der Fall, und so wird die Depression mehr oder weniger zu einem Dauerzustand. Ähnlich wie bei der Wirkung von Alkohol.

Es überrascht wohl nicht, dass die Drahtzieher in meinem Fachbereich sich bisher kaum mit dem Thema befasst oder keine ernsthaften Nachforschungen angestellt haben. Dennoch tauchen auch weiterhin aufschlussreiche Studien auf. Schon 2015 sorgte eine Aussage für Schlagzeilen, die Pharmariesen geflissentlich übersahen: »Das Absetzen von SSRI-Antidepressiva kann langfristige, intensive Entzugsprobleme verursachen.« Diese Warnung bezog sich auf die erste systematische Überprüfung von Studien zu Entzugserscheinungen, die beim Absetzen von SSRI-Antidepressiva auftreten.[67] Ein amerikanisch-italienisches Forscherteam stellte fest, dass sich beim Absetzen von SSRI ähnliche Probleme bemerkbar machten wie bei dem Versuch, von suchterzeugenden Benzodiazepin-Tranquilizern und Barbituraten wegzukommen.[68] Sie entdeckten auch, dass die Entzugserscheinungen nicht binnen kürzester Zeit verschwanden, sondern noch Monate oder sogar Jahre anhielten. Dazu kam, dass beim Absetzen von SSRI völlig neue psychiatrische Störungen auftauchen konnten.

Die Autoren gingen fünfzehn randomisierten kontrollierten Studien, vier offenen klinischen Studien, vier retrospektiven Studien und achtunddreißig Fallberichten über den SSRI-Entzug auf den Grund. Sie stellten fest, dass SSRI-Antidepressiva, allen voran *Paroxetin* (*Paxil*), eine breit gefächerte Palette dokumentierter Entzugssymptome verursachten, wie Schwindel, Empfindungen, die an Stromschläge erinnern und in die Extremitäten ausstrahlen, Durchfall, Angst- und Panikattacken, innere Erregung, Schlafstörungen und schwere Depressionen. Sie schreiben: »Die Symptome treten in der Regel innerhalb weniger Tage nach Absetzen des Medikaments auf und dauern mehrere Wochen an; das gilt auch für das stufenweise Ausschleichen. Es sind viele Variationen möglich, ein späteres Einsetzen und/oder eine längere Dauer der Störungen eingeschlossen. Die Symptome werden leicht mit den Anzeichen eines bevorstehenden Rückfalls verwechselt.«

Sie ziehen die offensichtlichen Schlussfolgerungen: »Klinikärzte sollten SSRI auf die Liste der Medikamente setzen, die beim Absetzen möglicherweise Entzugserscheinungen auslösen, wie Benzodiazepine, Barbiturate und andere psychotrope Substanzen.« In einem begleitenden Leitartikel zu ihrem Bericht heißt es: »Diese Form des Entzugs beinhaltet: 1) Die Rückkehr der ursprünglichen Erkrankung mit größerer Intensität und/oder zusätzlichen Merkmalen der Erkrankung und/oder 2) Symptome, die in Zusammenhang mit neu auftretenden Störungen stehen. Sie dauern mindestens sechs Wochen nach dem Absetzen des Medikaments an und sind so schwer und lebensbeeinträchtigend, dass sie Patienten veranlassen, die medikamentöse Behandlung wiederaufzunehmen. Wird sie nicht fortgesetzt, können die Absetzsymptome mehrere Monate oder Jahre andauern.«

Und weiter heißt es: »Nach dem Absetzen von SSRI können anhaltende Störungen als neue psychiatrische Störungen in Erscheinung treten, vor allem Störungen, die sich erfolgreich mit SSRI und SNRI (Serotonin-Noradrenalin-Wiederaufnahmehemmern) behandeln lassen. Zu den signifikanten Entzugssyndromen bei SSRI gehören generalisierte Angststörung, Schlaflosigkeit (tardive Dyssomnie), schwere Depressionen und bipolare Störung.«

Diese Informationsbruchstücke sind angesichts der derzeitigen Behandlungspraktiken in der Psychiatrie außerordentlich beunruhigend. Die Behandlungsrichtlinien der American Psychological Association bei klinischen affektiven Störungen besagen: »Ein antidepressives Medikament, das in der Akut-phase Remissionssymptome hervorruft, sollte auch in der Er-haltungs- und Fortsetzungsphase in der vollen therapeutischen Dosis genommen werden, wenn Remissionssymptome auftre-ten.« Solche Empfehlungen fördern aber den Medikamenten-verkauf und die schädlichen Nebenwirkungen.

Stecken Sie den Kopf nicht in den Sand

Es gilt, den Bann zu brechen, den die pharmazeutische Indus-trie über uns verhängt hat. Der Schwanengesang der Psychi-atrie wurde bereits angestimmt; hören Sie auf die Klagen, die laut werden. Wir sollten den Serotonin-Medienrummel zu-rückweisen und beginnen, Depressionen und generalisierte Angststörungen, bipolare Störungen, Schizophrenie und Zwangsstörungen als das zu betrachten, was sie wirklich sind: grundverschiedene Ausdrucksformen eines Körpers, der sich an eine Stresssituation anzupassen bemüht. Während unserer Entwicklung als Spezies mit kulturspezifischen Bindungen hat es immer Zeiten gegeben, in denen wir veraltetes Wissen aus-mustern und Fehlannahmen korrigieren mussten. Wir müs-sen auch jetzt unsere Komfortzone verlassen und zu neuen Ufern aufbrechen, ein Akt der Befreiung, der mit vielen Un-gewissheiten verbunden ist. Doch nur in diesem Raum des eingestandenen Nichtwissens können wir wachsen.[69]

Aus dieser Perspektive betrachtet, beinhaltet Wachstum das Gefühl des Staunens – sowohl der Neugierde, was uns die Symptome einer mentalen Erkrankung über unsere Physiologie und unseren geistig-seelischen Zustand sagen, als auch der Demut angesichts all dessen, was wir noch nicht ermessen können. Aus diesem Grund ist die Anerkennung der gemeinsamen Evolution mit der Natur und das Bemühen, dem Körper durch Bewegung, Ernährung, Meditation und eine Entgiftung der Umwelt ein Gefühl der Sicherheit zu signalisieren, unser wichtigstes und stärkstes Heilmittel. Das erfordert, einen Blick auf individuelle Anfälligkeiten und Kontakte mit schädlichen chemischen Substanzen, grundlegende Zellfunktionen, körpereigene Entgiftungsprozesse und Immunreaktionen zu werfen. All diese Maßnahmen laufen unter dem Strich auf eine hochgradig personalisierte Medizin hinaus.

Das Schlimmste an dem Chaos, das wir in der mentalen Gesundheitsfürsorge angerichtet haben, ist in meinen Augen, dass wir uns die Chance entgehen lassen, das Potenzial für echte Widerstandskraft und Selbstheilung auszuschöpfen. Unbedenkliche und wirksame Alternativen, die uns in schwierigen Lebenssituationen unterstützen, gibt es seit Langem. Besonders besorgniserregend für ganzheitlich orientierte Ärzte sind Daten, die darauf hindeuten, dass die langfristige Einnahme von Antidepressiva die gesundheitlichen Vorteile der körperlichen Bewegung beeinträchtigt![70] Körperliche Bewegung hat nachweislich eine ähnlich stimmungsaufhellende Wirkung wie *Zoloft*, die aber in Kombination mit *Zoloft* zunichtegemacht werden kann; die Rückfallquote ist höher als bei Patienten, die sich ausschließlich für ein Fitnesstraining entscheiden. Im 7. Kapitel werde ich näher darauf eingehen und erläutern, warum körperliche Bewegung ein hochwirksames Mittel gegen Depressionen und am besten ohne zusätzliche Antidepressiva anzuwenden ist.

Die mentale Gesundheit wurzelt stets in der Gesundheit des gesamten Körpers. Wenn Sie die grundlegenden Ursachen entdecken – die physischen und psychischen Ungleichgewichte, die in Wirklichkeit Ihre Symptome auslösen – und Schritte einleiten, um Abhilfe zu schaffen, können Sie Ihre Gesundheit auch ohne problematische medikamentöse Behandlungen und endlose Psychotherapien wiederherstellen.

Womit wir zur nächsten Frage kommen: Welche »Ungleichgewichte« verbergen sich unter dem Deckmantel einer Depression? Das werden Sie im nächsten Kapitel erfahren.

3. DIE NEUE BIOLOGIE DER DEPRESSION
Was Darmmikroben und stille Entzündungen mit der mentalen Gesundheit zu tun haben

⌇

*Die Medikalisierung von Stress entwertet
die Bedeutung und schafft Profit.
Eine Depression ist ein Zustand, der oft von
Entzündungsvorgängen ausgelöst wird, und keine
neurochemische Mangelerscheinung.*

*Der machtvollste Weg zum Gehirn –
und zum Seelenfrieden – führt durch den Darm.*

In zahlreichen Gesundheits- und Ernährungsratgebern findet man heute Informationen über die Übel chronischer Entzündungen und die Segnungen des menschlichen Mikrobioms, die Gesamtheit aller Mikroorganismen, die den Menschen besiedeln. Beide sind inzwischen zu Schlagwörtern in der Wissenschaft geworden, und das aus gutem Grund. Es spiegelt den Zeitgeist der Patienten wider, weil wir in unserer kollektiven Evolution einen Punkt erreicht haben, an dem unsere Gesundheit auf der Strecke bleibt, abgehängt von einer Lebensweise, die nicht mehr mit unserer biologisch vorprogrammierten kompatibel ist. Wir sind faul, wenn der Körper Bewegung braucht, konsumieren Nahrungsmittel, die unseren körpereigenen Systemen fremd sind, und setzen uns Umweltfaktoren aus, die unsere Zellen angreifen. Diese Unvereinbarkeiten schaffen schwerwiegende innere Konflikte und stellen eine Antriebskraft für chronische Entzündungsprozesse dar, die einem Alarmsystem gleichen, das sich nicht abschalten lässt.

Experten sind zu der Ansicht gelangt, dass solche Entzündungsvorgänge buchstäblich allen chronischen Erkrankungen zugrunde liegen, gleich ob Fettleibigkeit, Herzkrankheiten, Diabetes oder degenerative Erkrankungen wie Demenz und Krebs. Ich habe sie auch deshalb so oft erwähnt, weil Forschungsergebnisse darauf hindeuten, dass an einer Depression immer auch entzündliche Prozesse beteiligt sind. In diesem Modell ist die Depression ein allgemeiner Fieberzustand, der jedoch wenig darüber aussagt, was den Körper zu dieser Schutzreaktion veranlasst. Der Körper ist »erhitzt«, und wir müssen der Frage nachgehen, warum. Depressionssymptome sind lediglich Ausdruck zahlreicher Kaskadeneffekte auf Hormone und Neurotransmitter, aber wenn man sich auf die Suche nach der Quelle begibt, entdeckt man fast immer eine große Anzahl von Entzündungsmarkern im Blut. Die Quelle kann ein einzelner Übeltäter sein, beispielsweise ein bestimmter Nahrungsbestandteil, auf den der Körper abwehrend reagiert, oder es handelt sich um mehrere Faktoren, die Einfluss auf das Immunsystem und die Stressreaktion haben und sich somit indirekt auf die inneren Vorgänge im Gehirn auswirken. Die Verbindung zwischen Depression und Entzündungsprozessen ist so offensichtlich, dass inzwischen die Möglichkeit untersucht wird, immunverändernde Medikamente zur Behandlung der Depression einzusetzen.[1]

Die Forscher suchen verzweifelt nach der nächsten Grenze, die es zu erobern gilt, denn das derzeitige Erklärungsmodell befindet sich in der Krise.

Wie Sie gesehen haben, dient die moderne Psychiatrie oft als Depot für Patienten, an denen die eingeschränkten diagnostischen und therapeutischen Maßnahmen der konventionellen Medizin scheitern. Wenn ihre Symptome, beispielsweise allgemeines Unwohlsein, »geistige Verwirrtheit«, Antriebslosigkeit, Konzentrationsschwäche, Schlafstörungen, Erregungszustände und Stimmungstiefs durch das Raster der voneinander getrennten medizinischen Fachbereiche fallen, werden sie an den Psychiater überwiesen. Wenn eine Behandlung mit nichtsteroidalen Entzündungshemmern (NSAID), Statinen, Säureblockern, Antibiotika oder der Antibabypille erfolgt, verstehen die verordnenden Ärzte die Wirkungen oft nicht in vollem Umfang, tun die Beschwerden ab, und wieder landen die Frauen beim Psychiater. Und was passiert, wenn sich die psychiatrische Behandlung ebenfalls auf Medikamente stützt, mit kurzfristigen Placebo-Effekten und langfristigen massiven Störungen? Vielleicht ist es an der Zeit, das Versagen dieser Denkweise einzugestehen.

Da die wissenschaftliche Literatur das Serotonin-Modell der Depression inzwischen zerstört hat, fehlt ihr ein tragfähiges Fundament, und es schadet mehr, als es nutzt, immer mehr Medikamente einzusetzen, um ein bekanntermaßen falsches Ziel zu verfolgen. Es wäre besser, wenn die Psychiatrie den investigativen Weg anderer chronischer Erkrankungen einschlagen würde, wie bei Arthritis, Asthma, bestimmten Krebsarten, Diabetes, Autoimmunkrankheiten, Alzheimer und Herzkrankheiten – wie sich herausgestellt hat, sind sie ausnahmslos das Ergebnis lebensstilbedingter Probleme, die Entzündungsprozesse hervorrufen.

Heute hat das Konzept der Psychoneuroimmunologie die kurzsichtige Serotonin-Theorie verdrängt.[2, 3] Es deckt die Verknüpfung verschiedener Systeme im Körper auf – nämlich von Darm, Gehirn und Immunsystem – und erweitert die einengende »Ein Gen, eine Krankheit, eine Pille«-Perspektive. Die Psychiatrie ist mit der Rolle, die das Immunsystem zu Beginn einer Depression spielt, seit annähernd hundert Jahren vertraut. Doch erst in neuerer Zeit haben wir dank technologischer Fortschritte und groß angelegter Langzeitstudien die Bedeutung der engmaschigen Verbindung zwischen Immunität, Entzündung, Darmflora und mentaler Gesundheit erkannt und tiefere Einblicke in die relevanten Zusammenhänge gewonnen.[4]

Angesichts der Erkenntnis, wie komplex diese Zusammenhänge sind, die Rolle des Mikrobioms eingeschlossen, sollten biologische Lehrmeinungen einer gründlichen Überprüfung unterzogen werden, vor allem, wenn sie direkte Anwendung in der medizinischen Behandlung von Menschen findet. Wir können nicht länger behaupten: »Da kann man nichts machen, das ist angeboren« – eine Einstellung, die in der Medizin des zwanzigsten Jahrhunderts über weite Strecken vorherrschend war. Genauso wenig können wir davon ausgehen, dass der Kontakt mit einem bestimmten Schadstoff bei allen Menschen die gleichen Krankheitssymptome verursacht. Aus der Sicht der konventionellen Medizin lösen verschiedene genetische Probleme oder Kontaktinfektionen verschiedene Krankheiten aus, für die es jeweils eine bestimmte Pillen-Lösung gibt. Und aus dieser Theorie vom »defekten, störanfälligen Körper« leitet sich eine »Ich gegen die Welt der Mikroben«-Mentalität her.

René Dubos, ein bekannter Mikrobiologe, Vorreiter in der Erforschung der Ursprünge von Gesundheit und Krankheit und derjenige, der das erste klinisch getestete Antibiotikum entwickelte, warnte uns bereits vor einem halben Jahrhundert vor den Gefahren der klassischen Krankheitskeim-Theorie:

>»Der Mensch ist aus einer Abstammungslinie hervorgegangen, die mit mikroben Lebensformen begann, einer Linie, die alle Pflanzen- und Tierarten teilen … er ist nicht nur von anderen Menschen und der physischen Welt abhängig, sondern auch von anderen Lebewesen – Tieren, Pflanzen, Mikroben –, die sich im Zuge der Evolution gemeinsam mit ihm entwickelt haben. Der Mensch wird sich am Ende selber zerstören, wenn er gedankenlos die Organismen vernichtet, die unentbehrliche Verbindungen im komplexen, fein gesponnenen Netzwerk des Lebens darstellen, dessen Teil er ist.«[5]

Das Wissen um die Bedeutung der Mikroben in unserem Leben hat ein völlig neues Verständnis der unauslöschlichen Verbindung zwischen den Vorgängen im Darm und den Vorgängen im Gehirn mit sich gebracht. Tatsache ist, dass wir erst in den letzten zehn Jahren begonnen haben, die Rolle des Immunsystems besser zu verstehen, und obwohl noch viele Fragen offen sind, häufen sich die Fakten, die unwiderlegbar gegen Pharmazeutika und für ein ganzheitliches, natürliches Gesundheitskonzept sprechen. Dr. Paula Garay und Dr. A. Kimberly McAllister von der University of California, Davis, die sich mit den sogenannten Immunmolekülen befassen

(Zellen und ihre Substanzen, die auf innere und äußere Bedrohungen reagieren), erklärten:

>»... die schiere Anzahl der Immunmoleküle, die für die Entwicklung und Funktion des Nervensystems wichtig sein könnten, ist atemberaubend. Obwohl in den vergangenen zehn Jahren große Fortschritte hinsichtlich unseres Wissens um die kritische Rolle der Immunmoleküle in einem gesunden Gehirn gemacht wurden, ist ihre Präsenz und Funktion im Gehirn noch mehrheitlich unerforscht. Die Wirkungsmechanismen der Immunmoleküle, die bekanntermaßen wichtig sind, entziehen sich weitgehend unserer Kenntnis.«[6]

Warum ist diese Botschaft nicht bei denjenigen angekommen, die immer noch glauben, wir könnten menschliches Verhalten unbeschadet mit psychotropen Medikamenten verändern oder sollten uns keine Sorgen wegen der Auswirkungen von Schadstoffen in unserem Umfeld machen, die Immunstörungen hervorrufen, von bestimmten Nahrungsbestandteilen bis hin zu Impfstoffen? Arzneimittel wurden ohne grundlegende Kenntnis dieser relevanten physiologischen Zusammenhänge entwickelt, ganz zu schweigen von der Bedeutung der Rolle des Immunsystems in der Neurologie. Erst in jüngerer Zeit haben sich die Forscher mit der Frage befasst, wie bestimmte Antipsychotika, einschließlich Antidepressiva, die nativen Bakterienstämme im Körper verändern und Patienten auch für andere Gesundheitsprobleme anfällig machen. Ein Beispiel ist das Medikament *Desipramin*, das nachgewiesenermaßen die Zusammensetzung der Mikroben im Mund verändert und Mundtrockenheit und Zahnfleischentzündungen hervorruft. Oder das Neuroleptikum *Olanzapin*, das eine Veränderung des mikrobischen Gleichgewichts verursacht und beispielsweise zu Stoffwechselstörungen und Gewichtszunahme führt, insbesondere bei Frauen. Bis 2015 war nicht einmal bekannt, dass unser Gehirn über ein lymphatisches System verfügt, das vor allem der Vernetzung mit dem Immunsystem dient. Wie die Autoren des 2015 in der Zeitschrift *Nature* veröffentlichten Berichts erklärten: »Die Entdeckung des lymphatischen Systems im Zentralnervensystem könnte eine Neubewertung der grundlegenden Annahmen in der Neuroimmunologie erfordern und ein neues Licht auf die Ursachenforschung im Bereich der neuroinflammatorischen und neurodegenerativen Erkrankungen werfen, die mit Funktionsstörungen des Immunsystems in Zusammenhang gebracht werden.«[7]

Es ist an der Zeit für eine Neubewertung. Es ist an der Zeit für wissenschaftliche Disziplinen wie die Psychoneuroimmunologie, Gestalt anzunehmen und einen Kontext zu schaffen, der die bekannten und unbekannten Vielschichtigkeiten des menschlichen Organismus in seiner Umwelt einbezieht und verständlicher macht.

Deshalb gehen wir nun den bekannten Bausteinen des Wissens um die Depression und ihre Beziehung zu entzündlichen Prozessen im Wechselspiel zwischen Gehirn und Darm auf den Grund. Wir beginnen mit einigen grundlegenden Tatsachen über Entzündungsprozesse.

Das Entzündungsmodell der Depression

Wie wir alle wissen, ist das Immunsystem für Gesundheit und Wohlbefinden des Menschen von entscheidender Bedeutung. Es trägt dazu bei, die Reaktion des Körpers auf seine Umwelt zu koordinieren, von den Chemikalien und Arzneistoffen bis hin zu physischen Verletzungen und Infektionen, und sorgt für die unerlässliche Unterscheidung zwischen »körpereigen« und »körperfremd«. Eine der Kernaufgaben eines gesunden Immunsystems besteht darin, bestimmte Abwehrreaktionen hervorzurufen, mit denen Sie vermutlich vertraut sind – beispielsweise eine Entzündung, die auftritt, wenn Sie sich an Papier schneiden oder den Knöchel verstauchen. Diese Entzündungsreaktion können wir spüren und manchmal auch sehen (beispielsweise in Form von Rötungen, Schwellungen und Ergüssen). In diesem Fall ist die Entzündung Teil eines unerlässlichen biologischen Kaskadeneffekts, der den Körper befähigt, sich gegen etwas zur Wehr zu setzen, was er als Gefährdung wahrnimmt, und sich anschließend wieder neu auszurichten. Wird der Auslöser der Entzündung chronisch, können diese fortwährenden Kaskadeneffekte eine direkte Schädigung der Zellen zur Folge haben. Im Gegensatz zu einer Entzündung, die erfolgt, wenn Sie sich eine Wunde am Arm zuziehen oder sich die Haut am Knie aufschrammen, stehen diese unentdeckt anhaltenden Entzündungsvorgänge tief im Innern des Körpers in enger Verbindung zur mentalen Gesundheit.

Das Gehirn hat keine Schmerzrezeptoren, wenn wir also Anzeichen einer Depression entwickeln, spüren wir die Entzündung im Gehirn nicht wie eine Platzwunde oder einen Arthritis-Schub. Doch die wissenschaftliche Forschung hat immer wieder eindeutig belegt, dass der Entwicklung einer Depression (und bei den meisten anderen chronischen Erkrankungen) entzündliche Prozesse zugrunde liegen.

Die Informationen über die Entzündung zwischen Gehirn und Körper werden von mehreren Botenstoffen übermittelt. Bei Menschen, die an einer Depression leiden, ist die Anzahl der Entzündungsmarker – chemische Botenstoffe, die auf einen Entzündungsprozess aufmerksam machen – erhöht. Zu den Markern gehören C-reaktive Proteine, Zytokine wie die Interleukine eins und sechs (IL-1 und IL-6) und der Tumornekrosefaktor Alpha (TNF-alpha). Erhöhte Zytokinwerte im Blut stehen nachweislich nicht nur in direktem Zusammenhang mit der Diagnose einer Depression, sondern stellen einen *Vorboten* der Depression dar. Mit anderen Worten, die Entzündung könnte der Auslöser und nicht die Immunreaktion auf eine Depression sein.[8, 9, 10] Wie im 1. Kapitel kurz erwähnt, gehört die Depression zu den vorhersehbarsten Nebenwirkungen der *Interferon*-Behandlung bei einer Hepatitis C. 45 Prozent der Patienten entwickeln danach eine Depression, die allem Anschein nach mit einer erhöhten Ausschüttung der entzündungsauslösenden Botenstoffe Zytokin IL-6 und TNF in Zusammenhang steht.[11] Doch in der wissenschaftlichen Literatur weist auch einiges darauf hin, dass sogar Stress, vor allem psychosozialer Stress, diesen Entzündungsvorgang durch die Mobilisierung von unreifen Immunzellen, den sogenannten Makrophagen, die sich aus dem Knochenmark entwickeln, in Gang setzen kann.[12] Den Kern dieses Teufelskreises bildet also das

Entzündungsgeschehen, das eine Depression auslöst und sich durch eine Depression verschlimmert.

Forscher haben außerdem herausgefunden, dass bei einer melancholischen Depression – der schweren Ausprägung eines Kernsymptoms der Depression –, bei einer bipolaren Störung und bei einer Wochenbettdepression die weißen Blutkörperchen, Monozyten genannt, proentzündliche Gene aktivieren; das führt zur Ausschüttung von Zytokinen, wodurch die Cortisol-Empfänglichkeit verringert wird.[13] Cortisol ist, wie bereits erwähnt, das wirkungsmächtigste Hormon, das der Körper gegen Stress zu Felde führt; es dient außerdem als Puffer bei Entzündungsvorgängen. Wenn unsere Zellen ihre Cortisol-Empfänglichkeit verlieren, werden sie resistent gegen die Cortisol-Botschaft, die Folge ist eine Verlängerung des Entzündungszustands. Vereinfacht gesagt gibt die Stressreaktion vor, wie die Entzündungsreaktion verläuft und wie lange sie andauert.

Sobald der Alarm im Körper ausgelöst wurde, übermitteln die Entzündungsbotenstoffe die Information an das Zentralnervensystem, in der Regel durch die Stimulation wichtiger Nerven wie dem Vagusnerv, der Darm und Gehirn miteinander verbindet (mehr dazu in Kürze). Spezialisierte Zellen im Gehirn, Mikroglia genannt, stellen die Knotenpunkte des Immunsystems im Gehirn dar, die bei Entzündungsvorgängen aktiviert werden. Bei aktivierten Mikroglia regt ein Enzym namens IDO (Indolamin-2,3-Dioxygenase) die Produktion von Biomolekülen an, die Symptome wie Angst und Erregung erzeugen können. Das sind nur einige der Veränderungen, die oft zusammenwirken, um Ihrem Gehirn zu signalisieren, was von Ihrem Körper als Gefährdung erkannt wurde.

Forscher haben darüber hinaus beobachtet, dass Menschen mit erhöhten Entzündungsmarkern eher auf Entzündungshemmer als auf Antidepressiva ansprechen; das könnte zur Erklärung beitragen, warum Kurkumin (die Substanz, die dem Gewürz Kurkuma seine orangegelbe Farbe verleiht), von Natur aus ein hochpotentes Mittel gegen Entzündungen, wirksamer ist als *Prozac*, vor allem dann, wenn die Medikation nicht anschlägt.[14, 15]

Eine der wichtigsten Lektionen, die wir aus den Informationen über die Rolle der Entzündungen bei Depressionen, vor allem über fortdauernde, geringfügige Entzündungsprozesse und die damit verbundenen Stresssignale ziehen können, lautet, dass es sich in vielen Fällen um einen überraschenden Auslöser handelt: den Darm. Millionen von Menschen leiden heute unter einer Gleichgewichtsstörung der Darmflora, Dysbiose genannt. Ich werde Ihnen im Folgenden erklären, wie es dazu kommt.

Eine undichte Darmschleimhaut als treibende Kraft der Entzündung und Depression

Zunächst ein kleiner Grundkurs in Anatomie. Der Magen-Darm-Trakt, der von der Speiseröhre bis zum After verläuft, ist mit einer einzigen Schicht Epithelzellen ausgekleidet. Sie bildet die größte Oberfläche der Schleimhaut, und sie hat drei wichtige Aufgaben. Sie unterstützt die Aufnahme der Nährstoffe aus der Nahrung, die wir zu uns nehmen. Sie verhindert, dass potenziell schädliche Partikel, Chemikalien und Organismen in den Blutkreislauf gelangen. Und sie beherbergt spezialisierte Zellen, die Patrouille gehen und dem Immunsystem verdächtige Eindringlinge melden. Das Immunsystem stellt daraufhin chemische Stoffe, sogenannte Immunglobuline oder Antikörper, bereit, die sich an fremde Proteine, die sogenannten Antigene, binden und den Körper vor ihnen schützen.

Der Körper absorbiert die Nährstoffe aus dem Darm auf zwei Wegen: Sie werden entweder *durch* die Epithelzellen (transzellulär) oder an den Epithelzellen vorbei (parazellulär) transportiert. Die Epithelzellen sind durch *Tight Junctions* – schmale Proteinbänder, die sie vollständig umschließen – eng miteinander verbunden, und wie Sie sich vorstellen können, muss der Stofftransport auf diesen vielschichtigen engen Wegen genau geregelt sein. Wenn sie beschädigt und allzu durchlässig werden, entsteht das sogenannte Leaky-Gut-Syndrom, ein leckender Darm. Und da die »dichten Verbindungen« eine Barrierefunktion haben – sie verhindern das Vordringen von Fremdstoffen, die das Immunsystem auf den Plan rufen würden –, beeinflussen sie nachhaltig das Ausmaß der Entzündung. Wenn die Darmbarriere beschädigt ist, können verschiedene Gesundheitsprobleme entstehen, nicht zuletzt eine Depression.

Wenn diese »dichten Verbindungen« undicht werden, schleichen sich unverdaute Nahrungspartikel, Zelltrümmer und Bakterienkomponenten klammheimlich an ihnen vorbei, gelangen in den Blutkreislauf und richten dort Unheil an, mit Kaskadeneffekten, die in den Symptomen einer Depression zum Ausdruck kommen. Ein Forscherteam aus Belgien erklärte: »Alles deutet darauf hin, dass eine schwere Depression

(MDD) mit einer Aktivierung des inflammatorischen Reaktionssystems einhergeht und dass proentzündliche Zytokine und Lipopolysaccharide (LPS) die Symptome einer Depression hervorrufen können.«[16] Später werden wir sehen, dass bestimmte Nahrungsbestandteile wie Gluten, Zucker und künstliche Süßstoffe, Casein (Milchprotein) und industriell verarbeitete Pflanzenöle das Immunsystem aktivieren und dazu beitragen können, dass sich entzündungsfördernde Zytokine frei im gesamten System bewegen. Doch zuerst befassen wir uns damit, was allein die LPS anrichten können. Das ist ein interessantes Forschungsgebiet, das gerade erst auf dem Radarschirm der Wissenschaft aufgetaucht ist.

Die LPS-Bombe

Lipopolysaccharide (LPS) sind nicht nur schwer auszusprechen, sondern gehören auch zu den hinterhältigsten biologischen Bedrohungen. Sie schaffen wie auf Knopfdruck Entzündungsbahnen im Körper. LPS stellen eine Kombination aus Lipo- (Fett) und Zuckerbestandteilen (Polysacchariden) dar; man findet sie auf der äußeren Membran bestimmter Bakterien, die auf natürliche Weise im Darm vorkommen und zwischen 50 und 70 Prozent der Darmflora bilden. LPS schützen diese Bakterien, indem sie verhindern, dass sie von den Gallensalzen aus der Gallenblase verdaut werden. Sie sollten jedoch nicht über das Innere des Darms hinausgelangen, was jedoch passieren kann, wenn die Darmschleimhaut durchlässig ist.

LPS lösen eine heftige Entzündungsreaktion beim Menschen aus – so stark, dass man sie auch als *Endotoxine* bezeichnet, giftige Substanzen, von denen man fälschlicherweise annahm, sie würden aus dem Inneren der Bakterien freigesetzt.[17] Sie werden bei Laborexperimenten eingesetzt, um in Tiermodellen auf Anhieb Entzündungen hervorzurufen, um so eine Reihe von Krankheiten zu erforschen, bei denen Entzündungsprozesse eine Rolle spielen, beispielsweise entzündliche Darmerkrankungen, Diabetes, Lupus, Gelenkrheumatismus, multiple Sklerose, Depressionen, Parkinson, Alzheimer und Autismus. Bei einem gesunden Menschen mit intakter Darmschleimhaut können sich die LPS keinen Zugang zum Blutkreislauf verschaffen, weil die Tight Junctions, die »dichten Verbindungen«, eine Barriere bilden. Sind die Zellen der Darmschleimhaut (die Darmwand ist, wie bereits gesagt, nur eine Zelle dick) jedoch beschädigt oder in ihrer Funktion beeinträchtigt, können die LPS durch die Barriere dringen, in das System gelangen und dort frei zirkulieren, wo sie Alarm in Form einer Entzündung auslösen. Die LPS-Werte im Blut deuten im Allgemeinen sowohl auf einen durchlässigen Darm als auch auf eine Entzündung hin.

Weltweit haben Forscher mittlerweile erkannt, dass den LPS eine Führungsrolle bei einer Depression zukommt. Die Entzündungsmarker stehen in einer Wechselbeziehung zur Depression, und die LPS steigern die Produktion dieser Entzündungssubstanzen. Und das bedeutet in meinen Augen: LPS schädigen nicht nur den Darm, indem sie ihn durchlässiger machen, sondern können auch in die Gehirn-Blut-Schranke eindringen, um ihre entzündungsfördernde Botschaft auch in diesen Bereich zu bringen.[18]

2008 dokumentierten die zuvor erwähnten belgischen Forscher einen merklichen Anstieg der Antikörper gegen LPS im Blut von Probanden, die an einer schweren, das heißt klinisch relevanten Depression litten. Interessanterweise stellten sie fest, dass eine schwere Depression oft mit Magen-Darm-Symptomen einhergeht. Angesichts dieser Forschungsergebnisse wäre es durchaus möglich, dass sie infolge einer gestörten Darmflora eintritt. Deshalb müssen wir unser Augenmerk auf die Durchlässigkeit des Darms und die Bakterienstämme richten, die darin siedeln und die Darmschleimhaut schützen sollen.

Darmökologie

Seit 2002, als das Ergebnis des Humangenomprojekts bekannt wurde, bei dem Forscher entdeckten, dass der Mensch aus einer Blaupause von etwa 23 000 Genen besteht, die jedoch nicht die ganze Geschichte erzählen, konzentrieren wir uns bei der Suche nach Krankheitsursachen auf einen Bereich, in den viele körpereigene Prozesse ausgelagert werden. Und fragen uns, was uns Menschen zu einer so besonderen, einzigartigen Spezies macht, obwohl wir nicht mehr Gene besitzen als ein Wurm!

Die Erforschung des Mikrobioms hat die Medizin und unser Gesundheitsverständnis revolutioniert. Im Grunde sollte der »moderne« medizinische Komplex ans Zeichenbrett zurückkehren. Schätzungen zufolge gibt es 300 Billionen Bakterien im Dickdarm und 100 Billionen Bakterien auf unserer Haut.[19] Der menschliche Körper enthält 5000 Billionen Zellen mit durchschnittlich 100 Mitochondrien pro Zelle. Mitochondrien sind winzige Strukturen, die in allen Zellen vorkommen, mit Ausnahme der roten Blutkörperchen, und chemische Energie in Form des sogenannten ATP-Moleküls (Adenosintriphosphat) erzeugen. Sie haben ihre eigene Erbsubstanz und stammen höchstwahrscheinlich von uralten Proteobakterien ab. Anders ausgedrückt, in grauer Vorzeit waren sie eigenständig auf der Erde lebende einzellige Organismen, die irgendwann im Lauf der Evolution eine dauerhafte Heimat in unseren Zellen fanden und uns den Vorteil verschafften, auf eine neue chemische Energiequelle zugreifen zu können. Die Mitochondrien gelten als dritte Dimension unseres Mikrobioms und haben eine einzigartige Beziehung zum intestinalen Mikrobiom entwickelt, der Gesamtheit aller im Darm siedelnden Mikroorganismen. Infolge ihrer Herkunft gibt es 5400 Billionen intrazelluläre »Bakterien«, zehn Mal mehr, als die Mikrobiome von Darm und Haut enthalten. Die 2 Millionen einzigartigen bakteriellen Gene, die man in jedem menschlichen Mikrobiom findet, lassen unsere rund 23 000 Gene vergleichsweise verblassen. Daraus ist das Konzept des Holobiont entstanden: Wir leben mit den Mikroben in unserem Körper und in unserer Umwelt in einer so innigen Gemeinschaft, dass wir zu einem »Meta-Organismus« verschmolzen sind, der die Grenzen unserer vermeintlich ureigenen Menschlichkeit verwischt.

Die Darmmikroben sind an unzähligen Aufgaben beteiligt, beispielsweise synthetisieren sie Nährstoffe und Vitamine, helfen uns beim Verdauen der Nahrung und verhindern, dass wir fettleibig werden. Die »guten« Bakterien sorgen außerdem für

Ausgewogenheit, indem sie den Cortisol- und Adrenalinhahn zudrehen – zwei Hormone, die mit Stress in Zusammenhang stehen und verheerende Schäden im Körper anrichten, wenn sie dauerhaft zirkulieren.[20]

Das Human-Mikrobiom-Projekt, das 2008 ins Leben gerufen wurde, um die in unserem Körper lebenden Mikroorganismen zu katalogisieren, hat auch unsere Vorstellung von dem Bereich des menschlichen Körpers geändert, in dem unser Immunsystem und die Quelle mentaler Gesundheit verortet sein könnten. Ein großer Teil des Immunsystems – genauer gesagt, der überwiegende Teil – ist rund um den Darm angesiedelt, im sogenannten darmassoziierten lymphatischen Gewebe (GALT), das große Bedeutung hat: Über 80 Prozent des gesamten körpereigenen Immunsystems werden GALT zugeschrieben. Warum befindet sich unser Immunsystem weitgehend im Darm? Ganz einfach: Nicht nur die Haut, sondern auch die Darmwand stellt eine Grenze zur Umwelt des Menschen dar; hier sind die Chancen am besten, körperfremde Materialien und Organismen abzufangen. GALT arbeitet jedoch nicht in einem Vakuum. Es steht in ständigem Austausch mit allen anderen Immunzellen des Körpers. Entdeckt es eine potenziell schädliche Substanz im Darm, wird der Rest des Immunsystems in Alarmbereitschaft versetzt und zu erhöhter Wachsamkeit angehalten. Deshalb ist unsere Ernährungsweise so wichtig für die Gesundheit des gesamten Immunsystems und folglich auch für die des Gehirns: Wenn wir uns falsch ernähren, beschwören wir Unheil für das darmbasierte Immunsystem herauf, während die richtige Ernährung gewissermaßen eine Versicherungspolice für die Gesundheit darstellt.[21]

Die Darmflora deckt ein breit gefächertes Spektrum von Aufgaben ab; hier sind einige zusammengefasst, die sich positiv auf unsere Gesundheit auswirken:

- Sie schafft eine physische Barriere gegen potenzielle Eindringlinge, beispielsweise schädliche Bakterien (pathogene Flora), Krankheitserreger und gesundheitsabträgliche Parasiten.
- Sie unterstützt die Verdauung und Aufnahme der Nährstoffe, von denen einige nur mithilfe bakterieller Prozesse im Körper assimiliert, sprich in körpereigenes Material umgewandelt werden können.
- Sie dient als Entgiftungsmechanismus. Die Mikroben bilden eine Front gegen viele Toxine, die den Darm erreichen, und entlasten schlussendlich die Leber.
- Sie erzeugt und setzt wichtige Enzyme und Substanzen frei, unter anderem Vitamine und Neurotransmitter, Fettsäuren und Aminosäuren, die sich positiv auf unsere Biologie auswirken.
- Sie beeinflusst unser Hormonsystem (endokrines System) und befähigt uns, besser mit Stress umzugehen.
- Sie reguliert die Aktivitäten und Reaktionen des Immunsystems. Wie bereits gesagt, ist der Darm das größte Organ im Immunsystem. Die darin enthaltenen Mikroben unterstützen es, indem sie bestimmte Zellen des Immunsystems steuern und eine Autoimmunstörung verhindern, die zur Folge hätte, dass der Körper seine eigenen Zellen angreift. Sie sondert außerdem hochwirksame antibiotische Substanzen wie die Bakteriozine ab.

- Sie trägt zur Regulierung der Entzündungsbahnen des Körpers bei, die wiederum das Risiko erhöhen, chronische Erkrankungen aller Art zu entwickeln.

Die Vielschichtigkeit dieser Beziehungen ist vielleicht der Grund dafür, dass die Auswirkungen eines unausgewogenen oder funktionsgestörten Mikrobioms von den Ärzten oft nicht erkannt werden. Es gibt zwei Schlüsselstrategien, um zu ermitteln, was genau auf der Darm-Hirn-Achse geschieht: Wir müssen der Rolle des Darms im Immunsystem auf den Grund gehen, und wir müssen verstehen, wie Darm und Hormone, vor allem Cortisol, zusammenwirken. Störungen in einem oder beiden Bereichen wirken sich auf unser Gehirn aus, was zur Folge hat, dass Stimmung und Gedächtnis leiden, mitunter bis zu einem Punkt, an dem wir als »depressiv« gelten.

Eine naheliegende Frage ist deshalb, wie Darm und Gehirn miteinander verknüpft sind. Wir kennen alle das Kribbeln im Bauch, das Gefühl, unter Strom zu stehen, wenn wir uns einer nervenbelastenden Situation gegenübersehen, oder schlimmer noch, den mehrfachen Dauerlauf zur Toilette. Der Vagusnerv, auch zehnter (X) Hirnnerv genannt, ist der längste der zwölf Hirnnerven und der wichtigste Datenübermittlungskanal für die 200 bis 600 Nervenzellen in unserem Zentralnervensystem und Darmnervensystem. Richtig: Zum Nervensystem gehören nicht nur das physische Gehirn und das Rückenmark. Zusätzlich haben wir auch noch ein Darmnervensystem, auch Eingeweidenervensystem oder enterisches Nervensystem genannt, das im Magen-Darm-Trakt verortet ist. Sowohl das zentrale als auch das enterische Nervensystem entstehen während der fetalen Entwicklung aus demselben Gewebe und sind durch den Vagusnerv, der vom Hirnstamm bis zum Unterleib verläuft, miteinander verbunden. Es stellt einen Teil des autonomen Nervensystems dar, das nicht willentlich beeinflussbar ist und viele Abläufe im Innern des Körpers steuert, die kein bewusstes Denken erfordern, beispielsweise die Aufrechterhaltung der Herzfrequenz oder die Verdauung.

Der verstorbene Dr. Nicholas Gonzales verbrachte drei Jahrzehnte mit der Erforschung der Auswirkungen spezifischer Nährstoffe, Entgiftungs- und Ernährungsmaßnahmen auf den individuellen Gleichgewichtszustand des autonomen Nervensystems; er erzielte damit Ergebnisse bei Krebs und chronischen Erkrankungen, die weltweit einzigartig sind. Er erklärte, dass der wichtigste Steuermechanismus im Hierarchiesystem unseres Körpers das Nervensystem sein könnte, das in der konventionellen Psychiatrie zwar eine Rolle spielt, aber nicht diejenige, die man uns glauben machen will. Das autonome Nervensystem befindet sich in einem fein austarierten Gleichgewichtszustand zwischen seinen zwei Teilen, dem sympathischen und dem parasympathischen Nervensystem, die Gegenspieler sind.

Das sympathische Nervensystem setzt die Flucht-oder-Kampf-Reaktion in Gang – die den Puls beschleunigt, den Blutdruck erhöht, um das Blut vermehrt ins Gehirn und in die Muskulatur zu leiten, weg von der Verdauung. Es sorgt dafür, dass wir auf der Hut und mental fit bleiben. Das parasympathische Nervensystem ist für die Verdauung und die Ruhephase nach einer Belastung zuständig, die uns gestattet, unsere körpereigenen Reserven wieder aufzufüllen, Schäden zu beheben und einen erholsamen Schlaf zu finden. Die Beziehung zwischen diesen beiden Teilen des Nervensystems wird weitgehend durch genetische Faktoren bestimmt, gekoppelt mit der Ernährungsweise und dem Ausmaß an Stress auf der körperlichen, geistigen und seelischen Ebene. Wenn wir eine Depression beschreiben, reden wir oft über einen Zustand, in dem der Parasympathikus die Oberhand hat – gekennzeichnet durch Langsamkeit, geistige Benommenheit, Erschöpfung, einen unausgewogenen Hormonhaushalt und abgrundtiefe Traurigkeit. Bei chronischem Stress wird jedoch oft die Kampf-oder-Flucht-Reaktion hervorgerufen, gekennzeichnet durch Merkmale wie »übermüdet und überdreht«, wobei die Patienten zwischen den parasympathischen und den sympathischen Reaktionen des Nervensystems hin- und herpendeln. Ein Forschungsprojekt von Weston A. Price, Francis Pottenger, William Donald Kelly und Nicholas Gonzales deutet darauf hin, dass unsere Ernährung die Macht besitzt, das Nervensystem wieder auszutarieren, wenn es aus dem Gleichgewicht geraten ist. Deshalb dienen die Ernährungstipps im zweiten Teil des Buches dazu, das sympathische Nervensystem im richtigen Maß zu stimulieren, um Symptome auf der Darm-, Hormon- und Hirnebene gleichzeitig in Angriff zu nehmen. Denken Sie daran, wenn wir über die vielschichtigen Auswirkungen der Lebensstilveränderungen sprechen.

Doch jetzt wenden wir uns der nächsten Frage zu: Wie übermittelt der Darm – und sein Inhalt – die Entzündungsbotschaft ans Gehirn?

Keimfrei oder Keimkontakt

Die möglicherweise stressauslösenden Mikroben im Darm – oder deren Abwesenheit – wurden zunächst in einer Studie an sogenannten keimfreien Mäusen erforscht. Diese Mäuse wurden ohne die normale Darmimpfung aufgezogen, was den Forschern ermöglichte, die Auswirkungen fehlender Mikroben zu untersuchen beziehungsweise sie im Gegenzug bestimmten Belastungssituationen auszusetzen und Verhaltensänderungen zu dokumentieren. Eine bahnbrechende, 2004 veröffentlichte Studie offenbarte erste Hinweise auf die zweigleisige Interaktion zwischen Gehirn und Darmbakterien. Sie zeigte, dass keimfrei aufgezogene Mäuse dramatisch auf Stress reagieren, nachweisbar anhand messbarer Veränderungen in der Gehirnchemie und einer Erhöhung der Stresshormone. Dieses Verhaltensmuster konnte durch Einführung eines Erregers namens *Bifidobacterium infantis* in den Mäusestamm rückgängig gemacht werden. Seither wurden viele Tierstudien durchgeführt, die uns die Augen für die Beziehung zwischen dem Entzündungsmodell der Depression und dem Einfluss der Darmbakterien geöffnet haben.

2010 fanden der Gastroenterologe Dr. Stephen Collins und seine Forscherkollegen von der McMaster University in Kanada heraus, dass *Bifidobacterium longum* als probiotischer Stamm eingeführt und in einem Mäusemodell als Therapie bei angstähnlichem, mit chronischer Dickdarmentzündung in Verbindung gebrachtem Verhalten eingesetzt werden konnte.[22] Die Verhaltensveränderungen der Mäuse waren so gravierend, dass Collins und sein Team begannen, sich mit der Möglichkeit zu befassen, dass sich Darmbakterien auf Gehirnfunktionen und Verhalten auswirken. Weitere Tierversuche in Collins' Labor bestätigten die ursprünglichen Beobachtungen der Forscher. Durch die Veränderung der Darmflora konnte er nachweisen, dass Darmbakterien in der Lage sind, angstähnliche Verhaltensweisen zu beeinflussen. Eine der bemerkenswertesten Entdeckungen stammt aus dem Bereich der Darmfloratransplantation, bei der Forscher Stuhlproben mit einem bestimmten bakteriellen Profil von einer Maus auf eine andere übertrugen, ähnlich wie bei einer Herztransplantation. Nach der Übertragung stellten die Forscher Verhaltensveränderungen fest. Anders ausgedrückt: Die ängstliche Maus nahm das kühnere Verhalten der Spendermaus an und umgekehrt. Zahlreiche vorklinische Studien aus anderen Laboratorien belegen ebenfalls die enge Beziehung zwischen Darmmikroben, Stress und angstbezogenem Verhalten.[23] Und nun arbeiten alle mit Feuereifer daran herauszufinden, wie diese Verbindungen beim Menschen beschaffen sind.

Dr. Emeran Mayer ist Gastroenterologe an der University of California in Los Angeles, Professor der Medizin und Leiter des Center for Neurobiology of Stress. Er hat sich darauf konzentriert, die Kommunikation zwischen Darm und Gehirn zu entschlüsseln. Er wies darauf hin, dass die Erforschung keimfreier Mäuse bestimmte Schwarz-Weiß-Fragen beantworten kann, beispielsweise ob Darmmikroben an der Stressreaktion beteiligt sind, aber der klinischen Relevanz solcher Studien Grenzen gesetzt sind. Immerhin ließen diese Tiere Anomalien im Gehirn, Immunsystem und den Magen-Darm-Funktionen erkennen. »Das Ausmaß dieser Effekte könnte entwicklungsgesteuert sein, da Studien auf bestimmte kritische Zeitfenster hinweisen, in denen Mikrobiota eine Schlüsselrolle bei der Prägung des Verhaltens spielen«, hieß es in einem Artikel, der 2015 im *Journal of the American Medical Association* erschien.[24] Das ist ein Schlüsselaspekt. Dr. Collins erklärt im selben *JAMA*-Artikel: »Alles, was im Frühstadium den Prozess der mikrobiellen Besiedlung stört, kann Probleme vorprogrammieren, und die schwindende Widerstandsfähigkeit des Mikrobioms im Verlauf des Lebens ist wahrscheinlich ein wichtiger Einflussfaktor, der über die Gesundheit im Alter entscheidet.«[25] Diese kühne Behauptung bestätigt die Glaubwürdigkeit der Entdeckung, dass Stress, Infektionen und Antibiotika Verwüstungen im Mikrobiom anrichten können, vor allem in den wichtigen, besonders gefährdeten vor- und nachgeburtlichen Phasen der menschlichen Entwicklung, in denen der Darm noch von den mütterlichen Mikroorganismen besiedelt ist. Diese Beeinträchtigungen behindern eine normale Neuroentwicklung und erhöhen möglicherweise das Risiko, im späteren Leben an einer neuropsychiatrischen Störung zu erkranken, beispielsweise an einer Depression.[26]

Meine Patientinnen reagieren oft überrascht, wenn ich von ihnen wissen möchte, ob sie das Licht der Welt in einer Klinik erblickt haben und die Entbindung per Geburtskanal erfolgte. Doch das ist wichtig, denn die Umstände unserer Geburt schaffen letztendlich die Voraussetzungen für die Entwicklung unseres Mikrobioms. Sie beginnt bereits im Uterus mit der Übertragung der mütterlichen Darmbakterien, und auf dem Weg durch den Geburtskanal und beim Stillen werden weitere hinzugefügt. Auf diese Weise bereitet die Natur ein Baby auf die Welt der Mutter vor. Kinder, die diese mikrobielle Taufe verpassen, weil sie per Kaiserschnitt geboren werden, während des Geburtsvorgangs (intrapartum) mit Antibiotika in Kontakt kommen und mit der Hautflora anderer Erwachsener nach Hause entlassen werden, sind einem erhöhten Risiko ausgesetzt, an Allergien, Ekzemen, Asthma und bestimmten Krebsarten zu erkranken, wie einige wichtige Studien belegen. Selbst bei Menschen, die vaginal in der Klinik geboren werden, ist die Wahrscheinlichkeit größer, Allergien zu entwickeln, weil sich möglicherweise Krankenhauskeime wie *Clostridium difficile* in ihnen angesiedelt haben.

2013 sprach das *Canadian Medical Association Journal* mit dem Zitat einer Forschergruppe Klartext, die unsere Darmflora als »Superorgan mit verschiedenen Auswirkungen auf Gesundheit und Krankheit« bezeichnet hatte.[27] In einem Kommentar, der sich auf die Studie bezog, erklärte Dr. Rob Knight, Professor an der UC San Diego School of Medicine und weltweit führend in der Erforschung des Mikrobioms: »Bei Kindern, die per Kaiserschnitt geboren werden oder Muttermilchersatz erhalten, erhöht sich das Risiko, im späteren Leben eine Vielzahl von Gesundheitsproblemen zu entwickeln; beide Vorgänge verändern die Darmflora bei gesunden Säuglingen und sind möglicherweise für das erhöhte Risiko verantwortlich.«[28]

Nur damit eines klar ist: Ein Kaiserschnitt kann medizinisch unerlässlich sein, doch inzwischen stellt er eine Modeerscheinung dar, bei dem die akuten Risiken für die Mutter und die langfristigen Risiken für das Kind, die mit einem solchen Eingriff verbunden sind, verharmlost werden. Dr. Martin Blaser,

Leiter des Human Microbiome Program der New York University und Autor des Buches *Missing Microbes*, stellte fest, dass ein Drittel aller Neugeborenen in den USA heute per Kaiserschnitt zur Welt kommt, das entspricht einer Steigerung von 50 Prozent seit dem Jahre 1996.[29] (Anm. d. Ü.: Auch in Deutschland entbinden fast 32 Prozent aller Frauen per Kaiserschnitt.[30]) Jede Frau, die per Kaiserschnitt entbindet, erhält Antibiotika, was bedeutet, dass schon bei der Geburt ein massiver Eingriff in die Entwicklung des kindlichen Mikrobioms stattfindet.[31] An späterer Stelle werde ich noch auf die Möglichkeiten der Vorbeugung und Überwindung der Nachteile eines Kaiserschnitts eingehen, wenn Sie ein Kind erwarten oder bereits entbunden haben. Wie Sie wahrscheinlich gemerkt haben, bin ich eine leidenschaftliche Befürworterin des Stillens und werde Ihnen Tipps geben, wie Sie eine gesunde Milchproduktion ankurbeln.

Die »Paleo-Defizit-Störung«[32]

Die grundlegende Bedeutung von Empfängnis, Schwangerschaft und Geburt herunterzuspielen ist nur eine Art, die Gesundheit im Erwachsenenalter auf negative Weise zu prägen. Wir sind so weit vom richtigen Weg abgekommen, dass die Erkenntnis, wie ein gesunder Darm beschaffen sein sollte, möglicherweise zu spät kommt. Im Gegensatz zur landläufigen Meinung ist die Trennlinie zwischen »guten« und »schlechten« Bakterien – Stämme, die uns nutzen oder schaden – bis heute noch nicht klar ersichtlich. Wichtiger scheinen ohnehin die Vielfalt und das Größenverhältnis der Stämme untereinander zu sein. In einer bestimmten Menge können sich bestimmte Bakterien, die höchstwahrscheinlich eine positive Wirkung haben, in Übeltäter verwandeln. Das berüchtigte Bakterium *Escherichia coli* produziert beispielsweise das nützliche Vitamin K, kann aber auch schwere Krankheiten verursachen.

2014 veröffentlichte die Fachzeitschrift *Nature* die Untersuchungsergebnisse eines internationalen Forscherteams, das die Darmmikrobiota einer nativen Jäger- und Sammlergesellschaft, der in Tansania lebenden Hadza, mit derjenigen einer Kontrollgruppe aus italienischen Stadtbewohnern verglich.[33] Bei den Hadza wurden nicht nur eine wesentlich größere Anzahl und Artenvielfalt der Darmmikroben, sondern auch deutliche Unterschiede in der Darmflora von Männern und Frauen festgestellt, die von einer leicht unterschiedlichen Ernährungsweise herrührten. Und je mehr Proben von Jäger-Sammler-Mikrobiomen in wissenschaftliche Labors gelangten – Profile von Darmmikroben in traditionellen Gesellschaften wie den Yanomami in Venezuela und den Matsés in Peru –, desto eher sollten wir einsehen, dass es kein einzelnes, weltweit geltendes Modell eines »gesunden« Mikrobioms gibt.

Auch wenn es denjenigen, die bestimmte Bakterienstämme gerne in »gute« und »schlechte« einteilen, nicht ins Konzept passt: Der Darm der Hadza enthält so gut wie keine *Bifidobakterien,* eine mikrobielle Gruppe, die von der Wissenschaft in unseren Breiten meistens als gesundheitsförderlich betrachtet wird und 10 Prozent des Darmmikrobioms von Menschen in westlichen Industrieländern ausmacht. Die Hadza, Yanomami und Matsés beherbergen dagegen wesentlich mehr *Spirochäten,* eine Fasern liebende Bakteriengruppe mit Arten, die für Syphilis und Frambösie, eine in tropischen Regionen weit verbreitete bakterielle Infektion, verantwortlich sind. Diese Unterschiede können nicht ungesund sein, da chronische Erkrankungen bei diesen nativen Völkern nahezu unbekannt sind, ein Zustand, von dem wir nur träumen können. Ihre Darmflora spiegelt die Lebensumstände in dieser spezifischen Region der Welt wider, das Nahrungsangebot, die Verfügbarkeit von Wasser, das Klima und ähnliche Einflussfaktoren. Unter dem Strich können wir nicht genau sagen, was unter welchen Umständen optimal ist, deshalb bleibt uns keine andere Wahl, als uns auf die Unterstützung einer optimalen Ernährung zu verlassen, um unsere innere Ökologie anzupassen. Die Ernährung steuert die Darmflora und besitzt größeren Einfluss als die Belastungen, denen der Körper ausgesetzt ist (einschließlich Pillen und Probiotika), und das ist der Grund, warum die heutigen Jäger-Sammler-Gesellschaften auf verschiedenen Kontinenten ähnliche Mikrobiome haben.

Dr. William Parker von der Duke University in Durham, North Carolina, hat viel Zeit mit der Erforschung eines anderen faszinierenden Mikrobiom-Aspekts verbracht, der für unsere heutige Zeit typisch ist: das Fehlen von Helminthen, eukaryotischen Organismen, deren Zellen einen Zellkern besitzen. Zu ihnen gehören Peitschenwürmer und Bandwürmer, die im Verlauf unserer gemeinsamen Evolution positive Auswirkungen auf unser Immunsystem hatten, aber durch die Industrialisierung längst aus unserer Darmregion verbannt wurden.[34]

Wir wissen, dass wir uns über Millionen von Jahren zeitgleich mit der mikrobiellen Welt entwickelt haben und dass dieser Partnertanz im Rahmen von nativen kulturellen Gepflogenheiten, altüberlieferten Ernährungsweisen und dem umfassenden Netzwerk der Flora und Fauna in der unmittelbaren Umgebung choreografiert wurde. Als Stadtbewohner leiden wir heute jedoch unter einer »Paleo-Defizit-Störung«, ein Begriff, der von Alan C. Logan und seinen Kollegen geprägt wurde, die in einer fesselnden, zweiteiligen Abhandlung beschrieben, wie weit wir uns von den Entwicklungsimpulsen entfernt haben, die unsere Gene erwarten. Sie schrieben:

»Wir fragen uns, ob sich dieser kollektive Mangel in einer ›Störung‹ manifestieren könnte, einer Art Paleo-Defizit-Störung, die an sich nicht pathologisch ist, aber mit unausgeschöpfter Lebensqualität, mangelnder Empathie und Perspektive, einem Zustand der Beunruhigung, psychischem Stress, schwindender Widerstandsfähigkeit und einer negativen mentalen Grundeinstellung in Zusammenhang stehen könnte. Könnte dieses Defizit den Weg eines Menschen zu den Kontrollmarkierungen beschleunigen, Facetten einer Diagnose, die für eine medikamentöse Behandlung sprechen? Könnte der kollektive Mangel an ›paleolithischen Erfahrungen‹ die Fähigkeit des Menschen beeinträchtigen, für den Erhalt seiner optimalen emotionalen Gesundheit zu sorgen, und infolgedessen eine optimale Gesundheit in seiner unmittelbaren Umgebung, in Städten, Gesellschaften und Nationen verhindern, vor allem in Regionen, in denen die Urbanisierung schnell voranschreitet?«[35]

Wie bereits erwähnt, wird uns allmählich klar, dass wir keine Pflanzen sind, deren Wachstum mit fluoreszierendem Licht, rezirkulierter Luft und Düngemitteln gefördert wird. Unsere Lebenskraft ist untrennbar mit dem übergeordneten Ökosystem verbunden und abhängig von ihm. Dieses Ökosystem schließt unsere Nahrungsquellen und deren Ökosysteme ein, erstreckt sich aber auch auf die Bewegung in Grünräumen, den frühmorgendlichen Kontakt mit Sonne und Erde und auf die Gemeinschaft, in der wir leben – Strategien, über die Sie im zweiten Teil des Buches mehr erfahren. Alan C. Logan erkundete auch die Lehrsätze des Biologen René Dubos:

»… die heutige Trennung von altüberlieferten Einflussfaktoren – natürliche Umgebung, traditionelle Ernährungsgewohnheiten und gelegentlicher Kontakt mit nicht pathogenen Mikroben – würde sich in den Statistiken über Gesundheit und Wohlbefinden offenbaren (oder Ergebnissen, die mit der Menschlichkeit in Verbindung stehen, wie die Empathie) … Dubos erklärte, da Menschen sehr anpassungsfähig sind, würde sich die Verbindung zwischen einer evolutionären Fehlanpassung und der schleichenden Erosion der Gesundheit in aller Heimlichkeit verändern; der Zusammenhang würde anfangs kaum bemerkt werden, vor allem in der Anfangsphase der Hochtechnologie und rapiden Urbanisierung.«[36]

Wir sollten unsere Wahrnehmung also schärfen und alles tun, was in unserer Macht steht, um unsere Paleo-Defizite zu beheben. Nur so können wir verhindern, dass wir auch weiterhin an den Folgen einer evolutionären Fehlanpassung leiden, die kräftezehrende affektive Störungen antreibt, ganz zu schweigen von chronischen Erkrankungen, die entstehen, wenn Entzündungsprozesse Amok laufen.

Die gefährlichsten Darmbomben unseres modernen Lebensstils, die Entzündungsprozesse antreiben

Ich werde ständig gefragt, welche Faktoren in unserem Alltagsleben die Darmflora schädigen und wie wir das Gleichgewicht der Darmökologie wiederherstellen können. Die Antwort ist in beiden Fällen gleich: die Ernährung. Sie bestimmt zu einem großen Teil, welche Mikroorganismen in unserem Darm besonders aktiv sind und wie sie auf Vorgänge reagieren, die Entzündungen auslösen.

Inzwischen sind zahlreiche Studien damit befasst, den Einfluss der Ernährung sowohl auf die erhöhte Durchlässigkeit des Darms als auch auf den Verlust der bakteriellen Artenvielfalt im Darm zu ergründen – beides schließt die Wissenslücke zwischen Ernährung und Depressionsrisiko.[37] Die Forschung enthüllt, dass Menschen, deren Kost reich an gesunden, entzündungshemmenden Fetten und Proteinen ist, erheblich seltener unter Depressionen leiden. Umgekehrt entfacht eine Ernährungsweise mit einem hohen Anteil an Kohlenhydraten und Zucker die Flammen entzündlicher Prozesse. Wir können die Auswirkungen von Ingredienzien wie Gluten und Fruktose auf die Entzündungsbahnen im Körper nachvollziehen, wobei

Fruktose die LPS im Blutkreislauf nachweislich um 40 Prozent erhöht.[38] Dieser Vorgang kann aufgehalten und der Normalzustand durch einen Ausgleich der Darmmikroben wiederhergestellt werden, was beweist, dass die Erhöhung der LPS durch Fruktose mit Veränderungen der Darmbakterien in Verbindung steht. Fruktose ist ein natürlicher Bestandteil von Früchten, aber der von uns konsumierte »Fruchtzucker« stammt weitgehend aus industriell verarbeiteten Quellen. Unsere Vorfahren, die Höhlenmenschen, nahmen Fruktose in Form der ganzen Früchte zu sich, aber nur zu bestimmten Jahreszeiten, wenn sie in der Natur verfügbar waren; wir sind evolutionstechnisch noch nicht so weit entwickelt, dass wir die von der Industrie isolierten riesigen Fruktosemengen, die wir heute zu uns nehmen, ungestraft verkraften können. Maissirup, der reich an Fruktose ist, stellt heute 42 Prozent aller kalorischen Süßungsmittel dar. Und genau das schafft die engmaschige Verflechtung zwischen dem hohen Anteil verarbeiteter Fruktose in unserer Ernährung und steigenden Depressionsraten. Und es erklärt den Zusammenhang zwischen Fettleibigkeit und Depression.

Obwohl die Wiederherstellung einer optimalen Darmflora eine Reihe von Veränderungen erfordert, beginnt der Prozess mit der Umstellung auf eine Ernährung, die Getreide- und Milchprodukte, Zucker und genveränderte Nahrungsmittel ausschließt, da sie ausnahmslos mit einem Breitbandherbizid (Glyphosat) kontaminiert sind. Wenn Sie sich an die Ernährungsempfehlungen im zweiten Teil des Buches halten, nehmen Sie diese Anpassungen vor und erfahren mehr über weitere Ernährungs- und Lebensstilstrategien, mit denen Sie den

Darm sanieren und die Entwicklung gesundheitszuträglicher Bakterienstämme fördern können. Meine Patientinnen wissen, dass sie nur dann einen weiteren Beratungstermin bei mir erhalten, wenn sie ihre Ernährung, so wie im Buch beschrieben, radikal umstellen. Die Ernährungsumstellung ist der erste Schritt auf dem Weg, weil wir die Zusammensetzung der Mikrobiota innerhalb von zweiundsiebzig Stunden durch einfache Veränderungen, beispielsweise das Ausklammern möglicher Auslöser einer Immunreaktion, beeinflussen und die Darmflora wieder ausgleichen können.

Nachstehend finden Sie eine Übersicht über die schlimmsten Darmbomben. In den folgenden Kapiteln werden wir uns eingehender mit diesen und anderen Nahrungsbestandteilen befassen, die wir häufig in Küche und Badezimmer finden, doch hier können Sie sich einen ersten Eindruck von den größten Übeltätern in unserem Alltag verschaffen.

GLUTEN

Gluten, vom lateinischen Wort für »Leim« abgeleitet, ist ein Protein, das in Weizen vorkommt, aber man findet glutenähnliche Proteine, die sogenannten Prolamine, auch in Gerste (Hordein), Roggen (Secalin) und Mais (Zein). Sie gehören zu den Nahrungsbestandteilen unseres modernen Zeitalters, die Entzündungen besonders nachhaltig fördern. Obwohl nur ein kleiner Prozentsatz der Bevölkerung hochgradig allergisch auf Gluten reagiert und unter Zöliakie, einer Glutenunverträglichkeit, leidet, kann jeder negative Reaktionen darauf entwickeln, die oftmals unentdeckt bleiben. Gluten in Weizen setzt sich aus zwei Proteingruppen zusammen, der Glutenin- und der Gliadin-Fraktion. Der Körper kann eines dieser beiden Proteine oder eine der zwölf kleineren Einheiten, aus denen Gliadine bestehen, als Allergen wahrnehmen. Eine Reaktion kann zu Entzündungsvorgängen mit Folgen auf der biologischen und psychischen Ebene führen.

Oft gemeinsam mit gentechnisch veränderten Ölen in industriell gefertigten Lebensmitteln verarbeitet, kann Gluten Gehirn und Körper vergiften. Das Unheil beginnt im Darm, wo es die Durchlässigkeit durch die vermehrte Produktion eines Regulatorproteins namens Zonulin fördert. Der im Gluten enthaltene »Kleber« beeinträchtigt die Spaltung und Aufnahme der Nährstoffe, was schlecht verdaute Nahrungsmoleküle zur Folge hat und das Immunsystem in Alarmzustand versetzt; das wiederum führt zu einem Angriff auf die Schleimhaut des Dünndarms und einer zunehmenden Entzündung. Diejenigen, die unter einer Glutenunverträglichkeit leiden, klagen häufig über Bauchschmerzen, Übelkeit, Durchfall, Verstopfung und Darmbeschwerden.

Doch auch ohne offenkundige Symptome für eine Magen-Darm-Störung können latente Probleme bestehen. Der Gluten-Forscher Dr. Marios Hadjivassiliou erklärte: »Glutenunverträglichkeit kann primär und zeitweise ausschließlich eine neurologische Erkrankung sein.«[39]

Zu den neurologischen Auswirkungen der Glutenintoleranz gehören Depression, Krampfanfälle, Kopfschmerzen, multiple Sklerose/Demyelinisation (eine Entmarkung der Nervenfasern), Angststörungen, Symptome, die mit ADHS (Hyperaktivitätsstörung) in Zusammenhang stehen, Ataxie (Verlust der

Kontrolle über die Bewegungskoordination) und Nervenschäden.[40] Die Forscher-Website GreenMedInfo hat mehr als zweihundert Erkrankungen katalogisiert, die mit dem Verzehr glutenhaltiger Weizenmehlprodukte in Zusammenhang stehen, und auf der Liste der zweiundzwanzig Einstufungen und Kennzeichnungen von Gesundheitsgefahren stand die Neurotoxizität, die Giftigkeit für Nervenzellen und Nervengewebe, an oberster Stelle. Viele meiner Patientinnen, denen ich eine glutenfreie Kost empfehle, wurden bereits auf Zöliakie getestet, eine Autoimmunerkrankung, die häufig mit einer Glutenunverträglichkeit einhergeht, mit negativem Ergebnis. Doch es gilt zu bedenken, dass die derzeit gebräuchlichen konventionellen Untersuchungsmethoden ihre Grenzen haben. Die meisten Ärzte führen bei Verdacht auf Zöliakie eine Testreihe durch, bei der nur eine kleine Anzahl potenzieller Immunreaktionen auf diesen Nahrungsbestandteil untersucht wird. Doch Gluten besteht aus sechs Chromosomen, die in der Lage sind, mehr als 23 000 Proteine zu erzeugen. Wenn Tests zu begrenzt sind, können sie so gut wie nutzlos sein. In einer Studie wurden entzündliche Reaktionen in den Darmzellen gesunder Probanden entdeckt, was darauf schließen lässt, dass Gluten Reaktionen bei *jedermann* auslösen kann.[41]

MILCHPRODUKTE

Früher war ich geradezu süchtig nach Milchprodukten. Als mir meine Naturheilpraktikerin vor sechs Jahren empfahl, auf Gluten und Milchprodukte zu verzichten, dauerte es zwei Jahre, bis ich nicht mehr von Käse, Milch, Eiscreme, Ricotta (ja, ich bin Italienerin) und Joghurt träumte. Wie sich herausstellt, gibt es eine einleuchtende Erklärung für die tief verwurzelte Lust auf Milchprodukte und ihre beste Freundin, die Weizenmehlprodukte. Sie enthalten ähnliche Bestandteile wie die Endorphine, die eine dem Morphium ähnliche Wirkung haben, und stehen in einer Wechselbeziehung zu den Opiatrezeptoren im Gehirn und anderen Körpergeweben.

In der Psychiatrie untermauert inzwischen eine wachsende Anzahl wissenschaftlicher Publikationen die Theorie, dass Kasein, ein Protein, das in Milchprodukten vorkommt, insbesondere in Kuhmilcherzeugnissen, bei verschiedenen Erkrankungen eine Rolle spielen könnte, beispielsweise bei Depression und Schizophrenie.

Das heißt nicht, dass Milchprodukte für jeden ein Problem darstellen oder alle Milchprodukte Probleme verursachen. Nach meiner Erfahrung reicht die Wiedereinführung nach einer einmonatigen Ausschlussdiät aus, um zu sagen, zu welcher Fraktion jemand gehört. Einige meiner Patientinnen mussten bei erneutem Konsum sogar erbrechen – nach dem Genuss von Lebensmitteln, die sie jahrzehntelang gegessen hatten! Deshalb sollen Sie sämtliche Milchprodukte mindestens einen Monat lang von Ihrem Speiseplan streichen; danach dürfen Sie diese – nur bestimmte, die unbedenklich sind – wie beschrieben wieder einführen, sofern Sie können und möchten.

GVO (GENTECHNISCH VERÄNDERTE ORGANISMEN)

In den letzten Jahren haben viele Forscher Unkrautvernichtungsmittel und ihre Auswirkungen auf die menschliche

Darmflora unter die Lupe genommen, beispielsweise Breit-
bandherbizide wie die Marke *Roundup* des Konzerns Monsanto (Glyphosat). Glyphosat ist eine biologisch wirksame chemische Verbindung, die in mehr als 750 Produkten verwendet
wird und eine große Rolle bei der Erzeugung gentechnisch ver-
änderter Getreidesorten wie Soja, Raps und Mais spielt. Leider
findet man sie auch in anderen, gentechnisch unveränderten
Nahrungsmitteln wie Weizen und Hafer, weil sie schon vor der
Ernte als feuchteabsorbierendes Mittel zum Einsatz kommt,
das die Trocknung fördert und das Erdreich auf die neue Aus-
saat vorbereitet. Wie sich herausgestellt hat, wirkt sich diese
chemische Substanz sehr negativ auf die Aktivität gesundheitszuträglicher Bakterien aus: Sie blockiert den Shikimatweg, eine
wichtige Stoffwechselroute, die viele Mikroorganismen und
Pflanzen nutzen, um bestimmte Aminosäuren herzustellen –
Aminosäuren, die unser Körper braucht, aber nicht selber erzeugen kann.[42] Schädlingsbekämpfungs- und Unkrautvernichtungsmittel stören daher nicht nur das Gleichgewicht dieser
Flora, sondern greifen auch in die Produktion essenzieller
Aminosäuren wie Tryptophan ein, eine Serotonin-Vorstufe.
Dazu kommt, dass sie die Produktion von *p*-Kresolen fördern,
eine Gruppe aromatischer Verbindungen, die den Stoffwechsel
beeinträchtigen, beispielsweise die Umwandlung von Xenobi-
otika (chemische Verbindungen, die natürlichen Ökosystemen
fremd sind), und den Menschen für ihre toxischen Wirkungen
empfänglicher machen. Selbst die Aktivierung von Vitamin D_3
in der Leber wird möglicherweise negativ beeinflusst, weil sich
Glyphosat auf die Leberenzyme auswirkt, was die epidemischen Ausmaße des Vitamin-D-Mangels erklären könnte.

Die wissenschaftliche Literatur belegt außerdem, dass von Bakterien abgesonderte Giftstoffe wie die Bt-Toxine, die in Genmais enthalten sind, Eingang in die Blutbahn von Schwangeren und deren ungeborenem Kind finden und dass Glyphosat-Herbizide in die Muttermilch gelangen. Die genetische Veränderung von Nahrungsmitteln sorgt nicht nur dafür, dass wir Schädlings- und Unkrautbekämpfungsmitteln ausgesetzt sind, sondern bringt auch das Risiko einer Genübertragung auf die menschlichen Darmbakterien mit sich; dadurch werden sie in Miniaturfabriken verwandelt, die Pestizide am Fließband produzieren.

SYNTHETISCH HERGESTELLTE SÜSSSTOFFE

Im nächsten Kapitel geht es um die Auswirkungen von Zucker auf die gesamte Physiologie und mentale Gesundheit. Hierbei möchte ich zunächst nur auf die Auswirkungen der bösen Zucker-Zwillinge eingehen: die weltweit synthetisch hergestellten Süßstoffe (wie Saccharin und Aspartam). Dass unsere Darmbakterien durch den Zuckerkonsum beeinträchtigt werden, geht aus Studien jüngeren Datums über *künstliche* Süßstoffe hervor. Der menschliche Körper kann sie nicht verdauen, deshalb haben sie keine Kalorien. Aber sie müssen dennoch unseren Magen-Darm-Trakt passieren. Lange Zeit wurde angenommen, dass synthetisch hergestellte Süßstoffe weitgehend inaktive Substanzen sind, was ihre physiologische Auswirkung betrifft. Doch weit gefehlt. 2014 erschien in *Nature* ein Bericht, der wie eine Bombe einschlug: Künstliche Süßstoffe greifen nachweislich die gesunden Darmbakterien in einer Weise an, die beim menschlichen Wirt Stoffwechselsyndrome hervorruft, wie beispielsweise Insulinresistenz und Diabetes, und zu Übergewicht und Fettleibigkeit beiträgt, also Gesundheitsprobleme schafft, denen man mit ihrer Markteinführung eigentlich entgegenwirken wollte.[43]

ANTIBIOTIKA

Die meisten Frauen, bei denen nach der Einnahme einer vollen Runde Antibiotika eine Hefepilzinfektion auftrat, sind vertraut mit der Vorstellung, dass Antibiotika Bakterien mit wichtigen regulatorischen Aufgaben abtöten. Sie denken: »Kein Problem, dann esse ich einfach ein bisschen mehr Joghurt oder nehme ein Probiotikum ein« (tief greifende Veränderungen rückgängig zu machen ist allerdings leichter gesagt als getan). Antibiotika, erfunden und erforscht, bevor wir Kenntnis vom menschlichen Mikrobiom und seiner Beteiligung an der Mitochondriendysfunktion hatten, einer Fehlfunktion oder Schädigung der Zellorganellen bei chronischen Erkrankungen, wurden niemals ausreichend auf ihre Unbedenklichkeit untersucht. Inzwischen weiß man, dass die Wirkung von Antibiotika auf die Darmbakterien noch Monate nach der Behandlung anhalten und zu einer permanenten Schädigung führen kann. HormonesMatter.com hat umfassend dokumentiert, welche neurologischen und psychiatrischen Erkrankungen nach der Einnahme weit verbreiteter Antibiotika wie *Fluorchinolone* (zum Beispiel *Ciprofloxacin*) auftreten können.

Antibiotika sind ein anschauliches Beispiel dafür, dass die konventionelle Medizin häufig von veralteten Vorstellungen beherrscht wird. Sie kommen im Rahmen eines Feindbilds zum Einsatz, nach dem Motto »Kampf den Mikroben«, ohne der Realität Rechnung zu tragen, die mehr und mehr Gestalt annimmt: dass wir die Mikroben nämlich brauchen und sie *als Partner* in dem gemeinsamen Bemühen um eine optimale Gesundheit betrachten sollten. Aus dieser Perspektive haben Antibiotika und Impfstoffe die gleiche Wirkung, als würden wir selbst Gift schlucken, um einem Feind den Garaus zu machen.

Da 40 Prozent aller Erwachsenen und 70 Prozent der Kinder (Anm. d. Ü.: In Deutschland sind es ca. 30 Prozent aller Erwachsenen und ca. 40 Prozent der Kinder.[44]) Antibiotika nehmen (nicht zu vergessen Milliarden von industriell gezüchteten Tieren, denen sie verabreicht werden), bitte ich meine Patientinnen, aus diesem statistischen Albtraum auszusteigen. Ich schlage ihnen vor, ihren Immunstatus auf natürliche Weise durch Maßnahmen der Lebensstilmedizin zu verbessern, ihre Angst vor Infektionen zu überwinden, die einen gesunden Menschen selten umbringen, und ihren Organismus durch nährstoffdichte Lebensmittel, die reich an Vitamin A, D und C sind, zu stärken. Hilfreich ist auch der Einsatz natürlicher antimikrobieller Substanzen und Immunmodulatoren, die das ungebremste Wachstum gesundheitsschädlicher Mikroorganismen hemmen und das Immunsystem unterstützen. Schützen Sie Ihre gesundheitsfördernden Mikroben, und die Mikroben schützen Sie. Wie Sie dabei vorgehen, wird im zweiten Teil des Buches erklärt.

NSAID UND PROTONENPUMPENHEMMER (MEDIKAMENTE, DIE DEN RÜCKFLUSS VON MAGENSÄURE UNTERBINDEN)

Sie glauben vielleicht, *Ibuprofen* sei ein harmloses Mittel gegen Schmerzen und Beschwerden aller Art. Genau wie die heute weit verbreiteten Magensäureblocker, wie beispielsweise *Nexium* und *Prevacid* (*Lansoprazole*). Einige, die darauf schwören, lassen sich so sehr von dem Gefühl der Unbedenklichkeit und Wirksamkeit einlullen, dass sie die Tabletten ständig in der Handtasche mit sich herumtragen oder im Nachttisch verwahren, griffbereit für den täglichen Gebrauch. Doch wie wir im 5. Kapitel sehen werden, sind diese Medikamente alles andere als harmlos, vor allem, wenn es um den Darmkanal und seine mikrobiellen Bewohner geht. Sie können Blutungen hervorrufen, einen Nährstoffmangel herbeiführen, die Durchlässigkeit des Darms erhöhen, das Immunsystem belasten und Autoimmunreaktionen sowie Entzündungsprozesse im Körper auslösen. Reicht das? Noch nicht: Sie können auch eine Dysbiose verursachen, ein Ungleichgewicht in unserem Mikrobiom – der fein aufeinander abgestimmten Gesamtheit aller Mikroorganismen, die den Menschen besiedeln und unerlässlich sind, um Angriffe auf die Darmschleimhaut und das Immunsystem abzuwehren!

Alles ist vernetzt

Ich kann es nicht oft genug wiederholen: Das engmaschige Netz, zu dem Darm, Gehirn, Immun- und Hormonsystem gehören, ist schwer zu entwirren. Solange wir diese komplexen

Beziehungen nicht vollumfänglich verstehen, sind wir außerstande, einer Depression vorzubeugen oder sie wirksam zu behandeln. Um ein tragfähiges Fundament für eine echte Heilung und Prävention zu errichten, müssen wir unserem Körper Tag für Tag die Botschaft übermitteln, dass wir weder angegriffen werden noch uns in Gefahr befinden und dass wir bemüht sind, uns gut zu ernähren, gut zu unterstützen und uns die nötige Ruhe zukommen zu lassen.

Auf gesamtgesellschaftlicher Ebene sollten wir über den Schutz des Mikrobioms nachdenken, um die Geburt und die Ernährung von Säuglingen zu entmedikalisieren; als Einzelperson können wir Antibiotika, NSAID, glutenhaltige Getreideprodukte, synthetisch hergestellte, mit Hormonen belastete Milchprodukte, gentechnisch veränderte Nahrungsmittel und nicht organische Nahrung meiden. Vielversprechende Therapien bei einer Depression schließen, mit Blick auf die Darm-Hirn-Achse, die Verwendung von Probiotika, fermentierter Nahrungsmittel und natürlicher Fette, die Förderung der Entspannungsreaktion für eine optimale Verdauung, die Aktivierung entzündungshemmender Prozesse und die Erhöhung der Insulinsensitivität ein, die bewirkt, dass weniger Insulin benötigt wird. Das bezeichnet man als psychoneuroimmunologischen Ansatz, der in der mentalen Gesundheitsvorsorge künftig eine größere Rolle spielen könnte. Er wird Klinikärzte und Forscher gleichermaßen zwingen, sowohl dem unaufhaltsamen Wechselspiel der verschiedenen körpereigenen Systeme als auch der engmaschigen Verbindung zwischen dem Ökosystem in unserem Körper und in unserer Umwelt Rechnung zu tragen.

4. DIE GROSSEN HOCHSTAPLER IN DER PSYCHIATRIE
Zwei weit verbreitete lösbare Probleme, die zu einer psychiatrischen Diagnose führen können

Rauben Ihnen die »gesunden Essgewohnheiten« Lebenskraft und Lebensfreude?

Verbirgt sich hinter dem »normalen« Schilddrüsentest eine heimliche Ursache der Depression?

Bisweilen bedarf es einer persönlichen Gesundheitskrise, um konventionelle Ärzte zu zwingen innezuhalten, genauer hinzuschauen und eventuell einen anderen Weg einzuschlagen. So ist es zumindest mir ergangen. Ich hatte ein Studium nach konventionellem Muster absolviert, wurde unsanft mit den einengenden Grenzen der orthodoxen Medizin konfrontiert, sah mich genötigt, das Lager zu wechseln und am Ende schließlich alles auszumustern, was mir über Therapien beigebracht worden war. Der Richtungswechsel erwies sich als Fluch und Segen zugleich. Ich gehörte zu den Frauen, die essen konnten, was sie wollten, mit Sport wenig im Sinn hatten, spät ins Bett gingen und kein Gramm zunahmen – und das über weite Strecken meiner damals dreißig Lebensjahre. Während meiner Zeit als Assistenzärztin kehrte ich oft bei *McDonald's* oder in der *White Castle*-Hamburgerkette ein, trank literweise Energydrinks wie *Red Bull* und hatte immer *Snickers*-Riegel in der Handtasche, um den Schlafmangel wettzumachen. Bevor ich schwanger zu werden versuchte, hatte ich Antibabypillen, *Ibuprofen* gegen gelegentliche Kopfschmerzen und Betablocker gegen mein unerklärliches Herzrasen genommen. Ich freute mich über die Geburt meiner ersten Tochter während meiner nachfolgenden Kliniktätigkeit und kehrte binnen drei Wochen ins Arbeitsleben zurück, vor Energie strotzend. Das Gewicht, das ich während der Schwangerschaft zugelegt hatte, schmolz rasch dahin, und ich fühlte mich ziemlich gut, trotz einer 48-Stunden-Arbeitswoche.

Neun Monate später konnte davon nicht mehr die Rede sein. Ich fürchtete, den Verstand zu verlieren. Ich war gerne Mutter und genoss den Balanceakt, der neben den häuslichen Pflichten die Arbeit in der Klinik und in meiner aufblühenden Privatpraxis umfasste, aber ich war oft so erschöpft, dass sich meine Glieder bleischwer anfühlten. Außerdem bemerkte ich verstörende Beeinträchtigungen meiner mentalen Fähigkeiten, wie beispielsweise Geistesabwesenheit und Gedächtnislücken, was völlig neu für mich war: Ich schloss mich wiederholt aus meiner Praxis aus, vergaß am Geldautomaten meine seit Langem unveränderte PIN, trug Patientinnen doppelt in meinen Terminkalender ein und musste mitleidigen Taxifahrern per Post einen Scheck schicken, weil ich mein Portemonnaie vergessen hatte. Ein solches Verhalten war weder meiner Karriere noch meinem Selbstvertrauen als frischgebackener Mutter förderlich. Obwohl ich mich nicht niedergeschlagen fühlte, wusste ich als Psychiaterin und Postpartum-Patientin, dass viele dieser Symptome der Diagnoseschublade Depression zugeordnet werden und automatisch den Griff zu einem Allheilmittel nach sich ziehen konnten: nämlich einem Antidepressivum.

Doch ich hatte Glück. Bei Labortests im Rahmen einer ärztlichen Routineuntersuchung wurde das Problem ermittelt: Meine Schilddrüse war angegriffen, eine lebenswichtige Drüse, die Hormone produziert und fast alle Stoffwechselprozesse im Körper beeinflusst, einschließlich derer, die mit Stimmung und Gedächtnis in Zusammenhang stehen. Die Tests ließen Anzeichen einer Hashimoto-Thyreoiditis erkennen, einer Autoimmunstörung, die bewirkt, dass der Körper sein eigenes Schilddrüsengewebe angreift und zerstört. Dabei entzündet sich die Schilddrüse und schwillt an, Gewebe wird vernichtet, und es tritt eine Unterfunktion ein. (Die Hashimoto-Thyreoiditis war die erste Autoimmunerkrankung, die entdeckt und 1912 erstmals beschrieben wurde.[1]) Mein Arzt erklärte mir, dass es sich um eine chronisch verlaufende Krankheit handelte, deutete jedoch mit keiner Silbe an, wie es dazu kommen konnte oder wie sich das Problem ohne Medikamente in den Griff bekommen ließ, sondern schrieb sofort ein Rezept für ein synthetisches Schilddrüsenhormon aus, das ich bis an mein Lebensende nehmen sollte. Keine große Sache, wie er meinte.

Für mich aber war es sehr wohl eine große Sache. Ich war bisher noch nie richtig krank gewesen, und nun sah ich mich plötzlich aufgrund meiner ersten Diagnose mit der Aussicht auf eine lebenslange Behandlung konfrontiert. Forschungsergebnisse auf dem Gebiet der Pränatalmedizin deuten darauf hin, dass eine Autoimmunerkrankung der Schilddrüse selbst bei normalen Hormonwerten zu Fehl- und Frühgeburten führen könnte, und ich wusste, dass ich noch weitere Kinder haben wollte. Ich pflege meinen eigenen Kopf einzuschalten, wenn mir jemand ein Medikament empfiehlt, Ärzte eingeschlossen, und ich hatte schon immer eine rebellische Ader. Deshalb holte ich mir eine zweite Meinung bei einer Naturheilpraktikerin meines Vertrauens ein, die mich in die sanfte, hoffnungsvolle Welt der Selbstheilung einführte. Ich begann auf eigene Faust zu ermitteln, nicht nur in meiner Eigenschaft als Ärztin, sondern unverhofft auch als verzweifelte Patientin. Und ich entdeckte bald, dass die Schilddrüse keineswegs das Kernproblem darstellte – sondern vielmehr ein schwerwiegender Defekt in meinem Immunsystem, ausgelöst durch die Veränderungen nach der Geburt meines Kindes, ein chronisches Ungleichgewicht im Darm und suboptimale Ernährungsgewohnheiten, sprich die vielen *Big Macs* und Energydrinks, die sich nun rächten. Das alles wirkte zusammen und manifestierte sich in der Fehlfunktion der Schilddrüse. Vermutlich lagen darüber hinaus auch noch Blutzuckerprobleme zugrunde, denn die ungesunden Fertiggerichte fordern irgendwann ihren Tribut. Es genügt wohl zu sagen, dass diese schmerzliche Erfahrung zu der Erkenntnis führte, dass alle Systeme im Körper miteinander vernetzt sind. Sie hatte letztlich aber doch noch eine gute Seite, denn sie bot mir die Möglichkeit, auch anderen Frauen zu helfen, die sich in der gleichen Lage befinden, und ihnen den Weg in die Medikationsmühle der Psychiatrie zu ersparen.

Sieben Jahre und eine weitere gesunde Schwangerschaft später weiß ich nun, dass die Schilddrüsenfehlfunktion, die in einer Reaktion des Immunsystems wurzelt, eine häufige, jedoch oftmals unerkannte Ursache von Depression und Angststörungen darstellt, und man muss keine frischgebackene Mutter sein, um Schilddrüsenprobleme zu entwickeln. Ich weiß auch, dass es evidenzbasierte, wirksame Strategien gibt, mit denen sich die Schilddrüsenfunktion regulieren lässt, *und zwar ohne Medikamente.* Ich habe einen Weg gefunden, um dem »Hirnnebel« zu entkommen. Kaum hatte ich meine Ernährung komplett umgestellt, bestimmte Nahrungsergänzungsmittel hinzugefügt und begonnen, mich regelmäßig zu bewegen und zu meditieren, als meine Symptome dank gesunder Antikörper- und Schilddrüsenwerte völlig verschwanden. Auf diesem Ansatz basiert die Therapie, die in diesem Buch beschrieben wird.

Um Missverständnissen vorzubeugen: Mein persönlicher Weg aus der Krankheit war nicht immer leicht, und es bedurfte zwei Jahre lang einer eisernen Disziplin, um meine Probleme in den Griff zu bekommen. Ich musste mir mehr Informationen über die menschliche Biologie beschaffen, als mir jemals in den Sinn gekommen wäre (vor allem als Psychiaterin der konventionellen Schule), und dieses neu erworbene Wissen stellte fast alles auf den Kopf, was man mir während meines Studiums eingetrichtert hatte. Ich war gezwungen, das meiste von dem zu *verlernen,* was zu *erlernen* mich einige Hunderttausend Dollar, schlaflose Nächte, Stress im Übermaß und eine langjährige »Vertragsknechtschaft« für meine Studiendarlehen gekostet hatte. Diese Informationen in die Praxis umzusetzen war harte Arbeit, die aber reiche Früchte getragen hat. Der Lohn war nicht nur mentale Stabilität, sondern auch eine ausgezeichnete physische Gesundheit. Und mein Anliegen ist, Sie zu befähigen, diesen Weg auch für sich selbst zu erschließen.

Wenn Sie das Buch bisher aufmerksam gelesen haben, ist Ihnen nun klar, dass eine Depression keine Störung ist, die im Kopf entsteht. Aber wissen Sie auch, dass einige Probleme, die nicht diagnostiziert werden, psychiatrischen Störungen wie aus dem Lehrbuch gleichen? Man könnte sie als »Hochstapler in der Psychiatrie« bezeichnen, und zu ihnen zählt auch eine Schilddrüse mit Fehlverhalten, die leicht mit dem Fehlverhalten chemischer Substanzen im Gehirn verwechselt wird und bei Frauen heute nahezu gang und gäbe ist. Die Schilddrüsenunterfunktion (Hypothyreose) gehört zu den Erkrankungen in den USA, die am häufigsten unerkannt bleiben, obwohl sie weit verbreitet ist, vor allem bei Frauen. Mehr als 20 Prozent aller Frauen haben eine »träge« Schilddrüse, doch nur die Hälfte der Betroffenen erhält die Diagnose, die nicht so leicht zu stellen ist, wie man denken könnte. Ein weiterer Hochstapler in der Psychiatrie – das Blutzuckerungleichgewicht – ist heute ebenfalls endemisch, da nur wenige Ärzte den Zusammenhang zwischen dem Beginn einer Diabetes-Erkrankung (sofern sie nicht schon besteht) und einer Depression erkennen. Aber wie Sie bald erfahren werden, haben diese beiden Hochstapler einiges gemein.

Chaos in der Schilddrüse

Melissa war 31 Jahre alt und hatte keine psychiatrische Vorgeschichte, als sie zu mir in die Praxis kam und über innere Unruhe, Herzrasen, Schlafstörungen und Angstzustände klagte. Ein anderer Psychiater hatte ihr *Ativan* (*Lorazepam*), ein Mittel gegen Angst- und Panikstörungen, und das Antidepressivum *Zoloft* verschrieben. Doch sie hoffte, diese Medikamente umgehen zu können, und hielt nach anderen Lösungen Ausschau. Als Erstes ordnete ich bestimmte Untersuchungen an, um physiologische Anomalien aufzuspüren. Obwohl die TSH-Werte (ein Thyreoidea-stimulierendes Hormon) in den Tests, die von den meisten Ärzten durchgeführt werden, normal waren, stellte ich in den Untersuchungen, die nicht routinemäßig anberaumt werden, eine erhöhte Anzahl von Autoantikörpern in der Schilddrüse fest. Das bedeutete, dass Melissas Immunsystem das eigene Schilddrüsengewebe angriff. Genau das geschieht in der ersten Phase der Hashimoto-Thyreoiditis, ein Problem, das schon sieben Jahre vor einer formalen Diagnose auftreten kann.

Wie bereits gesagt, ist die Hyperthyreose, bei der die Schilddrüse ein bestimmtes Schilddrüsenhormon in zu geringer Menge produziert, bei Frauen heute ebenfalls endemisch. Ungefähr 60 Millionen Amerikaner, überwiegend Frauen, haben Schilddrüsenprobleme der einen oder anderen Art und bekommen ein synthetisches Schilddrüsenhormonpräparat wie *Synthroid* (*Levothyroxin*) verschrieben. Die meisten Menschen denken selten über ihre Schilddrüse nach, aber diese wie ein Schmetterling geformte Drüse, im Hals unterhalb des Kehlkopfs gelegen, hat wichtige Funktionen. Dazu gehört auch die Produktion von Hormonen, die den Stoffwechsel regulieren (einschließlich der Erzeugung neuer Mitochondrien, der »Kraftwerke« unserer Zellen), die Proteinsynthese steuern und die Reaktion des Körpers auf andere Hormone anpassen. Die Schilddrüse ist auch an Entgiftungsvorgängen, Wachstumsfunktionen, Immunität und kognitiven Prozessen beteiligt.

Viele Chemikalien und Nahrungszusatzstoffe können eine Störung der Schilddrüsenfunktion zur Folge haben, beispielsweise Soda (das Emulgatoren enthält, chemische Substanzen), Plastik (mit synthetischem Bisphenol A und artverwandten chemischen Verbindungen), Leitungswasser (das oft mit Fluoriden angereichert ist) oder Quecksilber von großen Fischen, die in unseren kontaminierten Meeren beheimatet sind. Die Schilddrüse ist in erster Linie für die Produktion von T_0, T_1, T_2, T_3 und T_4 zuständig. Die ersten drei (T_0, T_1 und T_2) sind Hormonvorstufen und Nebenerzeugnisse, die bei der Produktion der Schilddrüsenhormone entstehen; als solche haben sie keine direkte Einwirkung auf den Schilddrüsenhormonrezeptor, sondern spielen eine Rolle, die noch nicht gänzlich geklärt ist. Die zwei aktivsten Schilddrüsenhormone sind T_3 und T_4. Die meisten T_4, die gespeicherte Form der Schilddrüsenhormone, werden in ihre aktive Form T_3 umgewandelt, und zwar im Gewebe aller Körperregionen, einschließlich des Gehirns. Dieser Prozess ist von hoch spezialisierten Enzymen, einem optimalen Cortisolspiegel (das Stresshormon) und bestimmten Nährstoffen wie Eisen, Jod, Zink, Magnesium, Selen und den B-, C- und D-Vitaminen abhängig.

Angesichts dessen, dass die Schilddrüsenhormone als metabolische Rettungsleine für jede Zelle ungeheuer wichtig sind, ist es sinnvoll, pfleglich mit einer so bedeutenden Quelle der Gesundheit umzugehen. Wenn das aktive Schilddrüsenhormon in unzureichender Menge vorhanden oder seine Funktion gestört ist, treten zahlreiche depressionsähnliche Symptome in Erscheinung, beispielsweise Erschöpfung, Verstopfung, Haarausfall, Stimmungstief, Denk- und Konzentrationsschwä-

che, ständiges Kältegefühl, niedriger Grundumsatz, Gewichtszunahme, trockene Haut, Muskelschmerzen und Bewegungs-
intoleranz. Sie tragen Socken im Bett, haben nur einmal in der
Woche Stuhlgang und zeichnen die Augenbrauen nach, weil
Ihnen die Härchen ausgefallen sind. Die Postpartum-Thyreo-
iditis, die ich persönlich hatte, geht in der Regel einer Schild-
drüsenüberfunktion, einer *Hyper*thyreose, voraus, die sich in
Schlafstörungen, Durchfall, Angstzuständen und erheblichem
Gewichtsverlust bemerkbar macht. Betroffen sind oft Frauen,
die gleich nach der Geburt ihres Kindes wieder »topfit« sind,
um nur neun Monate später aber dann auf allen vieren zu krie-
chen. Die Hyperthyreose kommt seltener vor, hat aber ebenfalls negative Auswirkungen auf den Körper und kann beispielsweise Herz- und Knochenprobleme auslösen.

SIND SIE WIRKLICH EIN FALL FÜR DEN PSYCHIATER?

Es stellt sich daher die Frage, in welchem Ausmaß die sogenannten mentalen Erkrankungen in Wirklichkeit Symptome
sind, die durch die Schilddrüse und, wenn wir einen Schritt
zurückgehen, durch das Immunsystem ausgelöst werden.
Nach meiner Erfahrung ist das überwiegend der Fall. Forscher
wissen seit Langem um die Verknüpfung zwischen Schilddrüsenfunktionsstörungen und Depressionssymptomen. Zu den
ersten Berichten, die eine Verbindung zwischen der »symp-
tomlosen« Autoimmun-Thyreoiditis und der Depression her-
stellten, gehörten die 1982 von Dr. Mark S. Gold und seinen
Kollegen veröffentlichten Forschungsergebnisse.[2] Gold ist ein
weltweit anerkannter Suchtexperte, der die Auswirkungen von

Medikamenten auf Gehirn und Verhalten über einen langen Zeitraum beobachtete und erforschte; sein Augenmerk galt darüber hinaus den unentdeckten Fehlfunktionen im Körper, die in den Symptomen einer Depression zum Ausdruck kommen. Zehn Jahre nach Erscheinen von Golds bahnbrechenden Ergebnissen brachte das *British Medical Journal* einen Bericht, der die Beziehung zwischen Schilddrüsenfunktionsstörungen und Depression bestätigte. Und 2015 erschien in dem von Experten begutachteten Fachjournal *European Archives of Psychiatry and Clinical Neuroscience* erstmals ein Bericht, der die Hypothese von der Verbindung zwischen Autoimmun-Thyreoiditis und Depression gleichermaßen untermauerte. Die Autoren schrieben: »Unsere Studie belegt eine enge Verbindung zwischen den Autoantikörperwerten der Schilddrüse, die bei einer Autoimmun-Thyreoiditis als diagnostisch relevant gelten … und einer uni- oder bipolaren Depression.«[3]

Doch die Ärzte beziehen die Schilddrüse oft gar nicht in ihre Überlegungen ein, wenn eine Frau mit vagen, aber hartnäckigen Beschwerden zu ihnen kommt.[4] Statt eine Reihe von Untersuchungen anzuordnen, um das tatsächliche Problem zu ermitteln, schreiben sie ein Rezept aus. Leider muss man oft tief graben, um Schilddrüsenprobleme zu entdecken.

Selbst wenn die Ärzte ausreichende Tests durchführen, erhalten sie nicht immer aussagekräftige Ergebnisse. Das liegt daran, dass sich die Standardtests nur auf ein Hormon im Blut konzentrieren, das von der Hirnanhangdrüse gebildet wird: TSH. Normalerweise setzt das Gehirn TSH als Reaktion auf niedrige Schilddrüsenhormonwerte frei, ein erhöhter TSH-Spiegel würde also typischerweise auf eine Unterfunktion der

Schilddrüse hindeuten. Doch für viele Frauen ist das ähnlich, als würden sie in einem stockdunklen Raum kein Licht machen und sagen, dass sie den Schlüssel nicht finden können, den sie verloren haben.

Das Problem mit den festgelegten Referenzbereichen, die bestimmen, welche Werte als normal und welche als anormal gelten, besteht darin, dass diese Sollwerte bei Schilddrüsenfunktionstests auf Bevölkerungsstichproben beruhen und vermutlich auch Leute einschließen, deren Schilddrüsenfehlfunktion nicht erkannt wurde. Einfacher gesagt, die Referenzbereiche sind irreführend, sodass Schilddrüsenerkrankungen vermutlich erheblich unterdiagnostiziert sind – viele Frauen, deren Untersuchungsergebnisse als normal eingestuft werden, leiden in Wirklichkeit sehr wohl unter einer Fehlfunktion. Einen bestimmten Referenzbereich als normal zu bezeichnen deutet auf einen Genauigkeitsgrad der Ergebnisse hin, der in den Tests nicht erreicht wird. Jeder Mensch hat seinen eigenen leicht unterschiedlichen Sollwert für die Funktionsfähigkeit seiner Schilddrüse, der als normal oder anormal gelten muss, ein Faktor, den Tests nicht in die Rechnung einbeziehen können.

Die Ärzte wissen nicht, wie sie das Gesamtbild genauer prüfen sollen. Sie werfen selten einen Blick auf die freien Schilddrüsenhormone – die Anzahl der Schilddrüsenhormone im Blut, die nicht an Proteine gebunden sind und bei Routinetests normalerweise unberücksichtigt bleiben. Sie unterlassen es auch, die Bedeutung des Immunsystems und seine Hebelwirkung für die natürliche Umkehr einer Erkrankung in Betracht zu ziehen. Deshalb achten sie beim Einsatz bildgebender diagnostischer Verfahren weder auf Schilddrüsen-Antikörper, noch weichen sie von ihrer »Gold-Standard-Behandlungsmethode« ab, die in einem synthetischen Schilddrüsenhormon besteht, ein Einheitsgrößenmedikament, das unter dem Motto verordnet wird: Das wird schon passen! Kein Wunder, dass *Synthroid* (*Levothyroxin*) heute zu den umsatzstärksten verschreibungspflichtigen Medikamenten gehört.[5, 6] Doch das ist selten die Lösung. Mein Ansatz kann dazu beitragen, die Schilddrüsenfunktion wieder zu normalisieren, und damit eine Alternative für diejenigen sein, die zusätzliche Schilddrüsenhormone benötigen. (Im 10. Kapitel finden Sie Tests, mit deren Hilfe sich eine Schilddrüsenunterfunktion aufspüren lässt, die vom Radarschirm der Standard-Schilddrüsenuntersuchungen nicht erfasst wird.)

Die konventionelle Medizin scheint blind für das Wechselspiel zwischen den vielen Einflussfaktoren zu sein, die sich leicht separaten Bereichen zuordnen lassen. Und wenn eine Patientin keine angemessene Diagnose erhält oder nicht auf die verordneten Schilddrüsenhormone anspricht, wird sie … richtig, zum Psychiater geschickt. Vermutlich gehen ihre Symptome – Denk- und Konzentrationsschwäche, Erschöpfung, Schlafstörungen, innere Unruhe, Angstzustände – ja mit einer Depression einher, und ihre TSH-Werte sind »normal«.

Wie wirkt sich denn die Schilddrüse auf die mentale Gesundheit aus? Wir sollten uns vor Augen halten, dass zu einer gesunden Schilddrüse viel mehr gehört als die Hormonproduktion – beispielsweise ein hochkomplexer Austausch zwischen Gehirn, Schilddrüse, Hormonen, den Rezeptorzellen und Geweben. Was die Gesundheit der Schilddrüse betrifft, so spielen die Mitochondrien eine Schlüsselrolle, winzige Zellorganellen, die ihre eigenen DNA enthalten und für eine Aufgabenliste zuständig sind, die von der Produktion der lebenserhaltenden Energie bis zur Bestimmung des Zeitpunkts reicht, an dem der Tod einer Zelle eintritt. Als solche rücken Mitochondrien zunehmend in den Fokus der Erforschung chronischer Krankheiten, und für den Erhalt dieser Miniatur-Kraftwerke sind die Schilddrüsenhormone verantwortlich. Wenn die Schilddrüse ihren Aufgaben also nicht optimal nachkommt, machen sich die oben genannten Symptome bemerkbar. Darüber hinaus ist die Funktionsfähigkeit der Schilddrüse auf Gedeih und Verderb dem Stresshormon Cortisol ausgeliefert, das bei entsprechenden Signalen des Gehirns in den Nebennieren produziert wird.

Für mich stellt sich damit die Frage, warum die Aktivitäten der Nebennieren gestört sein könnten. Warum blockiert das Gehirn die Ausschüttung von Cortisol, sodass die Patientinnen »übermüdet und gleichzeitig überdreht« sind? Bei dem Versuch, die Schilddrüsenfunktion wiederzubeleben, können wir die Nebennieren nicht außer Acht lassen. Die Nebennieren sind paarige Drüsen oberhalb der Nieren; sie produzieren verschiedene Hormone und Neurochemikalien, die uns helfen, die Anforderungen des Alltags zu bewältigen. Zu diesen Substanzen, die einen großen Teil unseres biologischen Stressreaktionssystems steuern, gehören Cortisol, das Steroidhormon DHEA, Aldosteron, Norepinephrin und Epinephrin. Für eine optimale Schilddrüsenhormon-Umwandlung und -Wirkung muss das Cortisolmuster im Verlauf des Tages verbessert werden. Aus diesem Grund sollen meine Patientinnen ihre täglichen Cortisolmuster überprüfen (siehe 9. Kapitel); diese Überprüfung ist zwingend notwendig, um ein umfassendes Bild von der Schilddrüsenfunktion zu erhalten. Ideale Cortisolmuster gehen über die Stressbewältigung hinaus. Wie ich im zweiten Teil des Buches erläutern werde, sind eine zuckerarme Kost und bestimmte entzündungshemmende Vitamine und Kräuter als Nahrungsergänzung zusätzliche Hilfsmittel, um wieder eigenverantwortlich für Ihre Gesundheit zu sorgen.

Zu den Stressoren, die unsere Nebennieren zur Zwangsarbeit verurteilen, gehören folgende Übeltäter:

Antibabypille

Die synthetischen Hormone in diesen weit verbreiteten Pillen senken die verfügbaren Schilddrüsenhormone im Körper (auch wenn die Schilddrüsenuntersuchungen keine Auffälligkeiten zeigen), indem sie die schilddrüsengebundenen Globuline erhöhen. Globuline sind unlösliche Proteine, die Schilddrüsenhormone im Blut binden. Wenn die Schilddrüsenwerte nach unten gehen, gehen die Werte für das schilddrüsengebundene Globulin nach oben. Antibabypillen fördern darüber hinaus nachweislich Entzündungen und verursachen einen Mangel an Vitalstoffen und Antioxidantien. Im nächsten Kapitel erfahren Sie mehr über Antibabypillen. Es gibt Alternativen zur Antibabypille, beispielsweise Kondome, hormonfreie Intrauterinpessare (Spirale) und die Zyklusmethode.

Gluten

Wie im vorherigen Kapitel beschrieben, haben die »klebenden« Proteine, die in Weizenprodukten vorkommen, und die glutenähnlichen Prolamine (eine Speicher-Protein-Fraktion) in Gerste, Roggen und Mais direkte Auswirkungen auf das Gehirn und indirekte Auswirkungen auf den Rest des Körpers. Die Schilddrüse gerät dabei besonders unter Beschuss. Es ist hinreichend belegt, dass die Empfindlichkeit gegenüber glutenhaltigen Getreideprodukten, die oft unbemerkt und unerkannt bleibt, die treibende Kraft hinter mehr als zweihundert Gesundheitsproblemen ist, darunter Zöliakie, eine chronische Erkrankung des Dünndarms, und Hashimoto-Thyreoiditis. Ein Grund für diese Verbindung ist die Tatsache, dass Gluten ähnliche Aminosäuresequenzen (das heißt Proteine) wie die Schilddrüse enthält; deshalb kann das Immunsystem in Verwirrung geraten und die Schilddrüse wie einen fremden Eindringling attackieren. 2001 veröffentlichte das *American Journal of Gastroenterology* eine bemerkenswerte Studie, die zeigte, dass bei Probanden, die an einer Zöliakie litten und besonders heftig auf Gluten reagierten, das Risiko, an einer Schilddrüsenfehlfunktion zu erkranken, dreimal höher war und der Ausschluss von Gluten aus der Kost die Symptome völlig zum Abklingen brachte.[7] Studien aus den 1980er-Jahren wiesen eine enge Verbindung zwischen einer unbehandelten Zöliakie und einer Depression nach.

Fluoride

Aus geschichtlicher Sicht wurden Fluoride eingesetzt, um die Schilddrüsenfunktion bei Patienten mit einer überaktiven Schilddrüse zu unterdrücken. Sie greifen in zahlreiche Aufgaben des Schilddrüsengewebes ein, stören die normale Hormonphysiologie und verstärken den Abbau von Jod und Selen, zwei wichtige Spurenelemente für die Schilddrüsenfunktion. Fluorid ist heutzutage allgegenwärtig, beispielsweise im Trinkwasser, in Medikamenten, Kochgeschirr mit Antihaftbeschichtung und Zahnpasta. Forschungen jüngeren Datums belegen, dass Fluorid im Wasser nicht nur das Risiko einer Schilddrüsenerkrankung um 30 Prozent erhöht, sondern möglicherweise auch keinen Schutz vor Karies bietet – der Hauptgrund, warum es dem Wasser überhaupt zugefügt wird.[8] Sie werden an späterer Stelle erfahren, wie sich der Kontakt mit Fluorid verringern lässt.

Endokrine Störfaktoren

Bereits im Mutterleib waren wir unzähligen Umweltchemikalien ausgesetzt, von denen sich viele störend auf die normale Physiologie auswirken. Die Chemikalien, die heute in der Industrie und Landwirtschaft verwendet werden, wie Phthalate, die als Weichmacher für Kunststoffe verwendet werden, Flammschutzmittel und PCB (polychlorierte Biphenyle), gehören zu den weit verbreiteten toxischen Substanzen, die biologische Abläufe in der Schilddrüse beeinträchtigen. Diese Giftstoffe, auf die wir im 5. Kapitel näher eingehen, kippen das hormonelle Gleichgewicht, fördern Entzündungen und bombardieren das Immunsystem mit negativen Impulsen.

Die Schilddrüse hat eine ähnliche Aufgabe zu bewältigen wie früher die Kanarienvögel in einem Kohlebergwerk: Sie macht schon im Vorfeld auf Gefahren aufmerksam. In unserer schnelllebigen, nährstoffarmen Welt mit ihrer Fülle toxischer Substanzen ist sie die Erste im endokrinen System, die unter Beschuss gerät. Auch wenn Sie den Angriff nicht in der Schilddrüse spüren, wirkt er sich eindeutig auf Ihre Stimmung aus. Die Unterstützung einer gesunden Schilddrüse ist eine absolut unerlässliche Aufgabe in der ganzheitlichen Medizin. Sie beginnt mit der Unterstützung des Immunsystems, damit es keine Zerstörungen im körpereigenen Gewebe anrichtet, die als Symptome einer Depression zum Ausdruck kommen. Die Korrektur einer Autoimmun-Fehlfunktion der Schilddrüse ist auch deshalb wichtig, weil Sie damit das Risiko verringern, an Autoimmunstörungen wie Arthritis, Lupus und multipler Sklerose zu erkranken.

Angesichts dessen gilt es abzuklären, ob Ihr Körper negativ auf den Kontakt mit toxischen Substanzen reagiert und in welchem Ausmaß er ihnen ausgesetzt war. Da wir in einer überstimulierten Welt leben, lässt sich nur schwer vorhersagen, wo die Belastungsgrenze liegt und der Organismus zu Abwehrreaktionen neigt. Die Verbindung zwischen Immunsystem und mentaler Gesundheit herzustellen mag anfangs kompliziert und schwer nachvollziehbar erscheinen, doch das ändert sich, wenn Sie die unmittelbare engmaschige Verknüpfung zwischen diesen beiden Netzwerken im Körper erkennen. Das ist unser nächstes Thema.

DAS IMMUNSYSTEM: BEREITSCHAFTSDIENST RUND UM DIE UHR

Wie bei jedem Lebewesen auf unserem wundervollen und unfassbaren Planeten ist auch der menschliche Körper von dem unerschütterlichen Willen besessen, als individueller Organismus zu überleben, ein Bestreben, das er im Kampf um dieselben begrenzten Ressourcen mit Milliarden anderer Organismen teilt. Zusätzlich zur klassischen Kampf-oder-Flucht-Reaktion, die angeboren ist und dazu dient, unheilvolle Begegnungen mit »Fressfeinden« in unserer Außenwelt zu meistern, hat der menschliche Körper auch Strategien entwickelt, um sich gegen lebensbedrohliche Vorgänge in seinem Innern zur Wehr zu setzen und Eindringlinge zu beseitigen. Die Zellen unseres Immunsystems überwachen fortwährend ihr Umfeld, halten nach Organismen und Molekülen Ausschau, die dem Körper fremd und feindlich gesinnt sein könnten; sie haben ein Gespür dafür entwickelt, Oberflächenstrukturen zu erkennen, die »anders« geartet sind.[9]

Im Säuglingsalter hält sich unser Immunsystem bewusst zurück, damit wir mit der Muttermilch lernen können, worauf wir reagieren müssen und worauf wir *nicht* reagieren sollten. Das Ausmaß der Stresshormone während der Schwangerschaft und Stillperiode übermittelt dem Baby ständig wichtige Informationen über die Beschaffenheit seines neuen Lebensraums.[10] Eine Mutter muss ihr Kind auch auf die vielschichtige Partnerschaft mit der mikrobiellen Welt vorbereiten, die schon seit Millionen von Jahren besteht.

Wir sollten nicht vergessen: Das mit dem Darm verbundene lymphatische Gewebe, GALT genannt, ist für mehr als 80 Prozent der primären Verteidigungslinie des Körpers verantwortlich. Der Gedanke, dass unser darmbasiertes Immunsystem und die mentale Gesundheit Hand in Hand arbeiten, ist Ihrem Hausarzt vermutlich fremd, deshalb erkundigt er sich wahrscheinlich nicht nach Ihrer Ernährung oder Verdauung, wenn Sie über die klassischen Symptome einer Depression klagen.

Aber wenn irgendein Element Ihres Immunsystems aus dem Lot geraten ist, können unzweifelhaft psychiatrische Symptome ausgelöst werden, weil Immunsystem, Darm, Hormondrüsen und Gehirn wie gesagt engmaschig miteinander vernetzt sind. Viele Nahrungsmittel, die sich in westlichen Ländern großer Beliebtheit erfreuen, enthalten Bestandteile, die weitreichende und überwiegend unerkannte Immundefekte verursachen können, manchmal auch *außerhalb* des Darms; ein perfekter Stuhlgang bedeutet also nicht, dass Sie keinerlei Darmprobleme haben. Scheinbar geringfügige Immunreaktionen im Darm gehen mit Kaskadeneffekten auf Stimmung und Gedächtnis einher, Anfangsreaktionen, die Sie nicht unbedingt spüren. Im 7. Kapitel sind die wichtigsten Lebensmittel und Lebensmittelbestandteile aufgelistet, die Immunreaktionen auslösen können; einen ersten Überblick bietet die nachfolgende kurze Zusammenfassung der Nahrungskomponenten, für deren Verarbeitung unser Körper nicht gerüstet ist und auf die wir *unbedingt verzichten* sollten. Man könnte sie sogar als Gifte für den Körper bezeichnen. Die gute Nachricht ist, dass Sie diese potenziellen Immunauslöser leicht aus Ihrer Kost ausschließen können. Wenn Nahrungsmittel, die in meinem Ernährungsprogramm als unbedenklich eingestuft sind, bei Ihnen Unverträglichkeits- oder allergische Reaktionen hervorrufen sollten, sollten Sie diese natürlich auch meiden. Verschiedene Nachtschattengemüse, Eier und Baumnüsse verursachen beispielsweise bei einer kleinen Anzahl von Menschen Probleme und sollten daher durch andere Nahrungsmittel ersetzt werden. Passen Sie das Ernährungsprogramm auch entsprechend an, wenn Sie unter Nahrungsmittelallergien leiden.

Die schlimmsten (toxischen) Nahrungsbestandteile, die Sie sofort ausschließen sollten

- Glutenhaltige Proteine (in Weizen, Gerste und Roggen enthalten)
- Die meisten Zuckerarten (raffinierter Zucker, fruktoselastiger Maissirup, künstliche Süßstoffe wie Saccharin und Aspartam)
- Nicht organische und gentechnisch veränderte Ingredienzien wie Mais, Soja und Rapsöl (sie verbergen sich heute überall, oft dort, wo man es am wenigsten erwartet)
- Ungesunde Fette (industriell verarbeitete Pflanzenöle)
- Kasein (ein Protein, das in Milch und allen Nebenerzeugnissen vorkommt, zum Beispiel in Käse)

Denken Sie daran, dass Entzündungen auftreten, wenn chemische Reparatursubstanzen im Blut infolge von Verletzungen, Infektionen oder auch Psychostress aktiviert werden. Das Entzündungsgeschehen stellt nachweislich eine Möglichkeit des Immunsystems dar, auf eine Bedrohung zu reagieren – mit der Absicht, sie abzuwehren und den Heilungsprozess einzuleiten. Da die meisten Bedrohungen, mit denen unser Körper in Kontakt kommt, auf der Darmebene erfolgen, wo ein großer Teil unseres Immunsystems verortet ist, beginnt die Entzündung höchstwahrscheinlich mit einer Funktionsstörung des Darms. In grauer Vorzeit war diese Reaktion eine mehr oder weniger einmalige Anpassungsmaßnahme, doch die Realität unseres modernen Lebensstils hat dazu geführt, dass diese Abwehrmechanismen bei vielen Menschen dauerhaft aktiviert sind und Entzündungsreaktionen auslösen.

Eine der wirksamsten Methoden, Fehlfunktionen des Immunsystems – und der Schilddrüse – zu beseitigen, besteht darin, auf Zucker zu verzichten und damit den Blutzucker besser zu steuern. Ganz richtig: Der Weg aus der Depression könnte durchaus mit der Beseitigung des Achterbahneffekts beginnen, der mit den Zuckerhoch- und -tiefphasen einhergeht und sowohl im Blutkreislauf als auch, in natürlicher Folge, im Gehirn seinen Niederschlag findet.[11] Wenn Sie beschließen, das Chaos zu beseitigen und das Blutzuckergleichgewicht wiederherzustellen, können Sie sich höchstwahrscheinlich Diagnosen wie Panikstörung, generalisierte Angststörung, mit ADHS verbundene Symptome oder eine bipolare Störung ersparen und verhindern, dass Sie sich auf Medikamente verlassen müssen, die Körper und Geist schaden.

Blutzuckerchaos

Sie kennen vielleicht die Unfähigkeit, einen klaren Gedanken zu fassen, wenn die Blutzuckerwerte nach dem Mittagessen schlagartig in die Höhe schießen, oder die Unleidlichkeit und Reizbarkeit, wenn der Blutzuckerspiegel in den Keller geht, entweder aus eigener leidvoller Erfahrung oder bei Ihrem Kind oder einem anderen Menschen, der Ihnen nahesteht. Beide Blutzuckerstörungen können chronisch sein und einen progressiven Verlauf nehmen. Insulinresistenz, der erste Zwischenstopp des Schnellzugs zur Diabetes-Diagnose, ist ein potenziell schwerwiegendes Syndrom – das sich in den USA sowie vielen anderen Ländern des Westens wie eine Epidemie ausbreitet. Während Diabetes und Fettleibigkeit dran gewöhnt sind, im Rampenlicht zu stehen, verbergen sich die anhaltende Insulinresistenz und ihre Partnerin, die reaktive Hypoglykämie, oft unter dem Deckmäntelchen der klassischen psychiatrischen Symptome. Bei vielen Menschen führen die Ernährungsentscheidungen – viele industriell verarbeitete Kohlenhydrate und wenig gesunde Fette – zur Einnahme von Psychopharmaka, bevor die grundlegende Ursache, die Blutzuckerprobleme, überhaupt in Angriff genommen werden können. Und wenn man die verborgenen Auswirkungen von Nahrungsbestandteilen wie Gluten, künstlichen Süßstoffen und Milchproteinen in die Rechnung einbezieht, die das Immunsystem *zusätzlich* zu den Blutzuckerproblemen belasten, ist das ein doppelter Fluch.

Insulin ist eine der wichtigsten Substanzen des Körpers. Es gehört zu den Proteohormonen und trägt dazu bei, die auf Kohlenhydraten basierende Energie aus der Nahrung in die Zellen weiterzuleiten, damit sie dort nutzbar gemacht werden kann. Der Prozess, der den Zellen ermöglicht, das lebenswichtige Zuckermolekül Glukose als primäre Energiequelle des Körpers aufzunehmen und umzuwandeln, ist ungeheuer vielschichtig. Unsere Zellen sind außerstande, die Glukose zu resorbieren, die sich durch die Blutbahnen bewegt. Sie müssen das Molekül mithilfe von Insulin transportieren, das in der Bauchspeicheldrüse produziert wird. Insulin leitet Glukose aus dem Blutkreislauf in die Muskulatur, in die Leber und vor allem in die Fettzellen, damit es als Brennstoff genutzt oder als Energie in Form von Fett gespeichert werden kann.

Normale gesunde Zellen haben kein Problem, auf das Insulin zu reagieren. Doch wenn sie dauerhaft hohen Insulinwerten infolge permanenter Glukose-Spitzen (Peaks) ausgesetzt sind – auch sie werden meistens durch den Konsum von zu vielen

Kohlenhydraten in »moderner Form« verursacht –, passen sich die Zellen an und werden »resistent« gegen das Hormon. Dadurch wird die Bauchspeicheldrüse angeregt, die Insulinproduktion zu steigern, sodass immer mehr Insulin erforderlich ist, um Glukose in die Zellen zu transportieren. Doch diese hohen Werte bewirken, dass der Blutzuckerspiegel sinkt, was zur Panik im Kopf und Unwohlsein im Körper führt. Viele Begriffe, die das Gefühl einer Unterzuckerung beschreiben, sind die gleichen wie bei einer Depression.

Wie Sie sich vorstellen können, wird damit ein Teufelskreis in Gang gesetzt, der schlussendlich in einem Typ-2-Diabetes gipfeln kann. Als Diabetikerin haben Sie definitionsgemäß einen hohen Blutzucker, weil Ihr Körper die lebenswichtige Glukose nicht in die Zellen zu transportieren vermag, wo sie unangetastet für die Energiegewinnung gespeichert wird. Und verbleibt die Glukose im Blut, richtet sie großen Schaden an. Kein Wunder, dass die Primärerkrankungs- und Sterblichkeitsrate, die mit einem hohen Blutzuckerspiegel in Zusammenhang steht, auf der Liste der Todesursachen in der westlichen Welt die Nummer eins ist: die Herzkrankheit. Wie im 1. Kapitel erwähnt, erstaunt es auch nicht, dass hohe Blutzuckerwerte zu den größten Risikofaktoren für die Entwicklung einer Depression zählen. Bei Frauen mit Diabetes ist die Wahrscheinlichkeit, an einer Depression zu erkranken, um 30 Prozent höher. 2015 stellte ein Forscherteam der Michigan State und der Dankook University in Südkorea in einer Studie fest, dass Entzündungsprozesse (gemessen an hohen C-reaktiven Proteinwerten) und Stoffwechselstörungen, die sich in hohen Nüchternblutzucker- und den damit verbundenen glykierten

Hämoglobinwerten bemerkbar machen, bei Frauen ein aussagekräftiges Vorzeichen einer Depression darstellen, und zwar in wesentlich höherem Maß als bei Männern.[12]

Die Lektion mag hart sein, wie ich aus eigener Anschauung weiß, denn ich gehöre zu den Zuckersüchtigen, die sich auf dem Weg der Besserung befinden. Aber der menschliche Körper ist nicht dafür geschaffen, Zucker in den Mengen und Arten zu verkraften, die wir heute konsumieren. Dazu kommt, dass sich einige in scheinbar harmlosen Nahrungsmitteln verbergen, die als gesund angepriesen werden, beispielsweise Vollkornprodukte, Zerealien mit komplexen Kohlenhydraten, fettarme Joghurt und Diätgetränke, die künstliche Süßstoffe enthalten. Die Reaktion, die im Körper infolge dieser geballten Aufnahme unterschiedlicher Zuckerarten stattfindet, nennt man reaktive Hypoglykämie; sie kann sich hinter der Maske verschiedener Symptome verstecken, die mit den Symptomen einer Depression und Angststörung übereinstimmen.

In aller Kürze passiert dann Folgendes: Wenn Sie Zucker in erkennbarer Form zu sich nehmen, beispielsweise in einem Schokoriegel oder in weniger offenkundiger Form wie in Brot oder Nudeln aus raffiniertem Mehl, steigt der Blutzucker und löst danach als Ausgleich einen Insulin-Peak aus. Dieser Spitzenwert führt wiederum zu einem drastischen Absenken des Blutzuckers und als Ausgleich zu einer Cortisolreaktion (die dafür verantwortlich ist, den Zucker aus dem Speicher in den Blutkreislauf zu transportieren), sodass sich das Karussell immer weiterdreht, angetrieben vom Heißhunger auf Kohlenhydrate und Zucker – ein echter Teufelskreis. Denken Sie daran: Das Gehirn kann nur ein paar Minuten ohne stetigen Brennstoffnachschub auskommen. Wenn diese Versorgung von Zucker statt von der verlässlicheren Fettquelle abhängig ist, werden Sie das mit fortwährenden Blutzuckerschwankungen büßen! Schwindelgefühl, Kopfschmerzen, Übelkeit, erhöhte Reizbarkeit, innere Anspannung, Stimmungstief, Müdigkeit, Denk- und Konzentrationsstörungen sind die Folge. Klingt das vertraut?

Alle diese Symptome können auch mit der Diagnose Depression und Angststörung verbunden sein. Und dieser Zustand kann Tage, Wochen und sogar Monate anhalten und zu einem allgemeinen Gefühl des Unwohlseins und der inneren Unruhe beitragen, mit dem Sie dann in der Praxis Ihres Hausarztes landen und ein Rezept für ein Antidepressivum erhalten.

Darüber hinaus kann Zucker die Hirnzellen in Regionen wie dem Hippocampus schädigen, der zu den ältesten Strukturen des Gehirns gehört und unter anderem Angebot und Nachfrage bei der Cortisol-Produktion regelt. Zum Glück gibt es eine einfache Problemlösung, auf die wir im 6. Kapitel näher eingehen werden: die schädlichen Zucker- und raffinierten Mehlarten aus der Kost ausschließen und dafür mehr hochwertiges Protein und natürliche Fette konsumieren, vor allem zum Frühstück.

Jessica ist ein Paradebeispiel: Sie war 23 Jahre alt, als sie in meine Praxis kam und über prämenstruelle Beschwerden (PMS), Akne und ein allgemeines Gefühl des Unwohlseins klagte, Symptome, die einer Depression wie aus dem Lehrbuch glichen. Sie wachte häufig mitten in der Nacht auf und plünderte ihre Vorräte, hatte aber morgens, wenn sie müde und erschöpft aufstand, keinen Hunger. Diese kleine Information sagte mir bereits, dass ihr Blutzuckergleichgewicht nur noch eine ferne Erinnerung war. Sie erwähnte außerdem Denk- und Konzentrationsstörungen, Antriebsmangel, geringes Lustempfinden und Herzrasen – Einzelheiten, die den Verdacht auf ein Blutzuckerchaos erhärteten. Ich verordnete ihr unverzüglich eine Diät, die den Blutzucker stabilisieren und dazu beitragen sollte, die mitternächtlichen Heißhungerattacken zu vermeiden. Zur Ernährungsumstellung gehörte auch, Zucker und Getreideprodukte aus ihrer Kost auszuschließen, Ghee und Kokosnussöl zu benutzen und L-Carnitin und Chrom als Zusatzpräparate einzufügen. Innerhalb weniger Wochen hatte sie vier Kilo abgenommen, schlief zum ersten Mal seit vier Jahren nachts durch, hatte ab dem dritten Menstruationszyklus keine Beschwerden mehr und fühlte sich wie befreit. Die anhaltenden Angstzustände, die sie wie eine dunkle Wolke begleitet hatten, waren verschwunden.

DENKEN SIE DARAN: SIE SIND DER BOSS

Wenn ich Vorträge über die Themen halte, die in diesem Kapitel angesprochen werden, bekomme ich oft die Frage zu hören, was für eine Rolle die Genetik spielt. Es stimmt, dass ein Mensch aufgrund von Erbfaktoren, die in seiner DNA eingeprägt sind, empfänglicher für Erkrankungen wie Schilddrüsenunterfunktion oder Diabetes sein kann, doch diese Faktoren legen den Schicksalsweg eines Menschen nicht ein für alle Mal fest. Selbst wenn Sie familiär vorbelastet und somit einem höheren Risiko ausgesetzt sind, Depressionssymptome zu entwickeln, müssen diese nicht zwangsläufig auftreten. Ihre DNA und wie sie zum Ausdruck kommt, ist auf Gedeih und Verderb fortwährenden Umwelteinflüssen ausgeliefert, das heißt Entscheidungen hinsichtlich Ihrer Lebensweise. Dazu gehört beispielsweise, wie Sie sich ernähren, das Ausmaß an Stress, dem Sie ausgesetzt sind, die toxischen Substanzen, mit denen Sie in Berührung kommen, aber auch die Gedanken, die Ihnen durch den Kopf gehen. Zur Veranschaulichung stellen Sie sich einmal eine fettleibige Frau vor, die radikal abnimmt, bis sie ihr Normalgewicht erreicht hat. Ihre DNA ist die gleiche geblieben, aber die Gene treten nun völlig anders in Erscheinung, eine Folge der Veränderungen in ihrer Lebenswelt, die auf geänderten Ernährungsentscheidungen und mehr körperlicher Bewegung beruhen. Und das funktioniert auch umgekehrt: Auch wenn Schilddrüsenunterfunktion, Diabetes, Fettleibigkeit oder eine Depression genetisch nicht vorprogrammiert sind, können Sie infolge gesundheitsschädlicher Gewohnheiten daran erkranken.

Schilddrüsenfehlfunktionen und Blutzuckerstörungen sind nur zwei der psychiatrischen Hochstapler, die oft unerkannt und unbehandelt bleiben, wenn eine Depression diagnostiziert wird; andere stammen aus äußeren Quellen, beispielsweise Schönheitsprodukten, die Sie kaufen, oder die Tabletten gegen Sodbrennen, die Sie ständig einwerfen. Hirnsymptome, die Teil der Diagnose »Depression« werden, lassen sich fast immer auf eine Kombination aus Nahrungsmittelunverträglichkeiten und Kontakt mit chemischen Substanzen aus der Umwelt zurückführen, Medikamente und Impfstoffe eingeschlossen. Im nächsten Kapitel werden wir sehen, welche Auswirkungen diese Belastungen auf den Körper haben und welche Folgen damit für Geist, Gemüt und Gedächtnis verbunden sind.

5. WARUM KÖRPERLOTIONEN, LEITUNGSWASSER UND REZEPTFREIE SCHMERZMITTEL NEUE WARNHINWEISE IN IHRE PRODUKTBESCHREIBUNGEN EINFÜGEN SOLLTEN
Weit verbreitete Schadstoffkontakte und Medikamente, die zu einer Depression führen können

~∞~

Advil, Lipitor, Prilosec, Fluroride, »Duftstoffe«, Impfstoffe und Antibabypille haben eines gemein: Sie können mit einer Depression in Verbindung stehen

Als Monica, 56 Jahre alt und Führungskraft in einer PR-Firma, das erste Mal zu mir kam, waren ihre beiden größten Sorgen ihre Vergesslichkeit – die so schwerwiegend war, dass sie fürchtete, es handle sich um den frühzeitigen Beginn der Alzheimer-Krankheit – und ihre depressiven Verstimmungen. Sie hatte sogar schon an Selbstmord gedacht. Monica war nicht immer so gewesen und wollte ihr altes »echtes« Selbst zurück. Abgesehen von ihren Gedächtnis- und Stimmungsproblemen litt sie auch unter Antriebslosigkeit, diffusen Schmerzen im ganzen Körper, trockener Haut, Verstopfung und Gewichtszunahme. Wie viele Frauen mittleren Alters nahm sie Statine, um den Cholesterinspiegel zu senken, und ein gängiges Antidepressivum. Ihr Hausarzt war der Ansicht, mit einer Ernährungsumstellung nichts ausrichten zu können. Als ich mich mit ihrer Fallgeschichte befasste, stellte ich fest, dass sie eine Hashimoto-Thyreoiditis hatte, genau wie ich. Ich entdeckte auch erste Anzeichen einer beginnenden Diabetes-Erkrankung; ihr Blutzucker war außer Kontrolle geraten.

Monica hatte sich bei der Einnahme des cholesterinsenkenden Mittels nie etwas gedacht, und der Arzt hatte ihr versichert, dass es sich um ein völlig unbedenkliches Medikament handelte, eines der am meisten verordneten und von mehreren Millionen Menschen jeden Tag eingenommen. Er vergaß zu erwähnen, dass es ernsthafte Stimmungs- und Gedächtnisprobleme verursachten konnte, ganz zu schweigen von weiteren Nebenwirkungen.

Aufgrund dieser unheilvollen Informationen setzte Monica das Medikament ab und senkte ihren hohen Cholesterinspiegel, indem sie etwas gegen ihre Schilddrüsenstörung unternahm, eine bekannte Ursache der Cholesterinentgleisung. Abgesehen von den üblichen Empfehlungen, auf industriell verarbeitete Lebensmittel zu verzichten, legte ich ihr nahe, auch glutenhaltige Produkte aus ihrer Kost auszuschließen, da sie ebenfalls Entzündungsprozesse auslösen können. Sie nahm zusätzlich ein natürliches Schilddrüsenhormon ein – kein synthetisches, das Ärzte üblicherweise verordnen –, und siehe da, innerhalb von drei Monaten waren ihre Symptome völlig abgeklungen und ihr Blutzucker wieder im Gleichgewicht. Es kam ihr wie ein Wunder vor, aber die Depression verschwand, als sich der Cholesterinspiegel normalisierte. Ihr gutes Gedächtnis kehrte zurück, und nicht nur das: Sie nahm auch ab. Danach begannen wir, das Antidepressivum auszuschleichen.

Es ist bekannt, dass wir in einer Welt leben, in der Kontakte mit Umweltschadstoffen und synthetischen Chemikalien eine Alltagsrealität darstellen; weniger bekannt sind die Auswirkungen der chemischen Belastung auf den weiblichen Körper, die irgendwann in kognitiven und psychischen Problemen zutage treten können. Und ich rede nicht von den üblichen Verdächtigen wie Kunststoffe oder Kassenzettel auf Thermopapier, die Bisphenol A absondern, von Pestiziden in landwirtschaftlichen Erzeugnissen, Antibiotika in Fleischwaren, Quecksilber in Fischen oder vom Smog, der verschmutzten Luft, die wir jeden Tag einatmen. Ich rede von den bewusstseinsverändernden chemischen Substanzen, die wir unserem Körper mit scheinbar harmlosen Medikamenten zuführen: der Antibabypille, Cholesterinsenkern, Mitteln gegen Sodbrennen wie *Prilosec* (*Omeprazol*) und *Nexium* oder nicht steroidalen Entzündungshemmern wie *Ibuprofen* (*Advil*) und *Naproxen* (*Aleve*).

Einige dieser Übeltäter habe ich bereits erwähnt. Doch die Liste ist nicht vollständig ohne die »nicht psychiatrischen« verschreibungspflichtigen Medikamente, die Symptome einer Depression auslösen können, sowie die Umweltgifte, die sich leicht aus unserem Leben verbannen oder begrenzen lassen. Wir beginnen mit meinen drei größten Ärgernissen – Medikamente, die abzusetzen eine Menge Überzeugungsarbeit meinerseits erfordert. Die Herausforderung ist nicht so groß wie beim Absetzen von Antidepressiva, aber ich muss dennoch bei einigen Patientinnen meine gesamten Überredungskünste aufbieten, um die vermeintlich einleuchtenden Gründe auszuräumen, die für eine weitere Einnahme sprechen. Im Anschluss geht es um weitere problematische Arzneimittel, die man heute in vielen Handtaschen und Hausapothekenschränken findet, und am Schluss noch um Impfstoffe, bei denen eine Warnung angebracht ist.

Übeltäter Nummer 1: Die Antibabypille

Wenn Patientinnen zu mir kommen und über eine Verringerung der Libido, Stimmungstiefs oder Apathie, Gewichtszunahme, Haarausfall und Denk- oder Konzentrationsstörungen klagen, lautet eine meiner ersten Fragen: »Nehmen Sie die Pille?« Wenn erhöhte Reizbarkeit vor der Menstruation, Schlafstörungen, die Neigung, in Tränen auszubrechen, Völlegefühl und Druckempfindlichkeit der Brust als Einleitung für die Bitte erwähnt werden, orale Verhütungsmittel und vielleicht ein Antidepressivum zu verschreiben – das landesweite Allheilmittel von Psychiatern und Gynäkologen, das scheinbar immer passt –, lautet meine Antwort: »Es gibt eine bessere Option.«

Die Antibabypille war für mich einmal der Inbegriff des Rechts auf Selbstbestimmung, das modernen Mädchen und Frauen zustand. Es dauerte Jahre, bis ich völlig umzudenken begann. Mir wurde klar, dass die Pille die Verhütung einer unerwünschten Schwangerschaft in vollem Umfang den Frauen aufbürdet, während eine Reihe von Nebenwirkungen, gleich ob vage, hartnäckig oder tödlich, kleingeredet oder ignoriert wird.

Da mehr als 100 Millionen Frauen weltweit diese Form der Hormonsuppression anwenden, frage ich mich, wie viele von ihnen vorab über die unterschwelligen, von der Pille verursachten Störungen im Organismus aufgeklärt wurden, ganz zu schweigen von den Risiken einer Thromboembolie (plötzlicher Verschluss eines Blutgefäßes), einer Hypertonie (Bluthochdruck), einer zerebrovaskulären Störung (zum Beispiel Schlaganfall), Gallensteinen oder von Krebs.[1]

So berüchtigt unsere Hormone auch sein mögen, weil sie ein Chaos anrichten können, sie bringen uns auch in Schwung – sie aktivieren das sexuelle Lustempfinden, lösen Gefühle aus, sind Antriebs- und vitalisierende Kraft. Die hochkomplexen Beziehungen zwischen den Sexualhormonen, Schilddrüsenhormonen und Nebennierenhormonen gleichen den magischen Kräften einer 3-D-Brille: Wenn Sie ein Glas der Brille zuhalten, ist das Bild längst nicht mehr so aufregend.[2]

Wenn eine Frau meine Praxis aufsucht, weiß ich, dass sie mit Stimmungsschwankungen und Angstzuständen zu kämpfen hat; das Letzte, was sie also tun sollte, wäre, die Trümpfe aus der Hand zu geben, die ihre Genesung fördern, und stattdessen alles auf die Karte der synthetischen Hormone und belastenden Pharmazeutika zu setzen. Die Kontroverse um die potenziellen Auswirkungen von oralen Verhütungsmitteln auf die Stimmung dauert bereits seit den 1960er-Jahren an, aber die Erfahrungen, die damit in mehr als einem halben Jahrhundert der Anwendung gemacht wurden, haben keine Klärung gebracht.

Inzwischen hat man jedoch zur Kenntnis genommen, dass eine Depression der häufigste Grund für das Absetzen der Antibabypille ist. Ich muss nicht durch Studien überzeugt werden, die anhand von Kontrollgruppen belegen, dass Frauen, denen man die Pille verschrieben hat, signifikant häufiger unter Depressionen leiden als diejenigen, die keine oralen Verhütungsmittel nehmen. Ich kann dieses Phänomen mit eigenen Augen beobachten, vor allem bei Frauen, die nach der Entbindung mit der Verhütung beginnen.

Obwohl Studien von unzureichender Qualität die Verbindung zwischen Antibabypille und affektiven Störungen verwischen, lässt sich aus den Ergebnissen herauslesen, dass orale Verhütungsmittel das Risiko einer Depression und artverwandter affektiver Störungen für bestimmte Frauen beträchtlich erhöhen. Und wer sind diese Frauen? Dreizehn prospektive Studien scheinen auf eine persönliche oder familiäre psychiatrische Vorgeschichte hinzuweisen (obwohl das heutzutage die gesamte Bevölkerung einschließen könnte), mit Problemen, die durch negative Erfahrungen in der Kindheit, während der Schwangerschaft, im Wochenbett oder in der Zeit vor der Menstruation verstärkt wurden.[3, 4] Genauer gesagt: Frauen, die vor Einnahme der Pille während der prämenstruellen Periode unter Stimmungssymptomen gelitten haben, sind anfälliger für die negativen Auswirkungen von oralen Verhütungsmitteln mit niedrigerem Gestagenanteil oder triphasischen Präparaten; bei Frauen ohne Vorgeschichte machen sich psychische Nebenwirkungen häufiger bei der Einnahme von Pillen mit höherem Gestagengehalt bemerkbar.

Könnten diese Nebenwirkungen Zufall sein? Könnten sie »Störfaktoren für die Indikation« darstellen oder darauf hinweisen, dass etliche Frauen, die ihren Zyklus unterdrücken wollen, bereits zu Depressionen neigen? Möglich wäre es, aber es gibt noch einige weitere Argumente auf der biologischen Ebene, die gegen die Pille sprechen.

Erstens hat sich herausgestellt, dass synthetische Hormone, wie die in Präparaten mit Östrogen-Gestagen-Kombination enthaltenen, eine Erhöhung des Sexual- und Schilddrüsenhormon-bindenden Globulins (SHBG) bewirken und das verfügbare, frei zirkulierende Testosteron und Schilddrüsenhormon verringern. Das schraubt Ihre sexuellen Gelüste auf die einer Nonne zurück und kann eine Unterversorgung mit Schilddrüsenhormonen, Depressionen, Verstopfung, Übergewicht sowie Denk- und Konzentrationsstörungen zur Folge haben, gepaart mit trockener Haut und Haaren, die Ihnen den Rest geben! Eine randomisierte neunwöchige Studie, bei der drei Pillenpräparate getestet wurden, stellte fest, dass alle drei die beiden SHBG-Werte, die Insulinresistenz und Entzündungsmarker wie das C-reaktive Protein erhöhten.[5] In einer anderen Studie fand man heraus, dass die Erhöhung der SHBG-Werte nach Absetzen der Pille noch eine ganze Weile anhalten und zu sexuellen Funktionsstörungen oder geringem Lustempfinden beitragen kann.[6] Auch chemische Substanzen, die in unserer Gesellschaft allgegenwärtig sind, beispielsweise in PCB, Bisphenol A (BPA) oder Phthalaten, und eine unzureichende Östrogenausscheidung, wie bei einer Dysbiose, einer bakteriellen Fehlbesiedlung des Darms der Fall, können zu unerwünscht hohen Östrogenwerten führen. Das bedeutet, dass das Östrogen-Progesteron-Gleichgewicht des Körpers gestört ist.

Zweitens fördern orale Empfängnisverhütungsmittel oxidativen Stress. Stress wird oft als die Unfähigkeit definiert, Leistungsanforderungen gerecht zu werden, und oxidativer Stress ist eine zerstörerische Kraft im Körper; sie wird durch reaktive Sauerstoffspezies festgeschrieben (»freie Radikale«), deren Anzahl größer ist als diejenige der antioxidativen Enzyme und anderer Einflussfaktoren. Ein Anzeichen für oxidativen Stress ist die Lipidperoxidation, die grundlegend anzeigt, wie verderblich, sprich »ranzig« die Fette im Blut sind; die Werte sind bei der Einnahme von Antibabypillen erhöht und normalisieren sich (wenn auch nicht bis zum Ausgangswert), nachdem die Frauen mit Vitamin E und C, bekannten Antioxidantien, behandelt wurden.[7]

Der dritte große Schlag gegen die oralen Verhütungsmittel ist die Tatsache, dass sie Vitamine, Mineralstoffe und Antioxidantien verringern.[8] Genauer gesagt, sie rufen einen Mangel an Vitamin B_6 hervor, das eine wichtige Rolle bei der Produktion wichtiger stimmungsregulierender Neurotransmitter spielt, beispielsweise Serotonin und Gamma-Amino-Buttersäuren sowie Zink, Selen, Phosphor und Magnesium.[9] Die regelmäßige Einnahme von Antibabypillen wurde nachweislich auch mit einer Erhöhung von Kupfer (kann das Gefühl einer Überstimulation auslösen), Eisen (kann oxidativen Stress herbeiführen), Calcium und Cadmium in Zusammenhang gebracht, verglichen mit den Werten der Kontrollgruppe. Angesichts dessen, dass der Ersatz der Vitamine und die Korrektur des Ungleichgewichts eine alles andere als perfekte Lösung darstellt, wäre es besser, gar nicht erst in solche komplexen Vorgänge einzugreifen!

Wir sollten auch nicht vergessen, dass orale Verhütungsmittel Medikamente sind, die für rundum gesunde Frauen gemacht wurden. Deshalb sollte beim Abwägen der Vor- und Nachteile ein Maßstab angelegt werden, der sich vom Behandlungsstandard unterscheidet. Da viele wichtige Fragen bisher unterblieben sind, beispielsweise was passiert, wenn wir die Hormonbahnen und Rückkopplungsschleifen im Körper verändern, müssen wir uns auf Beobachtungsstudien an Frauen verlassen, die bereits die Pille nehmen. Die Ergebnisse weisen teilweise auf schwerwiegende, mit der Pille verbundene Komplikationen wie Herzinfarkt, Schlaganfall, Krampfanfälle, Lebertumor, nachhaltige Stimmungsschwankungen und Suizidgefährdung hin. Diese Erfahrungen wurden bei jungen Mädchen und Frauen dokumentiert, denen die Pille bei Akne, unregelmäßiger Periode oder auf den Wunsch hin verschrieben wurde, eine Menstruation zum unpassenden Zeitpunkt auszusetzen. Die extremen Reaktionen bereiten den Weg für Stimmungstiefs, Verringerung des sexuellen Lustempfindens, Persönlichkeitsveränderungen und Autoimmunerkrankungen, zurückzuführen auf das synthetische Östrogen und Progesteron (auch Progestin genannt), die sich auf Mikrobiom, Stoffwechsel und Entzündungsbahnen auswirken.

Und wer behandelt schlussendlich diese schleichenden Nebenwirkungen?

Sie haben es erraten: der Psychiater Ihres Vertrauens, der das Rezept bereits in der Hand hält.

Deshalb finden die aktuellen Daten, die der Pille eine Rolle bei gehirnbasierten Veränderungsprozessen zuweisen, am Ende vielleicht doch noch Einlass in die Forschung und bestätigen, worüber Millionen Frauen in aller Welt klagen: dass die Pille ihnen den letzten Nerv raubt, sie depressiv macht und Angstzustände auslöst. Man kann nicht oft genug betonen, dass alles im Leben seinen Preis hat. Das gilt auch für die medikamentöse Behandlung, und eine Risiko-Nutzen-Analyse lässt sich schwer erstellen, wenn wir keine Ahnung haben, welche Umwelt- und genetischen Risiken jemand in die Gleichung einbringt. Doch wenn wir wissen, dass die Pille in eine Depression oder schlimmer noch im Einzelfall sogar zum Tod führen kann, warum dieses Risiko überhaupt eingehen? Wenn es eine Behandlungsalternative gibt, die minimale bis gar keine nennenswerten Risiken mit sich bringt, dafür aber bis zu einem gewissen Grad nachweisbare Vorteile, ist das in meinen Augen der gesundheitszuträglichere, sanftere Weg zu Gesundheit und Wohlbefinden. Die heutige Frauenbewegung sollte eine gesunde, positive Einstellung zum Menstruationszyklus anstreben, einen Befreiungsschlag gegen den Klammergriff verschreibungspflichtiger Medikamente.

Übeltäter Nummer 2: Statine[10]

Vorsicht ist besser als Nachsicht, oder? Diese Logik kennzeichnet den eisernen Griff, mit dem die Pharmaindustrie unsere Psyche in Schach hält. Vielleicht nehmen Sie oder jemand in Ihrem Bekanntenkreis cholesterinsenkende Medikamente wie *Crestor*, *Lipitor* oder *Zocor*. Möglicherweise gehören Ihre Mutter, Ihr Vater, Ihr Bruder oder Ihr Lebensgefährte dazu, in der Annahme, damit einem tödlichen Herzinfarkt vorzubeugen. Richtlinien jüngeren Datums haben die Gruppe der potenziellen Abnehmer von Cholesterinsenkern erweitert, sodass die Anzahl derer, die mit einem noch annehmbaren Maß an Ablagerungen in ihren Arterien herumlaufen, verkleinert wird. Die neuen Richtlinien, 2013 herausgegeben, haben die Anzahl der möglichen Kandidaten für eine Behandlung mit Statinen um 13 Millionen erhöht.[11] Viele der neuen Patienten gehören der älteren Generation an, sind zwischen 60 und 75 Jahre alt. Schätzungen zufolge erhalten fast 80 Prozent aus dieser Altersgruppe die Empfehlung, Cholesterinsenker zu nehmen, systematisch und auf der Grundlage eines risikobasierten Rechenexempels. Diese Problemlösungsoption schließt aber nicht nur das Risiko von Herz-Kreislauf-Erkrankungen ein. Die Einnahme von Cholesterinsenkern wird heute auch Patienten nahegelegt, bei denen weder der Cholesterinspiegel erhöht noch das Risiko einer Herzerkrankung gegeben ist.

Aber wie ist es den Arzneimittelherstellern gelungen, die Ärzte zu überzeugen, dass ihre Patienten diese Medikamente brauchen, und zwar umgehend? Sie schlagen buchstäblich Kapital aus der Tatsache, dass sie ihre Statistikkenntnisse seit geraumer Zeit nicht mehr aufpoliert haben.

Wie sich herausstellt, greift die medizinische Literatur zu einem Taschenspielertrick, indem sie die Trumpfkarte »relative Risikominderung« ausspielt, die einer Wirkung scheinbar Gewicht verleiht, wenn die »absolute Risikominderung« unbedeutend ist. Das wird sehr beredt von Dr. David M. Diamond, Professor der Psychologie, Molekularpharmakologie und Physiologie an der University of South Florida, und seinem Kollegen Dr. Uffe Ravnskov beschrieben, einem unabhängigen Gesundheitsforscher und Experten für cholesterinbezogene Gesundheitsprobleme und Herz-Kreislauf-Erkrankungen. In ihrem Bericht, der 2015 in *Expert Review of Clinical Pharmacology* erschien, wiesen sie darauf hin, dass die Vorteile der

Cholesterinsenker übertrieben werden und die Befürworter
»statistische Augenwischerei« betreiben, um die angeblich positiven Wirkungen aufzublähen und die Nebenwirkungen
gleichzeitig herunterzuspielen.[12] Diamond und Ravnskov erklärten, dass Statine nur bei ungefähr 1 Prozent der Bevölkerung den gewünschten Erfolg haben, was bedeutet, dass nur
einer von hundert von einem Herzinfarkt verschont bleibt.
Dieses 1 Prozent taucht aber nirgendwo auf. Stattdessen verwandeln die Statinforscher dieses 1 Prozent mithilfe der »relativen Risikoanalyse« in eine Statistik, die den Eindruck erzeugt, die Cholesterinsenker wären für 30 bis 50 Prozent der
Bevölkerung ein Segen. In diesem Fall ginge also eine Veränderung des Herzinfarkt-Risikos von 2 Prozent auf 1 Prozent als
Verringerung von 50 Prozent in die Rechnung ein und nicht
als Verbesserung von 1 Prozent, *die sie tatsächlich ist.*

Vielleicht würde das immer noch unter dem Motto »Besser
Vorsicht als Nachsicht« laufen, wenn diese Medikamente nicht
zu den giftigsten chemischen Substanzen gehörten, die frei-
willig eingenommen werden, trotz mindestens dreihundert
schädlicher Nebenwirkungen, die bis heute festgestellt wurden, beispielsweise Muskel- und Nervenschäden, Krebs, Leberschäden, Hormonchaos und Geburtsdefekte bei Babys, die
ihnen im Mutterleib ausgesetzt waren. Ironischerweise werden die cholesterinsenkenden Statine, die zu den am meisten
verordneten Medikamenten gehören, heute als Entzündungshemmer angepriesen. Doch neuere Forschungen zeigen, dass
sie auch *die Hirnfunktion beeinträchtigen und das Risiko erhöhen, an Diabetes, Herzleiden und Depressionen zu erkranken.* Das hat einen einfachen Grund: Der Körper, und vor al-

lem das Gehirn, brauchen Cholesterin für eine gedeihliche Entwicklung. Ganze Berge von Daten belegen immer wieder, dass eine Verbindung zwischen niedrigem Cholesterinspiegel und Depression, Gedächtnisverlust und der Neigung zu Autoaggression und gewalttätigem Verhalten gegenüber anderen Menschen besteht.[13]

Seit den 1950er-Jahren wurde uns eingeredet, dass fettes Essen dick macht und es besser für uns wäre, auf traditionelle Fettquellen wie Butter, Fleisch und Eier zu verzichten; stattdessen sollten wir lieber den industriell hergestellten Fettersatzstoffen den Vorzug geben, die man uns wärmstens ans Herz legte.[14] Warum haben wir einer seit Jahrtausenden bestehenden instinktgesteuerten Ernährungsweise abgeschworen und uns auf eine Kost eingelassen, die traditionelle Grundnahrungsmittel weitgehend ausklammert, aber reich an raffinierten Kohlenhydraten und Zucker ist?

Auslöser dieser Entwicklung war eine Studie, die fehlgedeutet und manipuliert wurde.[15] 1958 machte sich der Ernährungswissenschaftler Ancel Keys daran, eine Verbindung zwischen dem Verzehr gesättigter Fette und Herzerkrankungen »nachzuweisen«; dabei setzte er gesättigte Fette automatisch mit tierischen Fetten gleich, die meistens einen hohen Gehalt an mehrfach und einfach ungesättigten Fetten aufweisen. Er sammelte Daten in zweiundzwanzig Ländern und stellte anhand einer Tabelle dar, wie häufig dieses mehrdimensionale, chronische Problem auftrat. Vermutlich war er enttäuscht über die weit verstreuten Punkte auf seiner Studienlandkarte, also verwischte er ein paar von ihnen so lange, bis sich eine lineare Beziehung zwischen sechs der beobachteten Fälle herstellen ließ.

Diese Studie war offenbar das grüne Licht, das man in den Chefetagen der Lebensmittelkonzerne brauchte, um sich an die Arbeit zu begeben und die Produktion und Vermarktung hydrogenierter butterähnlicher Substanzen und industriell gefertigter Pflanzenöle in die Wege zu leiten. Infolge dieser erdrutschartigen Ernährungsumstellung von natürlichen auf industriell verarbeitete Lebensmittel befinden sich chronische entzündliche Erkrankungen wie Diabetes und Herzkrankheiten, denen man eigentlich einen Riegel vorschieben wollte, heute auf dem Vormarsch. Doch was bereitet uns, abgesehen von einer restlos überforderten Bauchspeicheldrüse und einem notorisch gereizten Gefäßsystem, sonst noch Sorgen in unserer fettarmen Welt?

Frauen, die mit Hormonschwankungen und Stimmungssymptomen zu kämpfen haben, sollten an dieser Stelle aufhorchen, denn wie sich herausgestellt hat, ist Cholesterin ein unerlässlicher Vitalstoff für ein gesundes Gehirn, eine Tatsache, die beim Feldzug gegen das Fett untergegangen zu sein scheint. Ist Ihnen schon einmal aufgefallen, dass es bei den Cholesterin-Laborwerten eine Obergrenze, aber keine Untergrenze gibt? Das könnte der mangelnden Aufmerksamkeit gegenüber den Risiken geschuldet sein, die mit einer Hypocholesterinämie verbunden sind, einer Störung des Cholesterinstoffwechsels mit einem gefährlich niedrigen Cholesterinspiegel im Blut. Das Cholesterin hat viele lebenswichtige Aufgaben, von denen wir uns auf drei beschränken werden: Es trägt zum Aufbau und Erhalt der Zellmembran, zur Hormonsynthese und zur Produktion von Vitamin D bei.

Wenn ich die Laborergebnisse meiner Patientinnen erhalte, stelle ich oft fest, dass sie einen Nüchtern-Cholesterinwert unter 160 haben. Ihr Internist mag beeindruckt und zufrieden mit ihrer fettarmen Ernährung sein, aber ich nicht. Statt beruhigt zu sein, dass die Gefäße nicht durch Plaques und Ablagerungen verstopft sind, sehe ich schlaffe, schwache Zellmembranen vor mir, die hilflos durch eine hormonarme Einöde driften.

Die Zellmembran ist ein acht Nanometer starkes Häutchen, das die lebende Zelle wie eine Perlenkette umgibt und einem magischen Tor gleicht; dort werden Informationen, Nährstoffe und zelluläre Botenstoffe abgefangen und durch Protein-Tore weitergeleitet, unterstützt von Phospholipiden und ihren mehrfach ungesättigten Fettsäuren. Cholesterin und gesättigte Fette sorgen, gemeinsam mit anderen Bestandteilen der Zellmembran, für die unerlässliche Stabilität der Struktur. Ohne sie kann die Membran ihrer Aufgabe nicht mehr nachkommen, sondern wird zur Schwingtür, die alles passieren lässt. Cholesterin unterstützt darüber hinaus die Produktion von Gallensäure, die für Aufspaltung und Aufnahme von essenziellen Fettsäuren unverzichtbar ist. Und es dient als wichtiger Treibstoff für die Neuronen, unsere Nervenzellen. 25 Prozent der gesamten Cholesterinmenge im menschlichen Körper sind im Gehirn verortet; das meiste, bis zu 70 Prozent, findet man in der Myelinscheide, einer Schutzschicht, die unsere Nervenzellen umhüllt und nach außen abschirmt. Einfacher ausgedrückt: Das Gehirn ist das cholesterinreichste Organ unseres Körpers.[16]

Der Körper braucht Cholesterin außerdem, um Pregnenolon zu produzieren, ein Vorstufen-Molekül von Sexualhormonen wie Testosteron und Östrogen; ohne Cholesterin würden unser reproduktives und endokrines System also aus dem Ruder laufen. Denken Sie an die Libido, den Menstruationszyklus, reine Haut, einen ausgewogenen Stoffwechsel und an die kognitiven Fähigkeiten, die dabei auf der Strecke bleiben können. Dazu kommt, dass Vitamin D, ein steroidähnliches Wunderhormon, aus den Cholesterin-Vorstufen gebildet wird, und ein Mangel scheint mit so vielen gesundheitlichen Problemen verbunden zu sein, dass es den Rahmen des Buches sprengen würde, sie alle aufzuzählen (richtig, die Depression gehört auch dazu). Der Körper produziert Vitamin D aus dem Cholesterin in der Haut, wenn diese den UV-Strahlen der Sonne ausgesetzt wird. Wenn man sich die chemische Formel von Vitamin D anschaut, lässt sie sich kaum von der Cholesterin-Formel unterscheiden, sie sehen völlig identisch aus.

Es überrascht daher wohl nicht, dass ein niedriger Cholesterinspiegel mit Depressionen und anderen neurologischen Störungen oder sogar mit Suizid in Verbindung gebracht wird.[17] Bei Patienten, die wegen einer Depression, bipolaren Störung oder Angststörung in einer Klinik behandelt wurden, hat man wesentlich häufiger niedrige Cholesterinwerte im Blutplasma nachgewiesen als in der Kontrollgruppe.[18] Auch eine Forschergruppe der Duke University stellte ohne jeden Zweifel einen Zusammenhang zwischen depressiven oder ängstlichen Persönlichkeitsmerkmalen und einem niedrigen Cholesterinspiegel fest.[19] Eine andere Studie, die sich mit der Analyse des Melbourne Women's Midlife Health Project befasste, deutete darauf hin, dass in den Tests bessere Gedächtnisleistungen von Frauen mit erhöhtem Cholesterinspiegel erzielt wurden, die man über einen längeren Zeitraum beobachtet hatte.[20]

Doch der mächtige medizinisch-industrielle Komplex möchte uns einreden, dass cholesterinsenkende Medikamente – Statine – mit vorbeugenden Mitteln gleichzusetzen sind. Es wäre besser gewesen abzuwarten. Zuerst sollten wir die vermeintlichen Mechanismen einer Herzerkrankung besser verstehen, hinterfragen und überlegen, warum die Theorie vom linearen Modell »hoher Cholesterinspiegel = hohe Sterblichkeit« in der Praxis so viele Ausnahmen hat. Im Gegensatz zu den Studien, die den Pharmariesen nach dem Mund reden, gibt es zahlreiche evidenzbasierte Beweise für die gesundheitsschädlichen Nebenwirkungen von Cholesterinsenkern. In acht retrospektiven Studien, in denen man von der Gegenwart ausgehend die Vorgeschichte untersucht, wurden unannehmbare Nebenwirkungen bei 20 Prozent der Patienten festgestellt, die mit Statinen behandelt wurden.[21] Die Forschung hat sich auch damit befasst, welche Wirkung sie speziell auf Frauen haben. Es fehlt nicht nur jeglicher Nachweis, dass sie nutzen, sondern es ist auch bekannt, dass sie zu einer Beeinträchtigung der kognitiven Funktionen, grauem Star, sexuellen Funktionsstörungen, Depressionen, Muskelschmerzen und Diabetes führen können. Die letztgenannte Folgewirkung, Diabetes, sorgte 2012 für Schlagzeilen und löste einen Sturm in der Welt der Medizin aus. Im Abschlussbericht einer Studie der Mayo Klinik, der in *Archives of Internal Medicine* erschien, hieß es, das Risiko einer Erstmanifestation der Diabetes-Erkrankung sei bei Frauen nach der Menopause um 48 Prozent höher.[22] Mit anderen Worten: Der Einsatz von Statin-Medikamenten bei Frauen nach den Wechseljahren wird mit einem erhöhten Risiko in Verbindung gebracht, an Diabetes mellitus zu erkranken. Zu diesem Ergebnis kam man in einer Studie, die keineswegs klein war, sondern mehr als 160 000 Frauen umfasste.

Wenn Ihnen ein Arzt also das nächste Mal einen Cholesterinsenker empfiehlt, sagen Sie ihm, dass Sie das Risiko von 1 Prozent in Kauf nehmen und sich damit Krebs, kognitive Funktionsstörungen, Muskelerkrankungen (Myopathie) und Diabetes ersparen. Und dann gönnen Sie sich ein Omelett aus drei Eiern, *mit* Eigelb! Cholesterinsenker lassen sich genauso leicht absetzen wie die Antibabypille. Durch weniger Entzündungsauslöser wie Zucker und zuckerähnliche Nahrungsmittel, mehr Vollwertprodukte mit hoher Nährstoffdichte und den Vorsatz, einen großen Bogen um die vom Handel angepriesenen ernährungstechnischen Wunderwaffen zu machen, können wir körpereigene Prozesse und die unzähligen Kreuz- und Querverbindungen unterstützen, die lineare Modelle ausklammern.

Übeltäter Nr. 3: Medikamente gegen Sodbrennen (Protonenpumpenhemmer)[23]

Dazu gehören beispielsweise *Prilosec*, *Nexium*, *Prevacid* und *Protonix*. Wenn Sie Tabletten nehmen müssen, um Magenverstimmungen oder Sodbrennen zu vermeiden (im Fachjargon als GERD = gastroösophageale Refluxkrankheit bezeichnet), sollten Sie sich fragen, ob Sie mit einer Ernährungsumstellung nicht die gleiche Besserung erzielen können. Überlegen Sie, warum sich diese Symptome bemerkbar machen und was genau mit Ihrer Verdauung nicht stimmt. Magensäure ist ein Teil

Ihrer Biologie; sie hat die wichtige Aufgabe, Verdauungsenzyme freizusetzen, gemeinsam mit einer Eskorte, dem sogenannten intrinsischen Faktor, der für die Aufnahme von Vitamin B_{12} und die Regulierung der lokalen Mikrobenpopulation zuständig ist. Das Problem mit den Medikamenten gegen Sodbrennen ist, dass sie einen Mangel an Vitamin B_{12} verursachen und damit den Weg in die Depression vorzeichnen können.

Vitamin B_{12} gehört zu den Vitaminen, die eine Schlüsselrolle bei der Depression und der mentalen Gesundheit spielen. Vielleicht erinnern Sie sich an die Geschichte der 57-jährigen Frau, die ich an früherer Stelle erwähnt habe; sie wurde monatelang sowohl mit Antipsychotika als auch mit Antidepressiva behandelt und musste zwei Mal eine Elektrokrampftherapie über sich ergehen lassen, bevor sich jemand die Mühe machte, einen Blick auf ihren Vitamin-B_{12}-Spiegel zu werfen. Ihre Symptome bestanden seit Jahren, beispielsweise die Neigung, bei jeder Kleinigkeit in Tränen auszubrechen, Angstzustände, Bewegungsanomalien, Verstopfung, Antriebslosigkeit, Wahrnehmungsstörungen – sie hörte Stimmen, die ihren Namen riefen –, und schließlich trat eine Katatonie ein, eine schwere psychomotorische Störung, die sich in Anspannung von Kopf bis Fuß äußert. Trotz der stationären Behandlung blieb sie suizidgefährdet, depressiv und antriebslos. Wie es in einem umfassenden Bericht hieß: »Innerhalb von zwei Monaten nach Feststellung des Mangels und der anschließenden Vitamin-B_{12}-Behandlung wurde eine Rückkehr zu den Ausgangswerten vierzehn Jahre vor Beginn der Therapien erreicht, die auch ohne zusätzliche Behandlung stabil blieben.«[24]

Warum ist Vitamin B_{12} so wichtig? Es unterstützt die Myelinscheide, eine Biomembran, die unsere Nervenzellen umhüllt und für eine Weiterleitung der Nervenimpulse sorgt. Man nimmt an, dass bei einem Mangel Symptome wie Gangstörungen, Gefühlsverlust sowie Anzeichen von Demenz und multipler Sklerose angestoßen werden können. Aus klinischer Sicht ist Vitamin B_{12} vor allem wegen seiner Beteiligung an der Produktion der roten Blutkörperchen bekannt. Ein Mangel kann zu einer perniziösen Anämie führen, einer Form der Blutarmut. Und welche Rolle spielt Vitamin B_{12} bei Symptomen wie Depression, Angststörung, chronischer Erschöpfung und schweren psychiatrischen Störungen, beispielsweise einer Psychose?

Die Rolle von Vitamin B_{12} bei einem neuropsychiatrischen Syndrom lässt sich am besten mithilfe von zwei grundlegenden biologischen Mechanismen erklären:

METHYLIERUNG

Unter Methylierung versteht man die Übertragung und Anwendung von einem Kohlenstoff-Atom und drei Wasserstoff-Atomen, die man als Methylgruppe bezeichnet, im Rahmen zahlreicher wichtiger Körperfunktionen, beispielsweise Denkprozesse, Reparatur der DNA, Ein- und Ausschalten von Genen, Aufbau und Stoffwechsel von Neurotransmittern, Erzeugung von Energie und Zellmembranen, Bekämpfung von Infektionen und Abbau von Umweltgiften, um nur einige zu nennen. Die DNA-Methylierung dient vor allem dazu, Gene zu markieren, die zum Ausdruck kommen und nicht unterdrückt werden sollen. Methylierungsstörungen, die bei einem niedrigen Vitamin-B_{12}-Spiegel entstehen können, werden mit einer breit gefächerten Palette von Erkrankungen in Zusammenhang gebracht, von der Depression bis zu Krebs.

HOMOCYSTEIN-RECYCLING

Vitamin B_{12} ist einer der wichtigsten Mitwirkenden beim Recycling einer möglicherweise toxischen körpereigenen Substanz namens Homocystein, die umgewandelt und unschädlich gemacht wird. Mit anderen Worten, Vitamin B_{12} ist unerlässlich, um den Unruhestifter in Schach zu halten. Ein hoher Homocysteinspiegel kommt auffallend häufig bei Patienten vor, die zu Depressionen neigen oder bereits daran leiden. Er erhöht außerdem das Herzinfarkt- und Schlaganfallrisiko.

Bleiben Vitamin-B_{12}-Mangel und das Ungleichgewicht im Verdauungssystem unbemerkt, entstehen wahrscheinlich Symptome, die Ihnen ein Rezept für ein Antidepressivum eintragen, und die Medikamente beginnen sich zu stapeln.

Zahlreiche Studien haben gezeigt, dass Protonenpumpenhemmer einen Mangel an Vitamin B_{12} auslösen können. In einer im *JAMA* veröffentlichten retrospektiven Untersuchung einer Stichprobe aus 25 956 Patienten, die Säureblocker einnahmen (Fallkontrollstudie), wurde festgestellt, dass 12 Prozent nach Ablauf von zwei Jahren unter einem Vitamin-B_{12}-Mangel litten, und je höher die tägliche Medikamentendosis, desto stärker trat dieser zutage.[25] Die große Anzahl der falsch-negativen Ergebnisse bei den herkömmlichen Blutuntersuchungen auf Vitamin-B_{12}-Werte (Ergebnisse, die aussagen, alles sei in bester Ordnung, obwohl das nicht der Fall ist) hat mich überzeugt, dass eine wesentlich höhere Anzahl der Pillen-Patienten unter den Auswirkungen eines unentdeckten Vitamin-B_{12}-Mangels litten.

Ich möchte noch einmal wiederholen, was ich im 3. Kapitel gesagt habe: Reflux-Medikamente schädigen die Darmflora. In einer 2014 durchgeführten Kohortenstudie wurde die Artenvielfalt der Mikroben in Stuhlproben von Probanden beobachtet, die zwei Mal täglich einen Säureblocker eingenommen hatten, und festgestellt, dass sich diese nach einer Behandlungsdauer von nur einer Woche dramatisch zum Schlechteren verändert hatte. Das bedeutet: Wenn Sie mit Medikamenten in die Säurebarriere Ihres Magens eingreifen, können Sie die Funktionsfähigkeit Ihres gesamten Verdauungssystems nachhaltig zerstören; die Nährstoffaufnahme ist beeinträchtigt, und Sie bekommen die negativen Auswirkungen der unverdauten Nahrungsfragmente zu spüren, die in den Dünndarm gelangen, wo sie Unheil anrichten.

Nun wenden wir uns den anderen Übeltätern zu, die Sie leicht vermeiden können, indem Sie einfach »Nein danke« sagen.

»Tylenol gefällig?« – »Nein danke!«[26]

»Nehmen Sie doch *Tylenol*!«

Diese Empfehlung könnte man als das amerikanische Mantra bezeichnen. Sie zeugt von der Sichtweise, die man uns eingetrichtert hat – dass es in unserem Körper vor Störfaktoren nur so wimmelt, die sich aber durch Medikamente in ihre Schranken weisen lassen. Hauptbestandteil von *Tylenol* ist Acetaminophen, eine Substanz, die in den USA seit mehr als siebzig Jahren verwendet wird. *Tylenol* ist ein frei verkäufliches Arzneimittel, das bei Beschwerden und Schmerzen aller Art sowie Fieber eingesetzt wird und auch während der Schwangerschaft als unbedenklich gilt. (Anm. d. Ü.: In Deutschland ist sein generischer Zwilling Paracetamol.)

Eine Studie aus dem Jahr 2015 hat jedoch gezeigt, dass wir umdenken sollten. Sie spricht neu entdeckte, heimtückische Probleme in Zusammenhang mit Acetaminophen an, die man unter dem Begriff *Zombifizierung* zusammenfassen könnte.[27] Laut dieser Studie sollten *Tylenol* und seine generischen Zwillinge den Beipackzettel um eine weitere Nebenwirkung ergänzen: Es dämpft die Gefühle. In einer Studie der Ohio State University reagierten die Teilnehmer nach der Einnahme von Acetaminophen-Präparaten völlig emotionslos auf erfreuliche und verstörende Fotos, verglichen mit der Kontrollgruppe, die Placebos erhielt. Frühere Forschungsergebnisse hatten bereits gezeigt, dass Acetaminophen das Schmerzempfinden auf der physischen und psychischen Ebene reduziert. Die neuere Studie führte das Experiment noch einen Schritt weiter und stellte fest, dass die Probanden auch positive Emotionen weniger intensiv empfanden.

Die Vorstellung, dass die körperliche Wirkung des Medikaments Einfluss auf unsere Gefühle und die Verarbeitung von Informationen hat – positive und negative gleichermaßen –, ist erschreckend, gleich ob es sich dabei um einen Erwachsenen, einen Säugling oder ein ungeborenes Kind handelt, das ihr ausgesetzt ist. Diese Wirkung richtet sich gegen die Überlebensmechanismen, die wir im Verlauf von mehreren Millionen Jahren entwickelt haben. Und sie tritt bereits nach einer einzigen Dosis und innerhalb einer Stunde ein! Da es wirksame natürliche Schmerzmittel und Möglichkeiten gibt, die grundlegende Ursache chronischer Schmerzen in den Griff zu bekommen, haben Sie einen Grund mehr, nein danke, zu einem solchen Kuhhandel zu sagen.

Ungefähr 23 Prozent der erwachsenen Amerikaner (etwa 52 Millionen Menschen) nehmen jede Woche Medikamente, die Acetaminophen enthalten. (Anm. d. Ü.: In Deutschland waren es 2015 etwa 5 Millionen Menschen, die mindestens einmal wöchentlich Schmerzmittel konsumierten.[28]) Der Wirkstoff ist weit verbreitet, man findet ihn in mehr als sechshundert Arzneimitteln in den USA. Deshalb werden bei ärztlichen Notfallbehandlungen N-Acetylcysteine eingesetzt, eine Aminosäure-Vorstufe, die zur Förderung der Gluthathion-Produktion beitragen kann, eines wichtigen Schlüsselstoffs im Immunsystem. Um dem Ganzen die Krone aufzusetzen, möchte ich hinzufügen, dass Acetaminophen mit neurologischen Entwicklungsstörungen bei Neugeborenen in Verbindung gebracht wird, die dem Wirkstoff während der Schwangerschaft ausgesetzt waren. In einer groß angelegten norwegischen Studie wurden werdende Mütter, die Acetaminophen nahmen, von der siebzehnten bis dreißigsten Schwangerschaftswoche und noch sechs Monate nach der Entbindung beobachtet. Bei den Kindern, die bis zu 28 Tagen Acetaminophen ausgesetzt waren, entdeckte man im Alter von drei Jahren geballte, dosisabhängige Auswirkungen. Dazu gehörten motorische Störungen und Kommunikations- und Verhaltensstörungen.[29] Daten, die 2015 erhoben und in *JAMA Pediatrics* veröffentlicht wurden, lösten in Fachkreisen einen Alarm aus, der jedoch der Aufmerksamkeit der Medien entging und keinen Einfluss auf die Empfehlungen in den landesweiten Geburtshelferpraxen hatte. Diese prospektive, sprich »vorausschauende« dänische Studie stellte fest, dass die Kinder von Frauen, die während der Schwangerschaft Acetaminophen genommen hatten, mit höherer Wahrscheinlichkeit im Alter von sieben Jahren Medikamente gegen ADHS brauchen würden.[30] Und ein weiterer Bericht, der 2015 auftauchte und von dem die Massenmedien keinen Wind bekamen, stammte von britischen Forschern, die systematisch 1888 Studien überprüften, um die negativen Auswirkungen in Zusammenhang mit *Tylenol* zu dokumentieren.[31] Zu diesen negativen Auswirkungen gehörten Vergiftungen von Herz, Magen-Darm-Trakt und Nieren sowie Todesfälle. Und es gibt einen Grund dafür, dass Leberschäden unter den Nebenwirkungen aufgelistet sind, denn es ist seit Langem bekannt, dass Acetaminophen die Leber angreift, das wichtigste Entgiftungsorgan des Körpers.

Vielleicht hatten Sie nie etwas mit Tylenol bzw. Paracetamol am Hut. Aber ich möchte wetten, dass Sie zur Linderung von Schmerzen und Beschwerden schon irgendwann einmal einen der bekannten Konkurrenten von Acetaminophen eingenommen haben. Falls Sie eine Großpackung *Motrin*, *Advil* oder *Aleve* in Ihrem Badezimmerschrank verwahren, sollten Sie aufmerksam weiterlesen.

Advil und andere NSAID
(nicht steroidale Entzündungshemmer)

Ähnlich wie bei *Tylenol* denken die meisten Leute, dass frei verkäufliche Schmerzmittel aus der NSAID-Kategorie (wie *Ibuprofen* und *Naproxen*) harmlos und eigentlich ein wahrer Segen sind. Aber Sie befinden sich auf dem Holzweg, wenn Sie glauben, dass sie keinerlei Giftstoffe für Körper und Gehirn enthalten. NSAID gehören zu den weltweit am meisten verwendeten Medikamenten, die täglich von mehr als 30 Millionen Menschen eingenommen werden.[32] Auch ohne Rezept erhältlich, werden sie weitgehend bei Entzündungen und Fieber eingesetzt – häufig Merkmale rheumatischer Erkrankungen, für die sie ursprünglich verschrieben wurden.

Diese Arzneistoffe verringern die Anzahl der Prostaglandine im Körper. Prostaglandine gehören zu einer Gruppe von Molekülen, die von den Körperzellen gebildet werden und wichtige Aufgaben wahrnehmen: Sie fördern Entzündungsprozesse, die für die Heilung unerlässlich sind, unterstützen die Blutgerinnungsfähigkeit und schützen die Magenschleimhaut vor den schädlichen Auswirkungen der Magensäure. Diese beiden letzten Funktionen sind von elementarer Bedeutung. Wenn die Produktion und Freisetzung von Prostaglandinen, die den Magen schützen und die Blutgerinnung unterstützen, eingeschränkt wird, können NSAID auch in der Darmschleimhaut verheerende Schäden anrichten.

Die Giftigkeit von NSAID für den oberen Bereich des Magen-Darm-Trakts ist seit Langem bekannt, daher ist die Nebenwirkung Nummer eins auf dem Beipackzettel aufgeführt:

Magenprobleme, einschließlich Magenblutungen, Magenverstimmungen und Magengeschwüre. Im Lauf der letzten zehn Jahre haben Forscher darüber hinaus entdeckt, dass sie für den unteren Magen-Darm-Trakt allerdings genauso schädlich sind. Eines der ersten Experimente, das die negativen Auswirkungen von NSAID auf den Dünndarm offenbart, wurde 2005 von Dr. David Y. Graham, Leiter der gastroenterologischen Abteilung des Michael DeBakey Medical Center und Professor der Medizin am Baylor College of Medicine in Houston, durchgeführt.[33] Er und seine Kollegen benutzten eine winzige Kamera, um einen Blick in den Dünndarm von 21 Männern und Frauen zu werfen, die täglich NSAID nahmen; die Kontrollgruppe bestand aus zwanzig Personen, die nicht damit behandelt wurden. Keiner der Teilnehmer ließ Symptome erkennen, die auf Probleme mit dem Dünndarm hinwiesen.

Das Ergebnis sprach für sich selbst: Bei 71 Prozent der Teilnehmer, die NSAID nahmen, wurden Schäden am Dünndarm festgestellt, verglichen mit 10 Prozent aus der Vergleichsgruppe. Fünf der NSAID-Pillenpatienten hatten großflächige Magenperforationen oder Magengeschwüre; bei der Vergleichsgruppe wurde nichts dergleichen entdeckt.

Unsere Darmschleimhaut ist ungeheuer wichtig, denn sie sorgt dafür, dass der Darminhalt nicht in den Blutkreislauf gelangt. Ist die Durchlässigkeit erhöht, erhält der Darminhalt ungehinderten Zugang zum Immunsystem, wo er Autoimmun- und Entzündungsprozesse in Gang setzt.[34] Weitere Studien belegen, dass ein Ungleichgewicht der Darmbakterien, das von den NSAID ausgelöst wird, die Durchlässigkeit des Darms geradezu vorprogrammiert.[35] Diese Veränderungen finden innerhalb von drei bis sechs Monaten statt. Die Möglichkeiten, diese negativen Wirkungen einzuschränken, sind begrenzt, was nahelegt, dass wir der wahren Ursache der Schmerzen auf den Grund gehen und die Probleme durch einen Wandel unserer Lebensweise lösen sollten, statt sie mit Medikamenten zu übertünchen, denn dadurch rufen wir nur ein Sammelsurium neuer Symptome hervor, die chronisch werden und unsere Gesundheit nur noch mehr beeinträchtigen können.

Noch eine kurze Bemerkung, die sich an Frauen im gebärfähigen Alter richtet: 2015 enthüllte eine Studie, dass NSAID den Eisprung verhindern, und das nach nur neuntägiger Einnahme![36] Forscher konnten eine deutliche Verringerung von Progesteron nachweisen, einem Hormon, das für den Eisprung unerlässlich ist, sowie bei einem Drittel der Patientinnen eine funktionelle Zyste, deren Ursache auf Hormone zurückgeführt wird. Sie wiesen ausdrücklich darauf hin, dass diese Medikamente eine negative Auswirkung auf die Fruchtbarkeit haben könnten und bei Frauen mit Kinderwunsch Vorsicht angeraten sei. Allein diese Tatsache sollte ausreichen, um Sie zu veranlassen, sie schleunigst aus Ihrem Leben zu verbannen.

Ich weiß, was Sie denken: Manchmal hat man aber einfach Schmerzen, und Schmerzen sind nun mal Schmerzen. Was soll man denn sonst dagegen tun? Die Zähne zusammenbeißen? Mein Top-Tipp: Gelbwurzelextrakt, auch Curcumin genannt. Gelbwurzel, ein Mitglied der Ingwerfamilie, das Currypulver seine gelbe Farbe verleiht, ist seit Langem wegen seiner Heilwirkung bekannt. Sein aktiver Bestandteil Curcumin, dessen entzündungshemmende Wirkung in der wissenschaftlichen Literatur belegt ist, wird heute in Zusammenhang mit den unterschiedlichsten Gesundheitsproblemen erforscht, von der Demenz bis zur Depression und bei Schmerzen aller Art. Neuere Studien belegen, dass Gelbwurzelextrakt bei Arthrose und Menstruationsschmerzen den NSAID durchaus Konkurrenz machen kann, und das ohne schädliche Nebenwirkungen.[37] Weitere Informationen über Curcumin als Nahrungszusatz finden Sie im 9. Kapitel. Bei akuten Schmerzanfällen sollten 1 bis 2 Gramm ausreichen.

Fluorid

Inzwischen belegen so viele wissenschaftliche Studien die unmittelbaren toxischen Wirkungen von Fluorid auf den Körper, dass es nur dem mächtigen Einfluss der Industrie geschuldet sein kann, wenn sich die Experten bis heute nicht über Vor- und Nachteile dieser Salze einigen können. In einer umfassenden Studien-Analyse, finanziert von den National Institutes of Health und durchgeführt von Harvard-Forschern, gelangte man zu dem Ergebnis, dass Kinder in Regionen mit hohem Fluoridgehalt im Trinkwasser »signifikant niedrigere« IQ-Werte aufweisen als die Vergleichsgruppe mit fluoridarmem Trinkwasser. Ihre Schlussfolgerungen, 2012 veröffentlicht, waren unanfechtbar: »Die Erkenntnisse aus unseren Metaanalysen von 27 Primäruntersuchungen, die im Verlauf von 22 Jahren veröffentlicht wurden, deuten auf Verbindung zwischen hoher Fluoriddosis und verringerter Intelligenz der Kinder hin … Die Ergebnisse legen die Schlussfolgerung nahe, dass Fluorid ein Neurotoxin sein könnte, das die Gehirnentwicklung des Kindes schädigt, auch bei einer Dosierung weit unter derjenigen, die bei Erwachsenen eine Vergiftung hervorrufen könnte …«[38]

Obwohl diese Entdeckungen nur die Verbindung zwischen diesen giftigen Substanzen und dem Risiko einer kognitiven Störung bei Kindern bestätigen, wissen wir aus anderen Untersuchungen, dass sie auch ungeachtet des Lebensalters negative Auswirkungen auf die Funktion der Schilddrüse haben und die Zellaktivität beeinträchtigen. Und trotz aller Indizien, die dagegen sprechen, wird Fluorid in den USA noch heute zu 70 Prozent dem allgemein zugänglichen Trinkwasser der Bevölkerung beigesetzt. (Anm. d. Ü.: In Deutschland wie auch den meisten anderen europäischen Ländern wird das Trinkwasser nicht fluoridiert.[39])

Die dubiose Geschichte der Fluoridbeigabe liest sich wie ein Science-Fiction-Roman. Fluorid stammt aus einer Ära, in der »man Hausfrauen Valium verordnete, die Füße einem Röntgenverfahren unterzog, um die Schuhgröße festzustellen, Zigaretten als unschädlich und Atomtests als spannende Fernsehunterhaltung galten. Unser Wissen war begrenzter und unser Weltverständnis ein anderes.«[40]

Es erstaunt mich, dass Mediziner und Zahnmediziner so hartnäckig am Schema F festhalten, wenn es gilt, die Verbindung zum steilen Anstieg der kognitiven Störungen bei Erwachsenen und Verhaltensproblemen bei Kindern herzustellen, beispielsweise Depressionen, ADS, ADHS und Lernschwierigkeiten aller Art. Es gibt mehr als 23 Humanstudien und hundert Tierversuche, die Fluorid mit Hirnschäden in Verbindung bringen.[41]

Zusätzlich zu den beschriebenen Wirkungen kann Fluorid auch noch die Aufnahme von Aluminium und Mangan fördern, was alles andere als eine Bereicherung darstellt, zur Verkalkung der Zirbeldrüse führen, die unseren Schlaf-Wach-Rhythmus steuert, und sowohl den Hippocampus – das Gedächtniszentrum unseres Gehirns – als auch die Purkinjezellen schädigen, die zu den größten Nervenzellen im Gehirn gehören.[42] Und Sie wissen bereits aus dem 4. Kapitel, dass es auch einer Schilddrüsenunterfunktion Vorschub leisten kann.[43]

Früher dachte man, die Dosis würde über die Giftigkeit entscheiden. Mittlerweile verstehen wir, dass das Bild viel nuancenreicher ist und besser in Konzepten wie »Cocktaileffekt« zusammengefasst werden kann, was im Grunde bedeutet, dass die Summe einer bestimmten Chemikalienmischung erheblich größer – und wirkungsmächtiger – ist als ihre Einzelteile. Fluorid wird weder auf der Grundlage des Körpergewichts verordnet, noch wurde der Sicherheitsgrad von etwas anderem bestätigt als dem Durchwinken der Behörden. Säuglinge, die heute mit Leitungswasser zubereitete Flaschennahrung erhalten, nehmen unter Umständen eine bis zu hundert Prozent höhere Dosis auf als »annehmbar«. Fluorid gelangt auch in die Plazenta und wird dem wachsenden Fötus als Umweltgiftsuppe verabreicht. Sind unsere Kinder auf Bevölkerungsebene noch nicht genug Experimenten ausgesetzt worden?

Im zweiten Teil des Buches werden Sie sehen, wie wichtig es ist, Ihr Leitungswasser zu filtern, falls Sie es nicht bereits tun, und ich gebe Ihnen außerdem Strategien an die Hand, um Toxine in Ihrem Alltag zu vermeiden.

»Duftstoffe« und andere EAS[44]

Fragen Sie sich manchmal, warum immer mehr Frauen an Brustkrebs erkranken und einige Mädchen noch vor dem achten Lebensjahr in die Pubertät kommen?

Schuld daran sind Umweltchemikalien, sogenannte endokrin aktive Substanzen (EAS), die wie Hormone im Körper wirken und vielschichtige epigenetische Veränderungen nach sich ziehen, was bedeutet, sie nehmen Einfluss auf Zelleigenschaften, die an Tochterzellen vererbt werden. Sie werden nicht umsonst als Hormon-Nachahmer, im Fachjargon als Xenohormone, bezeichnet: Sie sind zwar eigentlich keine Hormone, aber ihre Strukturen gleichen Hormonen wie Östrogen in einem solchen Ausmaß, dass sie sich in allen Regionen des Körpers an Hormonrezeptoren binden und ähnliche Reaktionen wie Hormone auslösen können. Zu den EAS gehören Bisphenol (BPA), Phthalate, Flammschutzmittel, Pestizide und PCB (polychlorierte Biphenyle). Weitere Informationen zu EAS finden Sie unter http://www.efsa.europa.eu/de/topics/topic/eas.

Unsere Liebesbeziehung zu Chemikalien ist vielschichtig und grenzenlos. Wir nehmen sie mit der Nahrung auf, atmen sie ein, reiben unsere Haut damit ein. Und wenn wir krank werden, führen wir dem Körper weitere chemische Substanzen zu. Eine im *Journal of Hazardous Materials* abgedruckte Metaanalyse nahm sich 143 000 von Fachleuten begutachtete Berichte vor, um Aufstieg und Fall toxischer Chemikalien nachzuverfolgen.[45] Sie enthüllte die schockierende Tatsache, dass zwischen dem Auftreten erster Sicherheitsbedenken, dem Höhepunkt der Besorgnis und angemessenen Maßnahmen im

Durchschnitt vierzehn Jahre vergehen. Typische Beispiele sind DDT, Perchlorate, 1,4-Dioxan, Triclosan, Nanomaterialien und Mikroplastik, die ihren Weg in Umwelt und Haushalt gefunden haben.

Die Analyse befasste sich auch mit der zögerlichen Haltung und offenkundigen Missachtung des Vorbeugeprinzips, das besagt: »Im Zweifelsfall ist es besser, eine sichere Alternative zu wählen.« Wir haben nicht immer eine eindeutige Antwort auf die Frage, ob eine Chemikalie oder ein Chemikalien-Mix in unserer Biologie Chaos anrichten könnte. Wie Sie wissen, dauert es mitunter Jahre, bis genügend Indizienbeweise vorliegen, die eine Änderung oder striktere Handhabung von Sicherheitsstandards und Bestimmungen seitens der Regierung rechtfertigen, selbst wenn es gilt, gefährliche Produkte vom Markt zu nehmen. Das spiegelt sich auch in der Zeitverzögerung von siebzehn Jahren wider, mit der die Forschungsdaten in den Arztpraxen ankommen. Wir müssen also selbst für Abhilfe sorgen.

Xenoöstrogene zu vermeiden ist schwierig, denn sie haben einen Anstieg in unserer Umwelt zu verzeichnen. Man findet sie in vielen Schädlingsbekämpfungsmitteln, Industriechemikalien, Kosmetikprodukten, Toilettenartikeln, beispielsweise Körperlotionen mit Duftstoffen, und Plastikerzeugnissen. Sie gelangen auch in unser Trinkwasser. Der Körper kann sie nicht ohne Weiteres spalten und in weniger schädliche Formen umwandeln. Im Gegenteil, sie sammeln sich in unserer Umwelt und im Erdreich an, werden im Fett der Tiere gespeichert und in zunehmender Menge bis zur Spitze der Nahrungskette weitergereicht. Wir sammeln sie ebenfalls im Körper an, vor allem im Fettgewebe. Bedauerlicherweise gelangen viele dieser Chemikalien ganz legal in die Umwelt, sodass sie sich nur schwer kontrollieren und entfernen lassen. Und da sie in so vielen Produkten vorhanden sind – von Plastikspielsachen bis zu Lebensmitteln, Reinigungsmitteln, Kochgeschirr mit Antihaftbeschichtung und medizinischen Erzeugnissen –, lassen sie sich unmöglich vom Markt verbannen.

Einige dieser Östrogen-nachahmenden Chemikalien haben eine kurze Halbwertszeit – die Zeitspanne, in der ein chemischer Stoff die Hälfte seiner Wirksamkeit verliert –, aber sie gelangen fortwährend in die Umwelt, wo sie für eine permanent hohe Konzentration sorgen. Die Frage, wie der Körper die akkumulative Wirkung der zahlreichen Östrogen-Nachahmer verkraftet, die gleichzeitig auf uns einwirken, beschäftigt Ärzte und Forscher schon seit Jahren. Ein Beispiel ist BPA (Bisphenol A). Die meisten Menschen haben Spuren dieser Chemikalie im Körper. 1891 erstmals hergestellt, wurde es während der ersten Hälfte des zwanzigsten Jahrhunderts als synthetisches Östrogen bei Frauen und Tieren angewendet. Es wurde bei zahlreichen Problemen in Zusammenhang mit der Periode, den Wechseljahren, bei Übelkeit während der Schwangerschaft und zur Vorbeugung von Fehlgeburten verordnet. Und es wurde Tieren gespritzt, die als Schlachtvieh gezüchtet wurden, um das Wachstum zu fördern. Dann wurden die krebsfördernden Wirkungen von BPA bekannt, und die medizinische Verwendung wurde verboten.

Eigentlich hätte die BPA-Geschichte an dieser Stelle enden sollen, aber die Chemiker von Bayer und General Electric entdeckten bald, dass sich aus BPA ein harter, durchsichtiger Kunststoff namens Polycarbonat herstellen lässt, wenn man es polymerisiert, das heißt lange Ketten aus Makromolekülen daraus bildet. Es war stark genug, um Stahl zu ersetzen. Ende der 1950er-Jahre begannen die gewerblichen Hersteller diese Substanz bei Kunststoffprodukten zu verwenden, und so fand sie rasch Eingang in die verschiedensten Güter: Autos, elektronische Geräte, Nahrungsbehältnisse, Kunststoffbeschichtungen für Zähne oder Kassenbons.

Obwohl die Schätzungen schwanken, werden weltweit jährlich mehr als 3 Millionen Tonnen BPA produziert, und mehr als eine halbe Million gelangt in die Umwelt. Sie haben vermutlich gelesen, welche Schäden es durch Kunststofferzeugnisse anrichten kann, die wir täglich benutzen. Die Forderung nach Kunststoffprodukten ohne diese chemische Substanz, beispielsweise in Lebensmittelbehältnissen, stammt aus Forschungsprojekten, die zeigen, dass BPA Hormonungleichgewichte bei Männern und Frauen auslösen kann. Diese Ungleichgewichte können zahlreiche Gesundheitsprobleme zur Folge haben, einschließlich Unfruchtbarkeit, Krebs, affektive Störungen und Depression.[46] Doch BPA ist nur eine von Tausenden Chemikalien, denen wir im Alltag ausgesetzt sind. Bei handelsüblichen Produkten und Nahrungsmitteln wird es dank der Verbraucherschutzaktivitäten zunehmend ausgemustert, aber sein Ersatz, Bisphenol S (BPS), ist ebenfalls ins Sperrfeuer der Kritik geraten, und erste Forschungsergebnisse zeigen, dass es sich hier um eine genauso schädliche chemische Verbindung handelt.[47] Und nicht zu vergessen die anderen Xenoöstrogene, die unsere Umwelt ständig überfluten.

Da Schad- und Giftstoffe auf verschiedenen Wegen in den Körper eindringen, beispielsweise durch Haut, Lunge und andere Quellen wie Nahrungsmittel, können wir zumindest die Gesamtbelastung verringern, indem wir weniger schädliche Reinigungs-, Hautpflege- und Kosmetikprodukte wählen und unsere Ernährung entsprechend anpassen. Darum wird es im zweiten Teil des Buches gehen.

Impfstoffe

Unlängst kam eine Frau in meine Praxis, die mit drei verschreibungspflichtigen Medikamenten aus der psychiatrischen Klinik entlassen und zwölf Jahre lang therapiert worden war. Rachel litt unter ständigen Panikattacken, die bis zu sechs Mal am Tag auftraten. Wir begannen mit der Ernährungsumstellung, und nach nur einem Monat berichtete sie mit Tränen in den Augen, dass sie »zum ersten Mal in ihrem Erwachsenenleben einen ganzen Monat lang keine einzige Panikattacke gehabt hatte«.

Eine Woche später ließ sie sich gegen Grippe impfen. Sie war noch nicht daran gewöhnt, auf ihr Bauchgefühl zu hören, das ihr sagte: »Ich bin selbst für mein Immunsystem verantwortlich, und ein pharmazeutisches Produkt, das tierisches Eiweiß, unbekannte DNA-Viren aus tierischen Geweben, Gelatine, Polysorbat 80, krebsauslösendes Formaldehyd, ein Tensid wie Triton X-100, Saccharose, Harz, das Antibiotikum *Gentamicin* und Thiomersal/Quecksilber enthält, lässt sich mit meiner Haltung nicht vereinbaren.«

Rachel hat seit der Grippeimpfung mit schweren autoimmungesteuerten Nebenwirkungen zu kämpfen – über die sie beim Kauf des Impfstoffs in der CVS-Apotheke nicht aufgeklärt wurde. Das habe ich auch bei anderen Patientinnen beobachtet, die bei jeder kleinen von Viren verursachten Erkältung Antibiotika verordnet bekamen.

Studien belegen, dass Depressionen, Stress und eine Gleichgewichtsstörung der Darmflora, Dysbiose genannt, die Munition liefern, mit der die Waffe geladen wird, während Impfstoffe den Abzug betätigen und anhaltende Entzündungs- und Abwehrreaktionen auslösen können.[48] Aber auch die Nachwirkungen einer Impfung können eine Depression und andere psychiatrische Erscheinungsformen hervorrufen, wie einige Studien zeigen.[49] Woher wollen Sie wissen, ob Sie bei einem häufig eingesetzten Impfstoff wie *Gardasil*, der bei Tetanusauffrischungen verwendet wird, oder der alljährlichen Grippeimpfung mit schwerwiegenden psychischen Folgen rechnen müssen?

Obwohl inzwischen bekannt ist, welche Bedeutung die genetischen Varianten für die Impfwirkung haben, eine Entdeckung, die auf Forscher wie Dr. Gregory Poland und sein Team von der Mayo Klinik zurückzuführen ist, hat diese Realität bei den Befürwortern der Allheilmittel-Theorie noch keinen Eingang gefunden.[50] Impfstoffe wurden entwickelt, bevor man etwas über DNA, Viren, die ihre Wirtszellen infizieren, zum Beispiel SV40 und Retroviren, das Mikrobiom oder Chemikalien wusste, die bei manchen Menschen eine toxische Wirkung entfalten, während andere ungestraft davonkommen. Die Allheilmittel-Medizin ist angesichts des heutigen Wissensstands überholt, und wir haben noch nicht mit letzter Sicherheit herausgefunden, bei wem das Risiko besteht, Nebenwirkungen zu entwickeln, die zu psychiatrischen Erkrankungen oder sogar zum Tod führen können.

Impfstoffe sind das einzige pharmazeutische Erzeugnis, das bekanntermaßen gesundheitsschädliche und tödliche Folgen haben kann, aber nichtsdestoweniger allen Patienten gleichermaßen empfohlen wird – ungeachtet ihrer persönlichen Vorgeschichte oder familiären Vorbelastung.

Grundlegende klinische Studien, um zu ermitteln, was für und was gegen eine bestimmte Impfung spricht, wurden nie durchgeführt, ganz zu schweigen von Tests mit Mehrfachimpfstoffen, die in der ärztlichen Praxis routinemäßig zum Einsatz kommen. Die meisten kurzzeitigen Impfstoff-Studien verwenden einen anderen Impfstoff für die Kontrollgruppe oder eine Aluminium-Injektion als Placebo!

Wie bereits gesagt, führen Pharmakonzerne mit der Freigabe und Vermarktung von Antidepressiva nichts Gutes im Schilde. Doch ihr absolutes Lieblingsprodukt, das ihnen mehrstellige Millionenbeträge einbringt, sind nach wie vor Impfstoffe, obwohl sie seit 1986 immer wieder einmal wegen ihrer Nebenwirkungen zu Schadenersatzzahlungen verurteilt wurden. In den USA können Autofirmen wie Ford wegen eines defekten Anschnallgurts gesetzlich belangt werden, aber Pharmafirmen werden nur selten für die gesundheitlichen Schäden zur Verantwortung gezogen, die sie mit ihren Erzeugnissen anrichten. Sie verstehen sich eben darauf, uns Märchen aufzutischen. Dieses Mal will man uns weismachen, dass Impfstoffe ausreichend erforscht, völlig unbedenklich und für jedermann ein Segen sind.

Das wurde uns von denselben Unternehmen eingeredet, die von unseren Überzeugungen profitieren. Deshalb lasten sie den Ausbruch einer Infektion trotz der unvorhergesehenen negativen Nebenwirkungen oder mangelnder Schutzfunktion einer »unzureichenden Impfvorsorge« an, obwohl die Impfungen laufend »aufgefrischt« werden. Und damit haben sie einen Weg gefunden, eindeutig unwirksame Impfstoffe weiter zu empfehlen, ähnlich wie bei Psychopharmaka, die durch weitere Mittel ergänzt werden, wenn die eingangs verordneten nicht richtig anschlagen.

Ich habe eine klare Meinung zu den zahlreichen pharmazeutischen Interventionen, daraus mache ich keinen Hehl, und sie betrifft in besonderem Maß die Vernachlässigung der Pflicht, Patienten vollumfänglich über die bekannten und unbekannten Risiken der Medikamente aufzuklären.

Und was ist mit dem Schutz vor all den Bazillen, die nur einen Handschlag entfernt lauern? Vielleicht ist Ihnen inzwischen bewusst geworden, dass wir Keime nicht immer als Feind betrachten sollten und das Risiko, eine lebensbeeinträchtigende oder tödliche Krankheit zu entwickeln, um ein Vielfaches erhöht wird, wenn wir die Funktionsfähigkeit unseres Immunsystems mit Antibiotika, Stress und Fehlernährung untergraben.

Dr. Nicholas Gonzales, ein Pionier unter den Klinikärzten, dem Sie schon im 3. Kapitel begegnet sind, erklärte, warum diese eingleisige Betrachtungsweise medizinische Interventionen gefährlich machen kann:

»Vielleicht haben Sie schon einmal etwas über die Keshan-Krankheit gehört, die vor ein paar Jahren in China ausbrach, ein Thema, das mich besonders interessiert, weil es die aufschlussreiche Einstellung westlicher Experten zu Infektionskrankheiten veranschaulicht. Zu den charakteristischen Merkmalen gehören eine schwere Erkrankung des Herzmuskels mit daraus resultierenden Herzrhythmusstörungen, progressiver Herzinsuffizienz und plötzlichem Herztod, aber sie traten nur in bestimmten nordchinesischen Provinzen auf. Epidemiologen aus dem Westen trafen dort ein, um sich ein Bild aus erster Hand zu machen, und stellten fest, dass die Krankheit allem Anschein nach von einer Variante des Coxsackie-Virus ›verursacht‹ wurde. Die Lösung, typisch für Akademiker aus dem Westen, war ein Impfstoff gegen Coxsackie, der allen Chinesen, gleich ob jung oder alt, verabreicht werden sollte. Es gab jedoch einen Forscher mit Durchblick in der Gruppe, der darauf hinwies, dass nur Chinesen in bestimmten Provinzen betroffen waren. Wenn es sich um eine Infektionskrankheit handelte, hätte man mit einer weitläufigeren Verbreitung rechnen müssen, da die Provinzen mit hoher und niedriger Erkrankungshäufigkeit geografisch nicht isoliert waren, beispielsweise durch ein Gebirge. Und da die chinesische Bevölkerung ziemlich homogen ist, schien auch die Genetik keine Rolle zu spielen.

Zu ihrer Ehrenrettung muss gesagt werden, dass einige begannen, ihr Augenmerk auf die Umwelt zu richten, die Bodenbeschaffenheit inbegriffen. In Regionen, in denen Keshan endemisch war, herrschte ein Mangel an Selen, sowohl im Erdreich als auch bei den Menschen, die Nahrung aus lokalem Anbau zu sich nahmen. Man schlug vor, den Bewohnern der betroffenen Regionen statt eines Impfstoffs ein selenhaltiges Zusatzpräparat zu verabreichen. Gesagt, getan, und schon bald hatte man die Krankheit beinahe vollständig unter Kontrolle, ohne Impfung, nur mit Selen. In diesem Fall konnte ein einfacher Eingriff in die Ernährung ein gehäuft auftretendes, tödliches Problem beseitigen.«

Was sagt uns das nun? Dass die Keimtheorie nicht der Weisheit letzter Schluss ist, denn die »Infektionen« traten nur in einem Umfeld auf, in dem ein Nährstoffdefizit herrschte, das sich mit weniger als einem Milligramm Selen pro Tag ausgleichen ließ. Es gibt zahlreiche weitere Beispiele für Mangelerscheinungen dieser Art, die im Bereich der Infektionserkrankungen eine Rolle spielen, einschließlich Vitamin-A-Mangel bei Masern und Vitamin-C-Mangel bei Wundstarrkrampf.

Mit anderen Worten: Der Wirt ist ausschlaggebend und weniger der Keim, der sich bei ihm einnistet.

Kann es sein, dass die Impfstoffexperten ein reduktionistisches Denkmodell – eine Krankheit, ein Heilmittel bzw. eine Impfung – auf ein System anwenden, das sich im Laufe der Evolution immer wieder angepasst und vielschichtige Mechanismen eingebaut hat, die wir noch kaum verstehen? Kann es sein, dass wir Immunvorgänge oft falsch deuten oder noch einiges über ihre grundlegenden Prinzipien lernen müssen? Wenn wir akzeptieren, dass Milliarden von Jahren erforderlich waren, um unsere Physiologie für die Vernetzung mit Mikroben zu rüsten, sollten wir uns auch eingestehen, dass Immunvorgänge mehr beinhalten als die Erhöhung von Antikörpern.

Was heute ein guter Rat sein mag, kann sich morgen aufgrund neuer wissenschaftlicher Erkenntnisse als das Gegenteil erweisen. Erschwerend hinzu kommt, dass ärztlich verordnete, von der FDA zugelassene Medikamente in den USA jedes Jahr 100 000 Todesopfer fordern und Pharmakonzerne mit Mogelpackungen Geldstrafen in Höhe von 30 Milliarden US-Dollar gezahlt haben; kein Wunder also, dass einige Leute die »guten Ratschläge im öffentlichen Gesundheitswesen« infrage stellen und es vorziehen, selbst zu entscheiden, was für sie und ihre Familien am besten ist.[51] Es gab ja auch eine Zeit, in der Ärzte Rauchen für unbedenklich erklärt haben. 60 000 Menschen mussten sterben, bevor das Antirheumatikum *Vioxx* vom Markt genommen wurde – und das auch nur, nachdem ein FDA-Mitarbeiter während einer Anhörung im Kongress einen entsprechenden Hinweis bezüglich des Herstellers gegeben hatte. Und nicht zu vergessen DDT, das »Gut-für-mich«-Pestizid.

Licht ins Dunkel könnten auch die noch bevorstehenden Anhörungen des Whistleblowers Dr. William Thompson bringen, ein inzwischen fristlos entlassener Wissenschaftler der US Gesundheits- und Seuchenschutzbehörde CDC. Er machte auf eine CDC-Studie aufmerksam, die vor mehr als einem Jahrzehnt durchgeführt wurde und Daten ausließ, die auf eine Verbindung zwischen dem MMR-Impfstoff und Autismus hindeuteten.[52] Oder die Gerichtsverfahren, die gegen Impfstoffriesen wie Merck anhängig sind, weil Führungsriege und Forscher in betrügerischer Absicht verheimlicht haben sollen, dass Impfstoffe gegen Mumps bei Weitem nicht so wirksam sind wie behauptet.[53] Zusätzliche Informationen zu diesem Thema finden Sie auch auf meiner Website. Und da Sie gerade dieses Buch lesen, sagt Ihnen Ihr innerer Kompass vielleicht auch, dass es sich lohnt, der Wahrheit auf die Spur zu kommen.

Mit den Worten von Mark Twain: »Es ist leichter, Menschen zu täuschen, als sie davon zu überzeugen, dass sie getäuscht wurden.« Sorgen Sie dafür, dass Sie die Ausnahme von dieser Regel darstellen.

ZWEITER TEIL

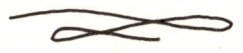

Natürliche Behand-lungsmethoden für ganzheitliches Wohlbefinden

Manchmal muss man tiefer sinken als je zuvor,
um aufrechter zu stehen als je zuvor.

Unbekannte Quelle

Willkommen im Club. Bestimmte Umstände in Ihrem Leben – Ihre physische Befindlichkeit, Gesundheitserfahrungen oder Strategien, die Ihnen als Orientierungshilfe in der Gesellschaft und in der Welt generell dienen – haben Sie bewogen, nach einer helfenden Hand Ausschau zu halten, Informationen zu sammeln, Nachforschungen anzustellen. Auch wenn Sie Angst vor Veränderungen haben oder noch unschlüssig sind, eine leise Stimme in Ihrem Innern sagt: *Es ist an der Zeit für einen Neubeginn. Genug ist genug! Trau dich!*

Glauben Sie immer noch, dass Sie auf verlorenem Posten stehen, nachdem Sie bis zu dieser Seite gelesen haben? Dass es Ihr Schicksal ist, ein Leben lang gegen die Depression zu kämpfen? Dass ein Gefühl der Leere und Isolation Sie auch künftig auf Schritt und Tritt begleiten wird?

Ich lade Sie ein, Ihre Überzeugungen auf den Prüfstand zu stellen. Ich hoffe, der erste Teil des Buches war dabei eine gute Starthilfe. Überzeugungen können sich ändern. Es liegt in Ihrer Macht, sie in eine positive Kraft zu verwandeln.

Ich möchte erreichen, dass Sie wieder Vertrauen zur Vitalität Ihres Körpers gewinnen: zu seiner Fähigkeit – einem angeborenen Bedürfnis –, das innere Gleichgewicht wiederherzustellen, sich neu auszurichten, seine Batterien aufzuladen. Ich möchte Sie wieder in Kontakt mit Ihrer Innen- und Außenwelt bringen, Ihnen die wahre Bedeutung der Nahrung bewusst machen und Ihnen die Vorstellung nahebringen, dass wir nicht auf dieser Welt sind, um zu überleben, sondern um zu wachsen und zu gedeihen. Ich möchte, dass Sie sich von den Symptomlösungen verabschieden und eine neue, ganzheitliche Einstellung zu Gesundheit und Wohlbefinden gewinnen, durch unmittelbare tägliche Erfahrungen. Dieser Weg beginnt mit ein paar einfachen Schritten, die Ihrem Körper die richtigen Signale geben und ein echtes »Wundermittel« darstellen.

Ich bin sicher, dass Sie in der Lage sind, ein erfülltes Leben zu führen, das nicht kopfgesteuert, sondern zielgerichtet ist. Ihre Reise hat Sie an diesen Punkt geführt, deshalb gibt es nichts, was Sie bedauern oder wofür Sie sich entschuldigen müssten. Alles, was bisher geschehen ist, musste geschehen, damit Sie bereit sind, neue Wege zu gehen, die Gesundheit und Wohlbefinden als Eigenverantwortung zu betrachten.

Lassen Sie Ihre Angst und alles los, was Sie davon abhält, selbst aktiv zu werden. Verbinden Sie sich mit Ihrer Intuition, verknüpfen Sie die daraus gewonnenen Einsichten und Erkenntnisse mit den Informationen in diesem Buch, damit Sie nicht länger von Medikamenten, Ärzten oder gleich welchen Therapiemodellen abhängig sind. Ihre Gesundheit und Ihr Wohlbefinden liegen allein in Ihrer Hand. Das ist die Medizin der Zukunft.

Sie kennen das Ziel. Begeben wir uns an den Start.

6. NAHRUNG ALS HEILMITTEL
Ernährungsempfehlungen, die den Weg zu körperlicher Gesundheit ebnen, den Geist befreien und sich problemlos umsetzen lassen

∽

Nahrungsmittel sind nicht nur Brennstoff,
sondern Informationsträger.

Die Vorstellung, dass die meisten Formen der Depression nicht etwa auf neurochemische Mangelerscheinungen zurückzuführen sind, sondern vielmehr auf eine chronische Entzündung und eine gestörte Verbindung zwischen der inneren Ökologie des Körpers und dem Gehirn, wird in der akademischen und medizinischen Welt an Zugkraft gewinnen. Damit wird vielleicht auch der Weg für neue, vielversprechende Behandlungsmethoden geebnet, doch die eigentliche Problemlösung ist schon seit Langem verfügbar. Und sie ist bestechend einfach.

Viele Patientinnen, die in meine Praxis kommen, lassen die Köpfe hängen, sind so kraftlos wie welkende Zimmerpflanzen, die man nur noch mithilfe von Stützstöcken und Klebeband aufrecht halten kann, weil sie sich zu lange in einem dunklen Raum ohne Frischluftzufuhr befanden. Meine Aufgabe besteht darin, sie wieder mit den grundlegenden Wachstumsfaktoren vertraut zu machen – saubere Luft, Wasser und Licht, um den Nährboden für ihre Gesundheit zu schaffen, das Gerüst zu entfernen und ein dauerhaftes, tragfähiges Fundament zu errichten. Dieser ganzheitliche Ansatz ist ungeheuer wirksam, wenngleich auf eine Weise, die wir noch nicht ganz verstehen. Er beginnt stets mit einer Ernährungsumstellung, dem stärksten Hebel, um die angestrebten Veränderungen in Gang zu setzen. Sie hat besonders großen Einfluss, wenn es gilt, Körper und Gehirn wieder ins Gleichgewicht zu bringen.

Wie im ersten Teil des Buches beschrieben, haben wir viele Körperfunktionen ausgelagert und an Mikroben übergeben, die unseren Verdauungstrakt besiedeln und in einer Anzahl vorhanden sind, die zehnfach größer ist als die ihrer menschlichen Wirtszellen. Das ist eine mächtige Streitmacht, die uns zur Verfügung steht, denn dadurch sind wir unserem Schicksal, das durch familiäre Vorbelastungen oder genetische Faktoren vorprogrammiert zu sein scheint, nicht ganz so hilflos ausgeliefert. Wir können viele der Schlüsselelemente ändern, die eine unmittelbare Auswirkung auf unseren mentalen und emotionalen Zustand haben. Zu diesen Schlüsselelementen gehört nicht nur der Zustand unseres Mikrobioms, der von der Wahl unserer Nahrung und Nahrungsergänzungsmittel bestimmt wird, sondern auch die Belastung durch Umweltschadstoffe, unsere Schlafqualität, die Lebensgewohnheiten, an denen wir festhalten – von der körperlichen Bewegung bis zur Tiefenatmung –, und der Umgang mit Stress, der unerbittlich ist und uns schwächt. Und alle diese Schlüsselelemente haben ihrerseits Einfluss auf die Genexpression, auf die Art und Weise, wie unsere Gene in Erscheinung treten. Ihnen zu zeigen, welche Maßnahmen Sie einleiten müssen, um diese Veränderungen aktiv herbeizuführen, ist der Kerngedanke in diesem Teil des Buches. Am Ende finden Sie einen Vier-Wochen-Plan, den Sie Schritt für Schritt umsetzen können, mit dem Ziel, die Symptome der Depression zu mildern und das »Feuer« zum Erlöschen zu bringen, das sie überhaupt erst ausgelöst hat.

In diesem Kapitel konzentrieren wir uns auf Ernährungsempfehlungen und klären beispielsweise, warum es so wichtig ist, bestimmte weit verbreitete Nahrungsmittel und Nahrungsbestandteile von Ihrem Teller zu verbannen. Im Mittelpunkt meiner Botschaft steht die engmaschige Beziehung zwischen der Nahrung, die Sie zu sich nehmen, und der Biochemie Ihres Körpers und Gehirns. Nahrungsmittel sind Informationsträger. Rücken Sie von der Vorstellung ab, dass Nahrungsmittel lediglich Kalorien für die Energiegewinnung, den »Brennstoff«, oder Mikro- und Makronährstoffe, die »Bausteine«, liefern. Sie sind mehr als das: Nahrung dient seit Anbeginn der Menschheit als Werkzeug des epigenetischen Ausdrucks, der die Aktivität und Entwicklung unserer Zellen festlegt. Mit anderen Worten: Nahrungsmittel kommunizieren mit unseren Zellen, die Nervenzellen eingeschlossen, und dieser Austausch prägt wiederum die Funktionsweise unserer DNA. Wir werden an späterer Stelle einen Blick auf die spannenden Forschungsberichte über Exosome richten, winzige Informationspakete, die in Pflanzen wie Ingwer enthalten sind und Einfluss auf die Genexpression haben.

Mein Ernährungsplan sieht vor, die modernen, hochgradig industriell verarbeiteten Lebensmittel, die Gluten enthalten, und Milchprodukte, die unerwünschte Immunreaktionen auslösen können, so weit wie möglich zu reduzieren. Der Anteil bestimmter Fette, die für die Hirngesundheit und die Blutzuckerstabilität unerlässlich sind, wird dagegen erhöht. Wichtig ist auch die Herkunft der Nahrungsmittel, um Produkte auszuschließen, die gentechnisch verändert oder mit Pestiziden behandelt wurden, da sie Krebs erregen und eine Störung des endokrinen Systems nach sich ziehen können. Die gute Nachricht ist, dass Sie weder Kalorien zählen noch sich den Kopf über die Größe Ihrer Portionen zerbrechen müssen. Sobald Sie Ihre Ernährung wie beschrieben umgestellt haben, werden Sie nur noch selten zu viel essen oder solche Heißhungerattacken verspüren, dass Sie wahllos alles in sich hineinstopfen, was Ihnen in die Finger gerät. Mein Ernährungsplan hat eine Neuprogrammierung des körpereigenen Hunger- und Sättigungsgefühls zur Folge, sodass es Ihnen problemlos gelingen wird, die für Sie richtigen Portionen zu bestimmen – Sie werden dann instinktiv wissen, wann Sie genug haben. Dank dieser starken Ausgangsposition werden Sie Ihre »Diätmentalität« ablegen und den inneren Hinweisen Ihres Körpers folgen, die Ihnen sagen, was, wann und wie viel Sie essen sollten.

Die Ernährungsumstellung ist ein machtvolles, wenn nicht sogar das machtvollste Mittel, um unser Mikrobiom sowie die Darm-Gehirn-Signale positiv zu beeinflussen. Mein Traum wäre eine Klinik mit einer psychiatrischen Abteilung, in der die Patienten mit einer ausschließlich organisch-biologischen Ernährung nach Art unserer Vorfahren vertraut gemacht werden, Meditations- und Entspannungstechniken an der Tagesordnung sind, ein gesunder Schlaf unterstützt und zu körperlicher Bewegung ermutigt wird. Und ich würde mir eine auf Stichproben gestützte Analyse der Ergebnisse eines solchen Experiments wünschen, um das »Allheilmittel-Modell« – der Glaube, es gäbe für jedes Problem eine Pille – zu widerlegen!

Der Gedanke, dass die Ernährungsweise in unserer westlichen Welt dazu beiträgt, kognitive Beeinträchtigungen, Angststörungen und Depression zu verursachen, beruht nicht länger auf Hörensagen. Viele Studien, von denen Sie bereits einige kennengelernt haben, weisen ohne jeden Zweifel auf die negativen emotionalen, kognitiven und entzündungsfördernden Auswirkungen unserer Ernährung hin. Sie zeigen, dass eine Kost, die durch industriell verarbeitete Pflanzenfette, Zucker, Konservierungsmittel und eine ganze Batterie weiterer chemischer Substanzen gekennzeichnet ist, die Entwicklung chronischer Entzündungen geradezu vorzeichnet und unser Immunsystem unweigerlich herausfordert, beispielsweise in Form von Infektionen, Stress oder Schadstoffbelastung. Dieser Prozess kann bereits vor der Geburt beginnen.[1, 2, 3] Deshalb ist die beste Vorsorge die Einführung einer Ernährungsweise, die industriell verarbeitete Produkte meidet und natürlicher Nahrung den Vorzug gibt, die der menschliche Körper im Laufe der Evolution zu erkennen, zu schmecken und zu erfühlen gelernt hat. Eine solche Ernährungsweise begrenzt entzündungsfördernde Lebensmittel, fördert die Nährstoffdichte und sorgt für den Erhalt des Blutzuckergleichgewichts.

Meine Ernährungsempfehlungen stützen sich nicht nur auf die jahrelange Zusammenarbeit mit meinen Patientinnen und den grundlegenden Wandel, der dadurch in ihrem Leben bewirkt wurde; daneben habe ich auch meine Hausaufgaben gemacht und mich mit den wissenschaftlichen Argumenten auseinandergesetzt, die sich dahinter verbergen. Ich muss jedoch einräumen, dass Ernährungsstudien im Allgemeinen begrenzt sind. Es ist sehr schwierig, wenn nicht gar unmöglich, randomisierte kontrollierte Studien nach herkömmlichem Muster, ähnlich wie bei Arzneimitteln etwa, durchzuführen. Sie lassen sich schon deshalb nicht mit pharmazeutischen Untersuchungen vergleichen, weil man kein Placebo benutzen kann, um bestimmte Nährstoffe unter die Lupe zu nehmen. Es wäre nicht vertretbar, den Teilnehmern lebenswichtige Nährstoffe nur zu Studienzwecken vorzuenthalten. Dazu kommt, dass Nahrungsmittel eine schwindelerregende Anzahl unterschiedlicher Moleküle enthalten. Wenn wir der Verbindung zwischen bestimmten Nahrungsmittelgruppen und ihrer Auswirkung auf die Gesundheit auf die Spur kommen wollen, ist es schwierig oder sogar unmöglich, denjenigen Bestandteil zu ermitteln, der für die Wirkung verantwortlich ist, weil die Zusammensetzung der Nahrungsmittel und die möglichen Wechselbeziehungen zwischen Nährstoffen, grundlegenden genetischen Faktoren und anderen Einflüssen, die es zu berücksichtigen gilt, ungeheuer vielschichtig sind. Außerdem gibt es das praktische Problem, dass eine Ernährungsstudie auf den unverfälschten Erinnerungen der Teilnehmer basiert, was sie im Einzelnen gegessen haben, und eine Kontrolle ihrer Lebensweise einschließt, beispielsweise körperliche Bewegung oder Verzicht auf Nikotin, die neben der Ernährung in das Ergebnis des Gesundheitschecks einfließen.

Damit haben wir genügend Informationen, um allgemeine Leitlinien für den Weg der Genesung auf allen Ebenen zu schaffen. Natürliche Behandlungsmethoden, die Ihnen helfen, mentale Prozesse wieder in eigener Regie zu steuern, gibt es in unserem Königreich der Nahrung zuhauf. Wo man sie findet und wie sie funktionieren? Sie werden es gleich erfahren. Und im 10. Kapitel werde ich Ihnen dann bei der Entwicklung von Menüplänen helfen, die auf den nachfolgenden Empfehlungen basieren.

Natürliche Ernährung[4]

Drei Monate nach der Geburt meines ersten Kindes dachte ich: Sobald ich abgestillt habe, werde ich wieder Vegetarierin. Ich hatte zwei Bestrebungen, die im Widerstreit lagen: Ich wollte meine Ernährung umstellen, aber den Zeitpunkt gleichzeitig so lange hinauszögern, bis ich nicht mehr die einzige Nahrungsquelle für meine Tochter sein würde. Eine treibende Kraft dabei war mein klares und dringliches Bedürfnis, Tiere mit Empathie und Respekt zu behandeln, und ich war hinreichend überzeugt, die fehlenden Nährstoffe beinahe im Verhältnis 1 : 1 ersetzen und ergänzen zu können. Ich glaubte auch, wie viele andere, dass diese Veränderung zu einem »weniger belasteten«, gesünderen Leben führen würde. Gleichzeitig erfuhr ich aber auch mehr über die wichtige Rolle der Fettsäuren und ihre Bedeutung für die mentale Gesundheit, die Neurologie und die Empfängnis.

Doch erst durch die intensive Beschäftigung mit der Bedeutung von Fetten und fettlöslichen Vitaminen begann ich die Annahme zu hinterfragen, dass wir alles, was wir für unsere Gesundheit brauchen, insbesondere für die Fortpflanzungsfähigkeit und das mentale Wohlbefinden, aus einer Kost beziehen können, die wenig tierische Nährstoffe enthält. Ich richtete meine Aufmerksamkeit auf Vitamin A in seiner verwertbaren

Form, Vitamin D und K$_2$, zusätzlich zu den Vitaminen B$_6$ und B$_{12}$, Cholin, Zink und Aminosäuren, einschließlich Methionin. Ich hatte bereits begriffen, wie wichtig diese Vitalstoffe für die mentale Gesundheit waren, aber erst die Forschungsarbeit von Weston A. Price überzeugte mich, dass sie weit mehr Vorteile mit sich bringen könnten.[5]

Dr. Price war Zahnarzt und Ernährungswissenschaftler, der die ganze Welt bereiste, um eine Antwort auf folgende Frage zu finden: Warum litten die Kinder und Enkel seiner Patienten zunehmend unter Zahnproblemen und degenerativen Erkrankungen, die sich auf dem Vormarsch befanden? Anfang der 1900er-Jahre gab es noch abgeschieden lebende Völker, die weder mit industriell verarbeiteter Nahrung noch mit den wachsenden Annehmlichkeiten westlicher Zivilisationsgesellschaften in Berührung gekommen waren. Er befasste sich eingehend mit den gesundheitlichen Auswirkungen der verschiedenen urwüchsigen Ernährungsgewohnheiten. Dabei stellte er fest, dass es nicht die eine gesundheitsförderliche Ernährungsweise gab und dass die Anpassung der Menschen an verschiedene Ernährungsmuster einen Grund hatte. Ein Inuit beispielsweise sah in seinem angestammten Lebensraum nie ein Getreidefeld, und ein Schäfer in den Hochalpen bekam nie einen Wal zu Gesicht. Jeder war jedoch auf einzigartige Weise an die jeweiligen Ernährungsmöglichkeiten angepasst. Und so entwickelte Dr. Price, abgeleitet aus den Ernährungsgewohnheiten von Menschen, die aus traditionellen Kulturen und nicht industrialisierten Regionen stammten, Kriterien für eine gesunde Ernährung. Sie waren für mich wie eine Offenbarung. Die nachfolgenden vier Punkte fassen seine Entdeckungen über die

Merkmale zusammen, die den Erhalt der Gesundheit von Volksgruppen unterstützten, in denen Krankheiten wie die Depression unbekannt waren:

- Keine Volksgruppe mit traditioneller Lebensweise ernährte sich vegetarisch.
- Keine Volksgruppe mit traditioneller Lebensweise ernährte sich fettarm.
- Alle traditionellen Ernährungsweisen basierten ausschließlich auf lokalen, natürlichen und vollwertigen Nahrungsmitteln.
- Alle Volksgruppen mit traditioneller Lebensweise verwendeten Rohkost.

Außerdem stellte Dr. Price fest, dass Angehörige traditioneller Kulturen Vorkehrungen für die Gesundheit künftiger Generationen trafen, indem sie werdenden Eltern, schwangeren Frauen und heranwachsenden Kindern besonders nährstoffreiche Nahrung zukommen ließen. Sie gaben ihre Ernährungsprinzipien schon in frühester Kindheit an ihre Nachkommen weiter, statt sie an *Happy Meals* und ähnliche Fertiggerichte zu gewöhnen, wie in unseren Breiten oft der Fall.

Es erübrigt sich wohl zu erwähnen, dass mich diese traditionell geprägte Ernährungskultur auf Anhieb faszinierte. Es kam einem Erweckungserlebnis gleich. Danach versuchte ich herauszufinden, wie ich die in meinem eigenen Umfeld verfügbaren Nahrungsmittel auswerten und in einen ganzheitlichen Zusammenhang bringen könnte. Meine Mutter ist Italienerin und die geborene Köchin. Ich wuchs mit Hausmannskost auf und lernte von Kindesbeinen an, dass die moderne italienische Küche sowohl althergebrachte Grundnahrungsmittel – Fleisch, Fisch, Gemüse und Obst – als auch postindustrielle Produkte wie Nudeln, Brot und Löffelbiskuits umfasst. Mein heutiger Ansatz aber ist, in der Küche einmal Tabula rasa zu machen und die traditionellen Nahrungsmittel wieder einzuführen: Fleisch, Fisch, Eier, Gemüse aller Art, Nüsse und Kerne. Sobald die bewusstseinsverändernden ungesunden Fertiggerichte vom Speiseplan gestrichen sind, können wir uns von unseren natürlichen Vorlieben leiten lassen. Gehören Sie zu den Menschen, die rotes Fleisch essen und sogar genießen, wenn sie dürfen? Sind Obst und Nüsse etwas, was Sie mögen oder eher nicht? Sind Sie ein Gemüsefan? Sie werden, ohne Kalorien zu zählen und Portionen zu bemessen, im Lauf der Zeit zu einer Ernährungsweise übergehen, die Ihr Nervensystem stählt, das Entzündungsgeschehen im Körper verringert und Ihr Immunsystem somit entlastet.

Da es keine Ernährungsweise gibt, die für jeden gleichermaßen optimal ist, habe ich mein Ernährungskonzept auf diejenigen zugeschnitten, die unter Depressionen leiden; ich halte mich dabei an Dr. Nicholas Gonzales, für den Menschen anatomisch betrachtet »gleichermaßen Fleisch- und Pflanzenfresser« waren. Obwohl mein 30-Tage-Ernährungsplan der »Paleo- oder Steinzeitdiät« ähnelt, die derzeit Furore macht, habe ich eine andere Einstellung zu Kohlenhydraten und gehe offener mit der Wiedereinführung von glutenfreien Getreideprodukten und Bohnen um. Ich habe festgestellt, dass die meisten Frauen im wörtlichen wie übertragenen Sinn schlappmachen, wenn sie Kohlenhydrate ausschließen müssen. Ich bin bisher noch keiner Frau begegnet, die langfristig auf Kohlenhydrate verzichtet und ihre Lebensfreude bewahrt hat. In der Zeit, als ich zu Selbstexperimenten neigte, machte ich zwei Monate lang eine Diät, bei der ich Kohlenhydrate weitgehend ausschließen und stärkehaltige Gemüse-, Obst- und Getreidesorten in die Tonne treten musste. Zwei Wochen lang fühlte ich mich fantastisch, allerdings keinen Tag länger. Danach war ich benommen, müde und entwickelte ein zwanghaftes Bedürfnis nach Feuchtigkeitslotionen und Haarspülungen.

Deshalb gönne ich mir jetzt mehr Kohlenhydrate, die für das emotionale Wohlbefinden unerlässlich sind, solange es sich um die *richtigen* handelt. Ich sollte auch hinzufügen, dass die »Paleo-Diät« oft fälschlicherweise mit »Low Carb« oder einem verschwindend geringen Anteil an Kohlenhydraten in Verbindung gebracht wird. Das ist ein Trugschluss. Kohlenhydrate stellten ein Schlüsselelement in der Entwicklung der Menschheit dar. Ohne den Zugriff auf Kohlenhydrate und hochwertiges Protein wären wir nie imstande gewesen, ein so großes Gehirn zu entwickeln. Wie und warum es entstehen konnte, ist eines der spannendsten Geheimnisse der menschlichen Evolution, doch dank der neuen archäologischen, anthropologischen, physiologischen, anatomischen und genetischen Forschungsergebnisse beginnen wir allmählich, die Zusammenhänge zu verstehen.

In einer 2015 in *The Quarterly Review of Biology* veröffentlichten Studie erklärten Dr. Karen Hardy und ihr Team von der Catalan Institution for Research and Advanced Studies an der Autonomen Universität von Barcelona beispielsweise, dass der Verzehr von Kohlenhydraten, insbesondere in Form von Stärke

aus Knollen, Samen, Früchten und Nüssen, eine Schlüsselrolle
für das rapide Wachstum und die Entwicklung unseres Gehirns
im Verlauf der letzten Millionen Jahre gespielt hat.[6] Als unsere
Vorfahren lernten, Feuer zu machen und Nahrung zu garen,
mehrten sich die Gene, die für die Entstehung der Speichelamylase zuständig sind – ein Enzym, das Kohlenhydrate spaltet –, und traten stärker in Erscheinung. Wir Menschen besitzen viele Kopien der Gene, die Speichelamylase kodieren, während andere Primaten nur über zwei Kopien verfügen. Das
heißt, wir sind wesentlich besser als andere Primaten in der
Lage, Stärke zu verdauen, weil wir mehr Speichelamylase produzieren. Wir wissen nicht, wann genau der Vervielfältigungs-
prozess der Gene im menschlichen Code begann, doch aktuelle
Forschungsergebnisse deuten auf eine Million Jahre vor unserer
Zeit hin. Mit anderen Worten: Dass wir Menschen Kohlenhydrate zu uns nehmen, ist nicht neu. Hardy weist außerdem darauf hin, dass unser Gehirn bis zu 25 Prozent unseres Körper-
energiehaushalts und bis zu 60 Prozent unseres Blutzuckers
verbraucht. Obwohl wir Glukose auch aus anderen Quellen
herstellen können, ist dies aber weniger wirksam, und eine koh-
lenhydratarme Kost kann den hohen Glukosebedarf nicht decken.

Da haben Sie es also schwarz auf weiß. Kohlenhydrate sind
gut für uns – allerdings nur die richtigen, die naturbelassenen.
Damit werden Sie sich gleichermaßen in einen »Fleisch- und
Pflanzenfresser« verwandeln und genau die Kost zu sich nehmen, die sich Ihr Körper wünscht. Während der letzten acht
Jahre habe ich bei der Behandlung von Depressionen eine traditionelle Ernährungsweise mit gemäßigter Kohlenhydratzu-

fuhr empfohlen und damit erstaunliche Ergebnisse erzielt. Sie konzentriert sich auf Knollen als Kohlenhydratlieferant sowie die Wiedereinführung von glutenfreien Getreideprodukten, Süßkartoffeln und sogar eingeweichten Bohnen nach einem vierwöchigen Reinigungsprozess, der eine mikrobielle Veränderung zur Folge hat. Abgesehen davon, dass sie eine Form der verwertbaren Energie zur Verfügung stellen, könnten diese Stärken, die »Reservestoffe in pflanzlichen Zellen« (im Gegensatz zu mehlbasierten Stärken, die nicht aus Zellen stammen), eine wichtige Rolle als Mikrobiota-zugängliche Kohlenhydrate oder *Präbiotika* bei der Darmsanierung spielen.

Nahrungsmittel, die auf Zucker und Mehl basieren, sind für Frauen, die zu Angstzuständen und Depressionen neigen, besonders problematisch, weil sich beide gleichzeitig auf der Hormon-, Entzündungs- und Darmebene auswirken.

Nun ist es aber an der Zeit, die einzelnen Schichten zu entfernen, um den Kern freizulegen. Hier sind die fünf Hauptelemente einer Ernährung, die unsere Gesundheit fördert und Depressionen vorbeugt.

REGEL NUMMER 1: INDUSTRIELL VERARBEITETE LEBENSMITTEL AUSKLAMMERN

Sie haben dieses Mantra mit Sicherheit schon gehört. Aber was genau ist damit gemeint? Industriell verarbeitet ist im weitesten Wortsinn alles, was in einer Verpackung angeboten wird. Genauer gesagt, alle Erzeugnisse, die mit einer langen Liste unaussprechlicher Inhaltsstoffe versehen wurden und die, noch genauer, industriell verarbeitete oder gehärtete

Pflanzenöle, Konservierungsmittel, Farbstoffe oder Zucker enthalten. Wissen Sie, wie viele Produktionsschritte erforderlich sind, um Rapsöl herzustellen? Ähnlich viele wie beim Zusammenbau eines Autos am Fließband. Bei der Verarbeitung solcher Produkte wird Wert darauf gelegt, dass man sie leicht tragen und gut aufbewahren kann; sie verderben nicht annähernd so schnell wie frische, naturbelassene, vollwertige Lebensmittel. Diese Ziele stimmen allerdings nicht mit Ihren überein. Und viele der Fertigprodukte enthalten sogar Bestandteile, die problematisch werden können.

Raffinierte Kohlenhydrate und Mehl
Das Ausmaß, in dem die meisten Menschen heute mehlhaltige Produkte zu sich nehmen, ist schlecht für die Gesundheit, und das (nicht nur) aus folgenden Gründen: Mehl bewirkt Blutzuckerschwankungen, und es wird aus Getreidesorten hergestellt, die mit Pestiziden behandelt wurden und/oder Allergien auslösen können. Wie Sie inzwischen wissen, können sich Blutzuckerschwankungen hinter der Maske einer psychiatrischen Erkrankung verbergen. Beim Konsum von Nahrungsmitteln, die Blutzuckerspitzen hervorrufen, beispielsweise Brot und Zerealien, schafft die Bauchspeicheldrüse einen Ausgleich, indem sie Insulin in einer Menge freisetzt, die den Blutzuckerspiegel senkt. Unterzuckerung macht sich in einem Gefühl des allgemeinen Unwohlseins und der Nervosität bemerkbar – Überspanntheit, Übelkeit, Reizbarkeit, Denk- und Konzentrationsstörungen, Erschöpfung –, und das kurzfristig wirksame Gegenmittel bringt den Körper nur noch mehr aus dem Gleichgewicht. Wenn Sie morgens ein Crois-

sant essen und ein paar Stunden später dringend etwas Süßes brauchen, kennen Sie die Wirkung aus eigener Erfahrung. Bei meinem Ernährungsprogramm müssen Sie alle raffinierten Kohlenhydrate und Mehlsorten rigoros ausklammern. Dazu gehören: Chips aller Art, Salzstangen, Cracker, Kekse, Mehlspeisen, Gebäck, Hefeteilchen, Brötchen, Brot, Pizzateig, Kuchen, Fettgebackenes, Süßigkeiten, Energieriegel, Frittiertes und alle Nahrungsmittel, die als »fettfrei« oder »fettarm« ausgezeichnet sind, es sei denn, das ist ihr natürlicher Zustand, beispielsweise Bestandteile wie Wasser oder Essig.

Allergene

Gluten, Soja und Mais gelten als allergene Nahrungsmittel, wie es dazu kam und warum sie zunehmend Allergien auslösen, hängt vermutlich mit ihrer Verarbeitung zusammen, mit den gentechnischen Veränderungen, die entweder durch eine Neuzusammensetzung von DNA-Sequenzen, beispielsweise bei Soja und Mais, oder durch Hybridisierung entstehen, ein Prozess, der natürlicher, aber keineswegs harmlos ist. Im Gegensatz zu einer gentechnischen Veränderung, bei der man Gene von einem Organismus gezielt in die DNA eines anderen Organismus einbringt, um neue unnatürliche Lebensformen zu erschaffen – beispielsweise werden Lachs-Gene auf Tomaten übertragen, um kälteresistente Tomatensorten zu erzeugen –, werden bei der Hybridisierung verschiedene Pflanzengattungen gekreuzt, die in der Natur nicht vorkommen, um ähnliche Effekte zu erzielen: die Erschaffung einer neuen Pflanzensorte, beispielsweise kernlose Wassermelonen. Obwohl einige durch Kreuzung entstandene Nahrungsmittel wie die kernlosen Wassermelonen keine Gefahr für die Gesundheit darstellen, wurden viele Pflanzen, wie beispielsweise Weizen, in den letzten fünfzig Jahren so häufig hybridisiert, dass sie inzwischen völlig neuartige Proteine enthalten.

Solche Eingriffe können zur Folge haben, dass die Nahrungsmoleküle von unserem Immunsystem nicht mehr erkannt und als Überträger potenziell unerwünschter Informationen betrachtet werden. Werden Gluten und industriell verarbeitete Milchprodukte verdaut oder teilweise verdaut, entstehen Peptide, organische Verbindungen, die nach Passieren der Darmbarriere unser Gehirn und Immunsystem zur Einleitung von Entzündungs- und sogar bewusstseinsverändernden Prozessen anregen können.

Auf Gluten zu verzichten ist einfacher, als Sie denken; Sie sollten aber auch auf glutenfreie abgepackte Produkte verzichten, die industriell verarbeitet wurden und glykämisch genauso belastet sind wie glutenhaltige. Gegen Nahrungsmittel ohne Gluten ist generell nichts einzuwenden, aber bei vielen wurde Gluten durch andere problematische Bestandteile wie Zucker, gentechnisch veränderte Maisstärken, Mehle und Soja ersetzt.

Hier eine Liste der Nahrungsmittel mit verdeckten Gluten-Fallen:

Gluten

Getreidesorten und Stärken, die Gluten enthalten

Bulgur	Couscous	Dinkel
Gerste	Hartweizengrieß	Kamut
Kartoffelstärke	Mazzemehl	Roggen
Triticale	Weizen	Weizenkeime
Weizenschrotmehl		

Getreidesorten und Stärken ohne Gluten

Amaranth	Buchweizen	Hirse
Kartoffeln (einschließlich Süßkartoffeln)		
Mais	Pfeilwurz	Quinoa
Reis	Soja	Sorghum
Tapioka	Zwerghirse	

Nahrungsmittel, die oft Gluten enthalten

Aromatisierter Kaffee und Tee		Aufschnitt
Bacon	Bier	Blauschimmelkäse
Bouillon/Knochenbrühe (Fertigprodukt)		
Bratensoße	Ei-Ersatz	Eiscreme
Energieriegel	Frikadellen/Hackbraten und Fleischkäse	
Frittierte Gemüse/Tempura		
Fruchtfüllungen und Pudding		
Gebackene Bohnen (Dose)		
Geröstete Nüsse (in Öl statt trocken geröstet)		
Hafer (wenn nicht als glutenfrei ausgewiesen)		

Haferkleie (wenn nicht als glutenfrei ausgewiesen)		
Heiße Instant-Getränke		Hostien
Hotdogs	Käse, verarbeiteter (zum Beispiel Velveta)	
Kaffeeweißer ohne Milch		Ketchup
Malz/Malzaromastoff	Malzessig	
Marinaden	Mayonnaise	
Panierte Lebensmittel		
Pommes frites (vor dem Einfrieren oft mit Mehl bestäubt)		
Rootbier/Wurzelbier	Salatdressings	
Schorle	Seitan (Weizenfleisch)	
Sirup	Soja- und Teriyaki-Soße	
Speck	Studentenfutter	Suppen
Surimi (imitiertes Krebsfleisch)		
Tabbouleh (Bulgursalat)		
Trinkschokolade/Kakao (Handelsware)		
Veggie-Burger	Weizengras	
Würste	Zerealien	

Nahrungsbestandteile, hinter denen sich Gluten verbergen kann

Amino-Peptid-Komplex	Dextrin
Fermentierter Getreide-Extrakt	
Hordeum distichon	Hordeum vulgare
Hydrolisiertes Pflanzenprotein (HVP)	
Hydrolysat	Hydrolysierter Malz-Extrakt
Karamellfarben (oft aus Gerste hergestellt)	
Maltodextrin	Modifizierte Speisestärke
Natürliche Aromastoffe	Phytosphingosin-Extrakt
Secale cereal	Triticum aestivum
Triticum vulgare	Zyklodextrin

Dazu kommt, dass Sie nicht nur Gluten, sondern in den ersten Monaten des Ernährungsprogramms alle Getreidesorten (Quinoa und Buchweizen ausgeschlossen, die rein technisch Pseudogetreide sind), Mais, Soja und Milchprodukte aus Ihrer Kost ausschließen sollten. Sie erfahren, wie Sie diese später schrittweise wieder einführen, wenn Sie möchten. Glutenhaltige Lebensmittel sollten Sie jedoch ganz weglassen.

Zucker

Zucker findet sich in fast allen abgepackten Lebensmitteln. Das ist tatsächlich so! Halten Sie danach Ausschau, und Sie werden fündig. Er kann unter verschiedenen Namen in Erscheinung treten – Rohrzucker, kristalliner Fruchtzucker, Maissirup mit hohem Fruktosegehalt (siehe nachfolgende Tabelle) –, aber es handelt sich immer um Zucker. Der Körper verarbeitet Fruktose (Fruchtzucker) und Glukose (Traubenzucker) unterschiedlich; Fruktose wird zur Verarbeitung direkt an die Leber weitergeleitet, während Glukose von den Zellen als grundlegender Energiebaustein genutzt wird. Bei verarbeitetem Fruchtzucker, der überwiegend aus Zuckerrohr, Zuckerrüben und Mais gewonnen wird, ist die Wahrscheinlichkeit sieben Mal größer, dass sich klebrige, Karamell-ähnliche Protein-/Kohlenhydrat-Reaktionsprodukte bilden, die sogenannten Advanced Glycation Endproducts oder AGEs, die hauptsächlich aus Eiweiß und Zucker bestehen und oxidativen Stress und Entzündungen verursachen können. Da die Leber für die Verarbeitung zuständig ist – oft legt sie Fettdepots an, denn Fruktose produziert wesentlich mehr Fett als Glukose –, bleibt eine unmittelbare Auswirkung auf den Blutzucker aus, aber große Mengen Fruktose aus unnatürlichen Quellen haben langfristige Folgen für den Körper. Zahlreiche Studien zeigen, dass industriell verarbeitete Fruktose unter anderem mit Glukosetoleranzstörungen, Insulinresistenz und Bluthochdruck in Verbindung steht. Und da Fruktose die Produktion der Hormone beeinträchtigt, die für die Regulierung unseres Stoffwechsels von zentraler Bedeutung sind, kann eine fruktosereiche Ernährung zu Fettleibigkeit und Stoffwechselstörungen führen.

Abgesehen davon, dass sie bei Menschen mit Stimmungsschwankungen und Angstzuständen einen Achterbahneffekt haben, können alle Zuckerformen Veränderungen in Zellmembranen, Arterien, Immunsystem, Hormonhaushalt und Darm hervorrufen. Zucker ist ein metabolischer Albtraum, den unser Körper nicht verkraftet, ganz zu schweigen von den Mengen, die wir heute im Durchschnitt konsumieren: In den USA pro Kopf etwa 80 Kilogramm im Jahr (in Deutschland ungefähr 35 Kilo). Wenn Sie unbedingt einen Hauch Süße brauchen, nehmen Sie besser Kokosnusszucker, Honig oder Ahornsirup.

Zucker
Codenamen für Zucker

Dextrose	Evaporierter Zuckerrohrsaft
Fruktose	Fruktosereicher Maissirup
Invertzucker	Kristalliner Fruchtzucker
Maissirup	Maltodextrin
Maltose	Malz
Rübenzucker	Sucrose
Turbinado-Zucker	

Achtung: Frühstückszerealien

Lassen Sie sich nicht von den sogenannten »natürlichen Zerealien« hinters Licht führen. Die Müsli-Abteilung in Ihrem Supermarkt dient als Werbefläche für verpackte Lebensmittel, die in besonders hohem Maß industriell verarbeitet wurden. Es gibt einige Berichte jüngeren Datums, die das dunkle Geheimnis hinter den beliebtesten Marken gelüftet haben. Die Schachteln mit den angepriesenen »Vollkorn-Ingredienzien« erweisen sich oft als Mogelpackung: Sie enthalten genetisch veränderte Getreidesorten oder mit Unkrautvertilgungs- und Schädlingsbekämpfungsmitteln belastete Inhaltsstoffe.[7] In den meisten Zerealien findet man außerdem Gluten, Farbstoffe, versteckte Geschmacksverstärker und massenhaft Zucker. Sie rufen schon nach einer oder zwei Stunden wieder Hungergefühle hervor und sind für Insulinspitzen und kognitive Beeinträchtigungen verantwortlich. Entsorgen Sie noch heute Ihre Müslipakete.

Wenn Sie sich von der kulturellen Konditionierung frei machen können, die Ihnen vorgaukelt, Sie sollten unbedingt ein »Frühstück« statt Grüngemüse, Fisch, Fleischbrühe und dergleichen als erste Mahlzeit des Tages zu sich nehmen, erweitern Sie Ihre Optionen beträchtlich. Und wenn Sie etwas brauchen, was an ein Dessert erinnert, probieren Sie mein Smoothie-Rezept aus; damit ist Ihr Bedürfnis nach etwas Süßem bis in den Nachmittag gestillt.

REGEL NUMMER 2: VOLLWERTERNÄHRUNG

Sobald Sie industriell verarbeitete, abgepackte Lebensmittel mit einer endlos langen Liste von Inhaltsstoffen ausgeklammert haben, können Sie sich auf naturbelassene, vollwertige, einfache Nahrungsmittel konzentrieren, die oft nicht einmal ein Nährstoffetikett haben: jeden Tag frisches Obst und Gemüse in den Farben des Regenbogens, also rot, gelb, orange, weiß, grün, blau und lila, einschließlich Wurzelgemüse, Fleisch von Tieren aus Freilandhaltung, Wildfische, Eier, Nüsse, Samen und traditionelle, natürliche Öle und Fette, beispielsweise von Tieren, Oliven und Kokosnuss statt verarbeiteter oder industriell hergestellter Fette. Im Gegensatz zu dem, was die trendigen Low-Carb-Kochbücher empfehlen, sind Wurzelgemüse ein wichtiger Teil meines Ernährungsprogramms. Probieren Sie einmal Yamswurzeln oder Kürbisgerichte, mit Olivenöl, Kokosöl oder Ghee (geklärte Butter von Kühen aus Weidehaltung) zubereitet, um den Zuckerbedarf auf natürliche Weise zu decken und die Vitaminaufnahme zu unterstützen. Gemüse sollten kurz gedünstet oder im Dampf gegart werden. Nach Beendigung des ersten Monats sind weißer Reis und weiße (oder rotschalige) Süßkartoffeln eine ideale Beilage. Sie gehören zu den wirkungsmächtigen präbiotischen Nahrungsmitteln, die das Wachstum bestimmter Bakterien im Darm anregen und somit die Gesundheit des Wirtsorganismus gezielt fördern; sie werden aber erst in die Kost eingeführt, wenn der Körper rundum saniert und auf Anfang gesetzt ist. Sie fragen sich, in welchen Mengen Sie diese »Kraftpakete« zu sich nehmen sollten? Lassen Sie sich von Ihrem inneren Kompass leiten.

Obst enthält zwar Fruchtzucker, aber auch zahlreiche andere Nährstoffe, die der Körper gut verwerten kann. Sie dürfen gerne Obst essen, wenn Sie möchten, aber es ist kein unerlässlicher Bestandteil unseres Ernährungsprogramms.

Organische Lebensmittel
Wichtige Lebensmittel, die Sie aus organisch-biologischem Anbau kaufen sollten[8]

Äpfel	Erdbeeren	Grünkohl/Blattkohl
Kartoffeln	Kirschtomaten	Nektarinen
Paprikaschoten	Pfirsiche	Pflücksalat
Salatgurken	Sellerie	Spinat
Weintrauben		

Optional:

Ananas	Auberginen	Blumenkohl
Cantaloupe-Melonen		
Erbsen (tiefgefroren)	Grapefruit	
Kiwi	Mango	Papaya
Spargel	Süßkartoffeln	Weiß- und Rotkohl
Zuckermais	Zwiebeln	

Lebensmittel ohne Glyphosat

Man kann nicht genug betonen, wie wichtig es ist, Lebensmittel zu vermeiden, die mit Glyphosat in Kontakt gekommen sind oder besprüht wurden. Glyphosat, einer der Hauptbestandteile von Breitbandherbiziden wie Roundup, ein Markenprodukt der Firma Monsanto, gehört zu den bekanntesten Unkrautvertilgungsmitteln, die weltweit in der konventionellen Landwirtschaft eingesetzt werden. Bis 2017 werden US-amerikanische

Farmer ihre Nutzpflanzen mit geschätzten 1,35 Millionen Tonnen Glyphosat behandelt haben, eine astronomische Menge, die man sich nur schwer vorstellen kann. Glyphosat-Rückstände sind nicht nur eine ungeheure Belastung für unseren Planeten, sondern stellen auch eine erhebliche Bedrohung für unser Mikrobiom dar und erinnern uns daran, dass wir uns selber schaden, wenn wir Raubbau mit der Natur betreiben.[9]

Nachdem bekannt geworden war, dass sich die Anzahl der Geburtsdefekte in Argentinien seit 2002 um das Vierfache erhöht hatte, stellte man 2010 in einer Laborstudie fest, dass bereits geringe Glyphosatmengen Geburtsdefekte bei Frosch- und Hühnerembryonen hervorriefen. In weiteren Studien erhärtete sich der Verdacht, dass Herzanomalien, Embryonensterben und mehrfache Missbildungen mit der Giftigkeit von oxidiertem Vitamin A in Verbindung stehen, verursacht von Glyphosat.

Im März 2015 trafen sich siebzehn Experten aus elf Ländern in der Internationalen Agentur für Krebsforschung, einer Einrichtung der Weltgesundheitsorganisation WHO in Frankreich, um über die krebsauslösende Wirkung von organischen Verbindungen zu diskutieren, die Phosphor und insbesondere Glyphosat enthalten und als Insektenschutzmittel verwendet werden; sie gelangten zu der Schlussfolgerung, dass diese sogenannten Organophosphate »bei Menschen vermutlich krebserregend sind«[10]. Aus Berichten der US-Umweltschutzbehörde Environmental Protection Agency, die in den Archiven eingelagert waren, geht hervor, dass die zuvor erwähnte Firma Monsanto seit 1981 wusste, dass Glyphosat Krebs bei Säugetieren auslösen kann.[11]

Viele der schädlichen Wirkungen von Glyphosat treten bereits bei einer minimalen Dosierung auf (als zigtausendster Teil), vergleichbar mit der Menge der Pestizidrückstände in unserer Nahrung und Umwelt, und stellen die angeblich sicheren Grenzwerte der Belastung infrage.[12]

Unter dem Strich kann Glyphosat:

- Die Fähigkeit des Körpers beeinträchtigen, Toxine zu entgiften.
- Nützliche Darmbakterien vernichten und damit das Gleichgewicht des Mikrobioms stören.
- Sich negativ auf die Vitamin-D-Funktion auswirken, die eine wichtige Rolle in der menschlichen Physiologie und Stimmungsregulierung spielt.
- Wichtige Mineralstoffe verringern, einschließlich Eisen, Kobalt, Molybdän und Kupfer.
- Die Synthese von Tryptophan und Tyrosin aus dem Lot bringen, wichtige Aminosäuren, die an der Produktion von Protein und Neurotransmittern beteiligt sind.
- Hormone nachahmen, beispielsweise Östrogen, und dadurch die Entwicklung von hormonsensitiven Krebserkrankungen vorantreiben oder anregen.

Monsanto hat der Öffentlichkeit lange eingeredet, es bestünde kein Grund zur Besorgnis. Die gesundheitsschädlichen Auswirkungen von DDT, Agent Orange und PCB wurden erst zur Kenntnis genommen, als über mehrere Jahrzehnte gesammelte hieb- und stichfeste Beweise vorlagen, dass sie beim Menschen unumkehrbare Schäden anrichten. Bis Unkrautkiller wie Glyphosat offiziell verboten werden, sollten wir uns auf landwirtschaftliche Erzeugnisse beschränken, die gentechnisch nicht verändert wurden, sondern aus organisch-biologischem Anbau und von Tieren aus Freilandhaltung stammen. Wir müssen gemeinsam unsere Stimme erheben und gegen Experimente protestieren, die wir nicht mittragen und die alle Lebensformen auf unserem Planeten bedrohen.

Produkte von Tieren aus Weide- oder Freilandhaltung und Wildfisch

Produkte aus Weide- oder Freilandhaltung stammen von Tieren, die freien Auslauf haben und natürliche Nahrung zu sich nehmen, wie von der Evolution vorherbestimmt. Es kommt allen zugute, wenn wir eine nachhaltige organisch-biologische Landwirtschaft, die frei von petrochemischen Produkten und industriell gefertigten Futtermitteln ist, und eine humane, artgerechte Aufzucht von Lebewesen unterstützen, die uns als Nahrung dienen. Ihr Ernährungsplan könnte beispielsweise folgende Produkte enthalten: rotes Fleisch von Lamm, Schwein oder Rind, drei bis fünf Mal pro Woche; Fisch und Geflügel, zwei bis drei Mal pro Woche; sowie täglich Eier. Eine Liste der Fische aus nachhaltigem Fang mit der geringsten Gift- und Schadstoffbelastung finden sie auf der Website von Monterey Bay Aquarium's Seafood Watch, www.seafoodwatch.org. In der Welt nach der Katastrophe von Fukushima neige ich dazu, Lachs, Sardinen und Sardellen aus dem Atlantik den Vorzug zu geben.

Zögern Sie nicht, Hühner- und Rindfleischbrühen zu probieren, ein altes Hausmittel, um die Darmgesundheit wiederherzustellen. Da unsere heutige Ernährung Muskelfleisch den Vorzug gibt, das eine hohe Konzentration der schwefelhaltigen Aminosäure Methionin aufweist, haben wir die Vorteile eingebüßt, die unsere Vorfahren mit dem Verzehr von Knochen, Haut, Sehnen und anderen Bindegeweben genossen. Diese Teile sind reich an Glycin, einer gesundheitsförderlichen Aminosäure mit beruhigenden Eigenschaften, die nachweislich bei Schlafstörungen, Angstzuständen, Gelenk-, Haut- und Haarproblemen helfen. Ein Tipp: Fügen Sie warmen Flüssigkeiten Gelatine von grasgefütterten Rindern oder kalten Flüssigkeiten hydrolisiertes Collagen zu; beginnen Sie mit einem Esslöffel und erhöhen Sie die Dosis nach und nach auf zwei Esslöffel. Es ist geschmacklos.

Eier von Hühnern aus Freilandhaltung

Ich liebe Eier von Hühnern aus Freilandhaltung, die bei niedriger Temperatur in geklärter Butter zubereitet werden. Die niedrige Temperatur sorgt dafür, dass die Fettsäuren und Nährstoffe des Eis erhalten bleiben. Freilandhaltung bedeutet, dass sich die Hühner frei auf Auslaufflächen bewegen und Pflanzen und Insekten fressen können, eine angeborene Verhaltensweise ihrer nicht domestizierten Artgenossen. Falls Ihnen jemals eingeredet wurde, Eier wären schädlich wegen ihres Cholesteringehalts, dann ist es an der Zeit, diesen Mythos zu begraben. Eier gehören zu den Nahrungsmitteln, die in unserem Zeitalter am schlimmsten verteufelt wurden. Die Vorstellung, dass cholesterinhaltige Produkte, beispielsweise gesättigte Fettsäuren aus Rindfleisch, den Cholesterinspiegel im Blut in die Höhe treiben, ist völlig falsch. Die Forschung hat bisher keinen Nachweis erbracht, dass Speisefette und Cholesterin tierischen Ursprungs mit hohen Blut-Cholesterinwerten oder dem Risiko einer koronaren Herzerkrankung in Zusammenhang stehen. Bei Versuchen, einer Verbindung zwischen Blut-Cholesterinwerten und dem Verzehr von Eiern auf die Spur zu kommen, wurde immer wieder festgestellt, dass sich der Cholesterinspiegel von Teilnehmern, die wenig oder gar keine Eier aßen, keinen Deut von dem der Eier-Konsumenten unterschied.[13] Über 80 Prozent des Cholesterins im Blut, das bei Cholesterintests gemessen wird, erzeugt die Leber, und entgegen der landläufigen Meinung hilft der Verzehr cholesterinhaltiger Nahrung, die körpereigene Cholesterinproduktion zu stabilisieren.[14]

Eier sind ein perfektes Nahrungsmittel, und das Eigelb ist rein ernährungstechnisch eine Goldmine. Ganze Eier – einschließlich Eigelb – enthalten alle essenziellen Aminosäuren, die wir im Leben brauchen, und darüber hinaus Vitamine, Mineralstoffe und Antioxidantien, die bekanntermaßen unsere Sehkraft schützen. Sie haben weitreichende Auswirkungen auf unsere Physiologie. Sie tragen nicht nur dazu bei, dass wir uns satt und zufrieden fühlen, sondern helfen auch bei der Regulierung des Blutzuckers. 2013 wiesen Forscher der University of Connecticut nach, dass Probanden, die jeden Tag Eier aßen, besser auf Insulin reagierten und weniger anfällig für Erkrankungen der Herzkranzgefäße waren.[15]

Sie werden sehen, dass ich in meinem Ernährungsprogramm viele Eier empfehle. Bitte haben Sie keine Angst, sich daran zu halten. Die Frühstücksgewohnheiten auszuhebeln erweist sich häufig als die nachhaltigste Veränderung für meine

Patientinnen, deshalb hören Sie mit dem Müsli auf und fangen Sie stattdessen an, Eier zu essen. Das ist oft die beste Art, den Tag zu beginnen und den Blutzuckerspiegel zu stabilisieren. Es gibt viele Möglichkeiten, Eier in einem Gericht zu verwenden oder auf unterschiedliche Weise zuzubereiten: Gleich ob Sie Rührei, Spiegelei, pochierte oder gekochte Eier auf den Tisch bringen, sie gehören zu den vielseitigsten Produkten. Kochen Sie Sonntagabend einen Karton Eier, und Sie haben die ganze Woche lang ein bekömmliches Frühstück und/oder einen kleinen Imbiss zwischendurch.

Rohmilchprodukte

Während des dreißigtägigen Kernprogramms der Ernährungsumstellung sollten Sie Milchprodukte völlig vermeiden, also beispielsweise Milch, Joghurt, Käse und Speiseeis. Trinken Sie bitte nur gefiltertes Wasser. Verzichten Sie auch auf Tee, weil Tee eine harntreibende Wirkung hat. Eine angemessene Wasserzufuhr ist dadurch nicht mehr gewährleistet, aber die ist wichtig für die Energieerzeugung und die Zellfunktion. Nach dem ersten Durchlauf des Programms können Sie dann meiner Anleitung folgen, um festzustellen, ob Sie Milchprodukte in Maßen unbeschadet wieder einführen können. Da sie eine Kreuzreaktion hervorrufen und immunstimulierende Proteine wie Kasein und Butyrophilin enthalten, das man mit multipler Sklerose in Verbindung bringt, stellen sie für viele Allergiker ein Problem dar.[16] Vielleicht überrascht es Sie zu erfahren, dass handelsübliche Milchprodukte in hohem Maß industriell verarbeitet sind. Informationen über die relativen Vorteile von Rohmilcherzeugnissen, die weder pasteurisiert noch homogenisiert sind, finden Sie unter www.realmilk.com. Rohmilcherzeugnisse, die meistens von Tieren aus älteren Züchtungen stammen, enthalten kein Beta-Kasein-Alpha-1-Milchprotein. Das A1-Protein kommt in den meisten handelsüblichen Milchsorten vor, auch in biologischer Milch, und steht in Verdacht, Depressionen und andere neurologische Erkrankungen wie Autismus und Schizophrenie zu verschlimmern; möglicherweise besteht auch ein erhöhtes Risiko, Herzkrankheiten oder einen insulinabhängigen Diabetes zu entwickeln, was vermutlich auf einen opiatähnlichen Bestandteil namens BCM7 (Beta-Casomorphin) zurückzuführen ist. Beim Pasteurisieren werden nicht nur wichtige Bakterien, Folat, Vitamin A, B_6 und C, inaktive Lipase, Laktase und Phosphatase zerstört, ein Enzym, das die Kalziumaufnahme unterstützt, sondern auch Cholesterin oxidiert und Omega-3-Fettsäuren sowie Protein geschädigt.

Ein weiteres Problem bei der handelsüblichen Kuhmilch ist, dass sie vermehrt Exosome freisetzt, mit weitreichenden Folgen. Dieser Proteinkomplex, vor etwa dreißig Jahren erstmals entdeckt, besteht aus winzig kleinen Säckchen, die man anfangs für eine Art Müllbeseitigungsanlage hielt, deren Aufgabe darin bestand, unerwünschte Bestandteile der Zelle zu schreddern. Doch inzwischen häufen sich die Beweise, dass sie auch als Botenstoffe dienen und Informationen an entfernte Gewebe weiterleiten.[17] Sie enthalten MicroRNA (miRNA), Moleküle aus einer Gruppe uncodierter kleiner Boten-RNA, die als eine Art Übersetzer für den Austausch von Geninformationen dienen und Einfluss darauf haben, wie Gene zum Ausdruck kommen. Die Exosome in der Muttermilch sind reich an immununterstützenden Substanzen und damit Teil eines Prozesses, der die frühkindliche Entwicklung fördert. Sie können aber auch gesundheitsschädliche Informationen weiterleiten, wenn sie aus bestimmten Quellen stammen. Die miRNA aus Muttermilch und Gemüse enthalten gesundheitszuträgliche Informationen, während die aus Kuhmilch stammenden Informationen sogar Entzündungsvorgänge auslösen können.

Nüsse und Samen

Alle Samenarten (einschließlich Leinsamen) und trocken geröstete oder unbehandelte Nüsse sind gut für die Gesundheit. Die Erdnuss ist keine Nuss, sondern gehört zur Familie der Hülsenfrüchte und sollte aus verschiedenen Gründen, die ich gleich erkläre, gemieden werden. Falls Sie Nussbutter kaufen, sollten Sie nur Produkte ohne Zuckerzusatz wählen, bei denen sich das Öl an der Oberfläche befindet. Sie können Nüsse auch einweichen und keimen lassen, um die Enzymhemmer zu verringern: Messen Sie 4 Tassen Nüsse ab, bedecken Sie diese mit gefiltertem Wasser, geben Sie 1 bis 2 EL unraffiniertes Salz hinzu und lassen Sie das Ganze über Nacht bei Raumtemperatur stehen. Am nächsten Morgen die Flüssigkeit abseihen und die Nüsse unter fließendem Wasser abspülen. Sie können sie auch im Backofen oder Entfeuchter trocknen. Einige Firmen nehmen Ihnen diese Arbeit ab: Halten Sie nach dem Wort *gekeimt* auf der Packung Ausschau.

Warnung: Hülsenfrüchte

Ich rate meinen Patientinnen, Hülsenfrüchte während des ersten Monats ganz wegzulassen, da sie »unsichtbare Dornen«

namens Lektine besitzen, die das Immunsystem durcheinanderbringen und zu vielen Gesundheitsproblemen beitragen können, die in Verdacht stehen, Entzündungen Vorschub zu leisten.[18] Zu den bekanntesten Hülsenfrüchten gehören Bohnen, Erbsen, Linsen und Erdnüsse. Sie sind nicht nur reich an Mineralstoffen, Vitaminen und Ballaststoffen, sondern haben auch einen hohen Anteil an resistenten Stärken, ein Ballaststoff der besonderen Art, der hilfreich sein kann, wenn die Darmflora saniert ist. Resistent bedeutet, dass sie sich von den körpereigenen Enzymen nicht aufspalten lassen und daher länger satt machen. Bohnen werden von den meisten Menschen gut vertragen und können später, mit Ausnahme von Erdnüssen und Soja, wieder in die Kost eingeführt werden. Leider fördern Erdnüsse die Entwicklung von Schimmelgiften, und Soja kann die Aktivität von Schilddrüsen- und Bauchspeicheldrüsen-Enzymen beeinträchtigen. Sobald Sie wieder Hülsenfrüchte auf Ihren Speiseplan setzen dürfen, sollten Sie diese über Nacht in gefiltertem Wasser einweichen und vor dem Kochen unter fließendem Wasser abspülen.

REGEL NUMMER 3: NATÜRLICHE FETTE WEDER MEIDEN NOCH EINSCHRÄNKEN

Ich wette, dass Sie irgendwann in Ihrem Leben schon mal versucht haben, Fett zu vermeiden und einen großen Bogen um cholesterinreiche Nahrungsmittel zu machen, aus Angst, dadurch zuzunehmen bzw. vor einer Arterienverkalkung. Unternehmen, die auf die Gewichtsreduktion spezialisiert sind, Werber, Lebensmittelgeschäfte, Lebensmittelhersteller sowie einschlägige Bücher bemühen sich schon lange, uns den Gedanken einzutrichtern, dass wir uns fett- und cholesterinarm ernähren sollten. Es stimmt, dass bestimmte Fettarten, beispielsweise industriell verarbeitete Fette und Öle, mit Gesundheitsschäden in Verbindung gebracht werden. Das gilt jedoch nicht für naturbelassene Fette pflanzlichen oder tierischen Ursprungs.

Wenn meine Patientinnen über zuckerinduzierte Stimmungsschwankungen, Angstzustände, Depressionen, Schlafstörungen und Libidoverlust klagen, weiß ich, dass der Körper erheblich mehr Fett braucht, um die Funktion von Gehirn, Hormonen und Stoffwechsel wieder ins Lot zu bringen. Damit Sie das Joch der Nahrungsmittelgiganten abschütteln können: Eine 2014 veröffentlichte weitläufige Analyse von Primärstudien bestätigte die bereits vorliegenden Daten, die zeigten, dass ein hoher Konsum gesättigter Fette das Risiko einer koronaren Herzerkrankung keineswegs erhöht. Ich möchte in diesem Zusammenhang noch einmal darauf hinweisen, dass es keine Studie gibt, in der ein Zusammenhang zwischen dem Verzehr von Eiern und Herzinfarkt nachgewiesen werden konnte, ganz im Gegenteil.

Die mehrfach ungesättigten Fette, die Omega-3-Fettsäuren, haben ihre wohlverdiente positive Presse erhalten; sie ist vor allem Fisch und Fischöl (EPA und DHA) geschuldet, die sowohl entzündungshemmende Aktivitäten als auch die Elastizität der Zellmembran fördern und die Auswirkungen der industriell verarbeiteten Pflanzenöle in unserer Kost ausgleichen. Sie sind jedoch nicht die einzigen Akteure. Es ist verführe-

Zwei ungewöhnliche, aber hochgradig gesundheits-fördernde Nahrungsbestandteile

Leberpulver

Leberpulver gehört zu den Superfoods, die mehr können als normale Lebensmittel; es ist in Vergessenheit geraten, aber das beste Multivitaminpräparat, das es gibt, und ein einzigartiger Lieferant von fettlöslichen Vitaminen wie den Vitaminen A, D, K und E; es enthält außerdem Mineralstoffe, verwertbares Eisen, Antioxidantien und Vitamin B. Leberpulverpräparate von Tieren aus Weidehaltung, am besten in schonend getrockneter Form, sollten ungefähr zwei Mal in der Woche konsumiert werden. Sie können das Pulver in Suppen, Eintöpfe oder Smoothies einrühren, es ist nahezu geschmacklos. Fangen Sie mit einem Esslöffel pro Woche an.

Resistente Stärke

Stärke kommt in zwei Arten vor; eine der beiden lässt sich nicht durch Enzyme aufspalten und dient im Darm als Quelle von Ballaststoffen, die imstande sind, entzündungshemmende gesättigte Fettsäuren zu produzieren. Wenn Sie einen Monat lang Getreide und Zucker aus Ihrer Kost ausgeschlossen, aber viel natürliche Fette zu sich genommen haben, kann die Wiedereinführung resistenter Stärke gesundheitsfördernde Veränderungen im Darm hervorrufen, die den Blutzuckerspiegel ausbalancieren und den Stoffwechsel unterstützen. Sie sind insbesondere in kalten weißen Süßkartoffeln und weißem Reis enthalten, da der Abkühlungsprozess die Bildung resistenter Stärke erhöht. Grüne Kochbananen sind ein weiterer Lieferant von resistenter Stärke. Und falls Sie nach einer Abkürzung Ausschau halten, versuchen Sie es mit Kartoffelstärke: Fangen Sie mit einem Teelöffel pro Tag an, wenn Sie möchten, auf alle Mahlzeiten verteilt und im Essen oder in Wasser aufgelöst, und arbeiten Sie sich bis zu vier Teelöffeln vor, sofern Sie keine Blähungen oder Völlegefühle bekommen.

risch, Nahrungsmittel einzelnen Fettgruppen zuzuordnen, aber viele Fette arbeiten am besten mit anderen zusammen. Fleisch von Rindern aus Weidehaltung besteht beispielsweise nicht nur aus gesättigten Fettsäuren, sondern hauptsächlich aus einfach ungesättigten Fettsäuren. Dennoch sind die gesättigten Fettsäuren für die Gesundheit der Zellmembran und des Gehirns wichtig, das zu 60 Prozent seines Trockengewichts aus Lipiden besteht, zu denen auch Fettsäuren gehören.

Eines sollte zu den Omega-3- und Omega-6-Fettsäuren jedoch noch gesagt werden: Unsere heutige Kost enthält einen außerordentlich hohen Anteil an Omega-6-Fettsäuren, die man in vielen handelsüblichen Pflanzenölen findet, beispielsweise Distelöl, Maisöl, Rapsöl, Sonnenblumenöl und Sojabohnenöl; Pflanzenöle sind in vielen Ländern die Nummer eins unter den Fettlieferanten.

Vielleicht haben Sie schon gehört oder gelesen, dass wir eigentlich zu viele industriell verarbeitete Omega-6-Fettsäuren zu uns nehmen. Ich gehe noch einen Schritt weiter und füge hinzu, dass die Omega-3-Fettsäuren, die wir konsumieren, so verfälscht sind, dass der Körper sie nicht einmal mehr verwerten kann. Sie dienen nur dazu, Zellvorgänge zu stören, und sind außerstande, den natürlichen Bedarf des Körpers zu befriedigen. Im Gegensatz zu manch einer Information, eine gesunde Ernährung betreffend, sind Omega-6-Fettsäuren von zentraler Bedeutung für das Gehirn und die Immunfunktion und sollten in ihrer natürlichen Form (beispielsweise aus Nüssen und Samen) keinesfalls verteufelt werden.

Hier einige Lieferanten der unterschiedlichen Fettsäuren:

- Omega-3- und Omega-6-Fettsäuren: Kaltwasserfische, Leinöl, Makadamiaöl, Fleisch von Tieren aus Weidehaltung, Eier, Nüsse und Samen
- Omega-9-Fettsäuren (einfach gesättigt): Olivenöl, Avocado, Mandeln, Eier, Schweineschmalz (richtig, Schweineschmalz!)

• Gesättigte Fettsäuren: Palmöl, Tierfleisch, Ghee, dunkle Schokolade, Kokosöl (denken Sie daran: Fett unterstützt die Aufnahme der fettlöslichen Vitamine D, A, K und E)

Verwenden Sie Ghee von Tieren aus Weidehaltung oder Kokosöl beim Hochtemperatur-Garen und Olivenöl für den Rest. Ghee ist geklärte Butter, der Laktose und Kasein entzogen wurden, die bei hohen Temperaturen oxidieren, und ein wichtiger Lieferant einzigartiger Fette wie Butyrate, konjugierter Linolsäure (CLA) und der Vitamine A, D und K. Butyrate, die Salze und Ester der Buttersäure, können für die Energiegewinnung genutzt werden, den Erhalt der Darmflora unterstützen und Entzündungsprozessen im Gehirn entgegenwirken. Im traditionellen indischen Kulturkreis ist Ghee wegen seiner heilenden Eigenschaften bekannt, die sich von denen der Butter unterscheiden und bei einer wissenschaftlichen Analyse der Makro- und Mikronährstoffe nicht erfasst werden.

Kokosöl ist kein schlechtes Fett, im Gegensatz zu den Behauptungen in fehlgeleiteten und längst überholten Werbeanzeigen, die gesättigte Fettsäuren anprangern. Es stellt in tropischen Ländern die Hauptquelle traditioneller Fette dar, und der Gehalt an gesättigten Fettsäuren hat ein einzigartiges Profil, weil es aus mittelkettigen Triglyceriden besteht. Diese Nahrungsfette benötigen keine Bauchspeicheldrüsen-Enzyme für den Verdauungsvorgang und stehen unverzüglich für die Energiegewinnung zur Verfügung. Wegen ihrer positiven Auswirkungen auf kognitive Prozesse, Hydro-Lipid-Gleichgewicht, Immunsystem und Stoffwechsel in den Brennpunkt der Forschung gerückt, sind sie ein absolutes Muss, wenn es gilt, den Metabolismus von Körper und Gehirn durch eine verbesserte Fettverbrennung anzukurbeln.

Schließen Sie alle vorgefertigten Salatdressings aus Ihrer Kost aus, von denen die meisten Pflanzenöle enthalten. Verwenden Sie stattdessen Olivenöl und Essig; Apfelessig und/oder Zitrone sind ebenfalls eine gute Wahl.

Sie werden feststellen, dass Fett einem Gericht zusätzlichen Geschmack verleiht. Kochen Sie mit so vielen frischen Kräutern und Gewürzen, wie Sie möchten, vor allem Knoblauch, Ingwer und Kurkuma, die nachweislich stimmungsaufhellende Eigenschaften besitzen. Kurkuma stärkt das Immunsystem, dämmt Entzündungen ein, entgiftet die Leber und hat bei der Bekämpfung von Depressionen genauso große Wirksamkeit wie mehr als ein Dutzend verschiedener Antidepressiva, wie Studien belegen. Seien Sie jedoch vorsichtig beim Kauf von Fertiggewürzen und Würzstoffen aus Pflanzen, die Weizen verarbeiten, Gammastrahlung ausgesetzt waren und Zuckerzusatz enthalten.

Salz

Falls Sie normales Speise- oder Kochsalz verwenden, dann bitte weg damit! Nehmen Sie stattdessen Meersalz oder Himalayasalz. Himalayasalz ist ein Steinsalz, das sich rühmen darf, mehr als achtzig ionisierte Mineralstoffe zu enthalten, die vor über 200 Millionen Jahren in der Erde eingelagert wurden. Der Verzehr fördert einen ausgewogenen Elektrolythaushalt und pH-Wert, die Anlagerung von Wassermolekülen und die Entgiftung; er kann zur Gesundheit der Knochen und Herzkranzgefäße beitragen und Haut und Haaren Glanz verleihen.

REGEL NUMMER 4: KEINE ANGST VOR PROBIOTIKA

Wie im ersten Teil des Buches angesprochen, gibt es inzwischen zahlreiche Tier- und Vorstufen von Humanstudien, die belegen, dass Darmmikroben Stimmung und Verhalten beeinflussen. Und sie haben auch gezeigt, dass die Einnahme von Probiotika bestimmte psychische Störungen umzukehren vermag. Seit Anbeginn der Geschichte dienten fermentierte Nahrungsmittel als Quelle probiotischer Bakterien. Angehörige traditioneller Kulturen pflegten ihre Nahrung zu fermentieren, lebten in der Natur und mit ihr im Einklang und nutzten alles Essbare in einer Weise, die eine inzwischen bedrohte Darmbakterien-Vielfalt förderte. Die Fermentierung von Nahrungsmitteln reicht nachweislich mehr als siebentausend Jahre zurück, bis zur Weinherstellung in Vorderasien. Die Chinesen verstanden sich schon vor sechstausend Jahren darauf, Kohl zu fermentieren.

Obwohl die Mechanismen, die sich hinter dem Fermentierungsprozess verbergen, in westlichen Zivilisationsgesellschaften einige Jahrhunderte lang verborgen blieben, waren die damit verbundenen gesundheitlichen Vorteile schon immer im Bewusstsein der Menschen verankert. Sie haben schon lange fermentierte Nahrung zu sich genommen, bevor Probiotika als Nahrungsergänzung in den Naturkostläden auftauchten. Auch Sie kennen mit Sicherheit Sauerkraut (fermentierter Weißkohl) und Joghurt (fermentierte Milchprodukte). In Korea findet man fast in jedem Haushalt ein Schraubverschlussglas mit Kimchi im Kühlschrank, ein würziges Nationalgericht, das normalerweise aus Weißkohl oder Gurken besteht, in Salz eingelegt und haltbar gemacht wurde.

Unter Fermentierung versteht man den Vorgang der metabolischen Umwandlung von Kohlenhydraten, in der Regel Zucker, in andere Moleküle, entweder Alkohol und Kohlendioxid oder organische Säuren. Die Reaktion kommt nur mithilfe von Hefe, Bakterien oder beidem zustande, unter Ausschluss von Sauerstoff (daher die ursprüngliche Bezeichnung dieses Gärungsprozesses als »Atmung ohne Luft«). Im neunzehnten Jahrhundert entdeckte der russische Zoologe und Immunologe Ilja Iljitsch Metschnikow, dass *Lactobazillus*-Bakterien Einfluss auf die Gesundheit haben könnten. Als Vater der Immunologie in die Geschichte eingegangen, sah Metschnikow viele Aspekte voraus, die in der heutigen Immunbiologie eine Rolle spielen, und er war der Erste, der die Theorie von der zuträglichen Wirkung der Milchsäurebakterien für die Gesundheit des Menschen propagierte. 1908 wurde ihm der Nobelpreis für Medizin verliehen. Seine Theorie beruhte weitgehend auf der Beobachtung, dass zwischen der Gesundheit und Langlebigkeit bulgarischer Bauern und ihrem Verzehr fermentierter Milchprodukte ein Zusammenhang bestehen musste. Er gelangte bereits damals zu der Schlussfolgerung, dass sich »durch die orale Verabreichung fermentierter Bakterienkulturen die gesundheitsfördernden Bakterien im Darmtrakt ansiedeln lassen«.[19]

Metschnikow war der Überzeugung, dass toxische Bakterien im Darm den Alterungsprozess beschleunigen und Milchsäure zur Verlängerung der Lebensdauer beiträgt. Er selbst nahm täglich Sauermilch zu sich und hat wahrscheinlich den Begriff *Probiotika* geprägt, um die gesundheitsfördernden Bakterien zu beschreiben. Seine wissenschaftlichen Arbeiten dienten dem japanischen Mikrobiologen Minoru Shirota im zwanzigsten Jahrhundert als Anregung, den Zusammenhang zwischen Bakterien und einer guten Darmgesundheit zu erforschen. Dr. Shirotas Studien ebneten den Weg für den heute boomenden Probiotika-Markt.

Dass Nahrungsmittel probiotisch werden oder zahlreiche gesundheitszuträgliche Bakterien enthalten, ist vor allem auf die Fermentierung von Milchsäure zurückzuführen. Bei dieser natürlichen Reaktion wandeln die gesundheitsförderlichen Bakterien Zuckermoleküle in der Nahrung in Milchsäure um und ermöglichen den Bakterien damit eine natürliche Vermehrung. Das dabei entstehende Nebenprodukt, die Milchsäure, schützt die fermentierte Nahrung vor dem Befall schädlicher Bakterien, weil sie ein säurehaltiges Milieu schaffen, das gesundheitsschädigende Bakterien abtötet. Deshalb dient die Milchsäurefermentierung auch der Haltbarmachung von Lebensmitteln. Um fermentierte Produkte herzustellen, werden heute bestimmte gesundheitsförderliche Bakterienstämme wie *Lactobazillus acidophilus* in zuckerhaltige Nahrungsmittel eingeführt, um den Prozess in Gang zu setzen. Joghurt lässt sich beispielsweise mithilfe einer Starterkultur – Stämme lebender, aktiver Bakterien – und Milch leicht selbst herstellen.

Im 9. Kapitel erfahren Sie, worauf Sie beim Kauf probiotischer Zusatzpräparate achten sollten, aber es geht nichts über das breite Spektrum gesunder Bakterien, das in vollwertigen natürlichen Lebensmitteln enthalten ist, wie Sauerkraut, Mixed Pickles, Kimchi und anderen fermentierten Gemüsesorten. Meine Menüvorschläge sollen Sie anregen, sie ab heute auch in Ihre Kost einzufügen. Bakterien, die Sie auf diese Weise zu sich nehmen, sind außerordentlich bioverfügbar, das heißt, sie werden schnell und in hohem Ausmaß vom Körper aufgenommen, und sie gehen dort vielfältigen Aufgaben nach. Beispielsweise tragen sie zum Erhalt der Darmschleimhaut bei, balancieren den pH-Wert des Körpers aus, sind ein natürliches Antibiotikum, bekämpfen Viren und Pilze, regulieren das Immunsystem und halten Entzündungen in Schach.[20] Sie unterdrücken mithilfe von antibakteriellen Stoffen, den Bacteriocinen, das Wachstum und Eindringen pathogener Bakterienstämme, die Krankheiten verursachen könnten. Und da diese probiotischen Bakterien ihre Brennstoffquellen verstoffwechseln, setzen sie verschiedene in der Nahrung enthaltene Nährstoffe frei, sodass sie leichter vom Körper aufgenommen werden. Sie erhöhen beispielsweise die Bioverfügbarkeit der Vitamine A, C und K und sind unermüdlich damit befasst, etliche Vitamine der B-Gruppe für uns zu produzieren.

Beeindruckend ist, dass schon der geringfügige, aber wiederholte Kontakt mit probiotischen Bakterien positive Ergebnisse hervorbringt, die klinisch messbar sind. Eine neue Wortschöpfung in meinem Arbeitsbereich ist der Begriff *psychobiotisch*, abgeleitet aus Studien, die einen Zusammenhang zwischen ihrem Verzehr und positiven psychischen Wirkungen nachgewiesen haben.[21]

Fast jeder Psychiater, der wie ich im Rahmen der funktionellen Medizin arbeitet und den Körper nicht als Sammlung von unabhängigen Einzelteilen, sondern als ganzheitliches System sieht und behandelt, kann auf »probiotische Therapieerfolge« hinweisen; sie wurden bei Patienten mit lebensbeeinträchtigenden, oft im Bereich der Zwangsstörungen angesie-

delten Symptomen erzielt, die mithilfe einer Ernährungsumstellung und probiotischer Nahrungsergänzung völlig verschwanden. Als klinische Ärztin, die ihren Patientinnen
einschneidende Veränderungen ihrer bisherigen Lebensgewohnheiten verordnet, einschließlich einer radikalen Ernährungsumstellung, Meditation und Großreinemachen auf Um-
welt- und mentaler Ebene, betrachte ich vor allem eine Studie
mit ehrfürchtigem Staunen, die mit einem einfachen Probiotikum ein sagenhaftes Ergebnis erzielte. Es handelte sich um
eine kleine Studie, die aber dennoch Aussagekraft hatte und
Antwort auf die Frage bot: Können Probiotika die Stimmungslage beeinflussen? Acht Wochen lang wurden vierzig Probanden mit einer schweren Depression getestet und nach dem Zufallsprinzip zwei Gruppen zugeteilt: Die eine Gruppe erhielt
Lactobazillus acidophulus, Lactobazillus casei und *Bifidobacterium bifidum,* die Kontrollgruppe ein Placebo.[22] Ohne Eingriffe an diesen Fronten vorzunehmen, wurden auch die Ernährungsgewohnheiten und das Ausmaß der körperlichen Bewegung beobachtet. Nach acht Wochen waren signifikante
Unterschiede in der Stimmungslage erkennbar. Noch interes-
santer war, dass Blutuntersuchungen beträchtliche metabolische Veränderungen bei der Gruppe anzeigten, die Probiotika
nahm – die Insulin-Blutwerte und Entzündungsmarker waren
im Vergleich zur Placebo-Gruppe gesunken.

Wenn es ein Medikament gäbe, das in der Lage wäre, solche
positiven statt der zahlreichen unbeabsichtigten negativen Nebenwirkungen hervorzurufen, einige davon dauerhaft und lebensbeeinträchtigend, würde es mit Sicherheit auf der Titel-
seite der *Times* landen.

Bei einer anderen randomisiert kontrollierten Studie wurden 75 Kindern in den ersten sechs Lebensmonaten Probiotika (*Lactobacillus rhamnosus*) verabreicht und die Wirkung bis zu ihrem dreizehnten Lebensjahr beobachtet.[23]

Ursprünglich war sie darauf angelegt, die Anfälligkeit für die Entwicklung von Ekzemen zu untersuchen. Die Mehrzahl der Säuglinge in beiden Gruppen wurde vaginal geboren und erhielt Flaschennahrung, einige hatten Antibiotika einnehmen müssen. Die Ergebnisse waren bemerkenswert: Im Alter von dreizehn Jahren wurde bei sechs von 35 Kindern (17,1 Prozent) ADHS oder Asperger-Syndrom festgestellt; keines der sechs Kinder gehörte der Probiotika-Gruppe an. Anders ausgedrückt: Den Kindern, die Probiotika erhalten hatten, blieben diese neuropsychiatrischen Störungen erspart. Diejenigen, bei denen sie diagnostiziert wurden, hatten auch während der ersten sechs Lebensmonate eine geringere Anzahl gesunder Bifidobakterienstämme im Körper, wie Stuhlproben zeigten. Zu ähnlichen Ergebnissen gelangte man auch in Studien an neugeborenen Nagetieren, bei denen Probiotika stressregulierende und verhaltensverändernde Auswirkungen hatten.[24] Derzeit laufen mehrere Forschungsprojekte, die der Ursache-Wirkung-Beziehung zwischen Probiotika und psychischem Wohlbefinden auf den Grund gehen. Vieles deutet darauf hin, dass Probiotika nicht zwangsläufig zum Wachstum gesundheitsförderlicher Bakterien beitragen, sondern ihre Wirkung durch die Beeinflussung des Vagusnervs im Gehirn erzielen, der entsprechende Signale an den Darm sendet und seine Gesundheit damit unterstützt.

REGEL NUMMER 5: BEWUSST ESSEN

Haben Sie schon mal eine Mahlzeit beendet, ohne hinterher sagen zu können, was Sie dabei geschmeckt haben? Schlucken Sie jeden Bissen unzerkaut hinunter? Arbeiten Sie durch, statt eine Mittagspause zu machen, genau wie ich? Bei meinem Ernährungsprogramm sind Sie aufgefordert, eine ganze Woche lang Achtsamkeit zu üben. Beginnen Sie damit, sich während der Mittagspause in Ruhe hinzusetzen und bewusst zu essen. Viele von uns essen, während sie nebenher andere Aufgaben erledigen oder ihre Aufmerksamkeit auf Fernsehgerät, Smartphone oder Computerbildschirm richten. Eine ruhige ungestörte Umgebung fördert eine optimale Verdauung und aktiviert das parasympathische Nervensystem, das diesen Prozess unterstützt. Der Verdauungsvorgang wird beeinträchtigt, wenn Sie sich während des Essens ablenken lassen, indem Sie beispielsweise fernsehen, Ihre E-Mails lesen oder sich auf hitzige Diskussionen einlassen. Eine Mahlzeit zu genießen sollte keine Verpflichtung auf Ihrer ohnehin schon randvollen To-do-Liste sein; betrachten Sie diese Zeit einfach als eine Chance, sich zu entspannen und Ihre Batterien wiederaufzuladen.

Versuchen Sie auch, sich auf die Beschaffenheit der Nahrung zu konzentrieren, achten Sie auf die verschiedenen Geschmacksnoten und Texturen. Nehmen Sie am Tisch Platz, schließen Sie die Augen, seien Sie dankbar für die Nahrung, und nehmen Sie bewusst kleine Bissen zu sich. Versuchen Sie einmal, die Gabel in die andere, nicht dominante Hand zu nehmen. Sie werden feststellen, dass Sie automatisch langsamer essen. Und beschränken Sie die Ablenkungen auf die Menschen, mit denen Sie gemeinsam am Tisch sitzen. Betrachten

Sie Mahlzeiten als eine Möglichkeit, die Gabe der Nahrung und das noch größere Geschenk des Lebens zu würdigen. Nutzen Sie die Gelegenheit, einen Gang oder zwei herunterzuschalten, Ihre Nahrung und den Vorgang der Nahrungsaufnahme bewusst wahrzunehmen und den Einklang mit Ihrer Tischgesellschaft, Ihrem Umfeld oder mit sich selbst herzustellen.

Rekrutieren Sie die Streitkräfte Ihres Körpers in erster Linie aus der Nahrung

Die Entgiftung des Körpers nach all den Angriffen, denen er jeden Tag aufs Neue ausgesetzt wird, ist ein nährstoffabhängiger Prozess. Er greift nachhaltig auf die verfügbaren Vitamine, Mineralstoffe, Antioxidantien und Aminosäuren zurück, die wir gespeichert haben. Deshalb ist es wichtig, unsere Reserven wieder aufzufüllen, vor allem mit den Vitalstoffen, die auf natürliche Weise Entzündungen hemmen oder mit einer optimalen mentalen Gesundheit verknüpft sein könnten. Zink, Kupfer, Selen, Magnesium, Calcium, Tyrosin, Tryptophan, die Vitamine A, C, E und die B-Familie, B_{12} und Folsäure eingeschlossen, sollten sich im Gleichgewicht befinden. Ich empfehle meinen Patientinnen, ihre Nährstoffe in erster Linie aus der Nahrung zu beziehen; Ergänzungspräparate sollten individuell ausgewählt werden, und zwar in Übereinstimmung mit Entzündungsmarkern, Anzeichen von Autoimmunschwächen und dem Vitamin-Serumspiegel (empfohlene Tests finden Sie im 9. Kapitel).

Wenn Sie sich an die Ernährungsleitlinien in diesem Kapitel und an die Menüpläne im 10. Kapitel halten, haben Sie ein Selbsthilfeprogramm an der Hand, das Ihr Nervensystem ins Gleichgewicht bringt, auch ohne Nahrungsergänzungsmittel, die kein Muss, sondern eine zusätzliche Option darstellen.

7. DIE MACHT VON MEDITATION, SCHLAF UND KÖRPERLICHER BEWEGUNG
Drei einfache Lebensgewohnheiten, die Ihre mentale Gesundheit verbessern

~~~

*Die Entspannungsreaktion ist eine Abkürzung
auf dem Weg zur Genesung.*

*Mit ein paar leichten Übungen lassen
sich uralte Selbstheilungsmechanismen
des Körpers aktivieren.*

Ich bin ein Mensch, dem ständig tausend Dinge durch den Kopf gehen. Als Mutter, Ehefrau, Ärztin, Autorin, Referentin und Sklavin meiner To-do-Listen rate ich jedem zu größter Vorsicht, der es wagt, meine mentalen Kreise zu stören. Selbst wenn ich keine dieser Rollen innehätte und nichts weiter tun müsste, als unter einer Palme zu sitzen und mich zu entspannen, würde mich mein unermüdlich arbeitender Verstand dorthin verfolgen. Ich bin sicher, viele von Ihnen kennen das ebenfalls aus eigener Erfahrung.

Die weltweite Verbreitung dieses mentalen Problems ist einer der Gründe dafür, dass die Meditation so große Bedeutung erlangt und in buchstäblich alle Religionen und Kulturen Eingang gefunden hat. Die Meditation zielt darauf ab, die Leistungsfähigkeit im Alltag zu verbessern und einen entspannten Wachzustand zu schaffen. Und es gibt viele Studien, die ihren Erfolg belegen.

Vielleicht lassen Sie sich genau wie ich von Expertenberichten überzeugen, die darauf hinweisen, dass allein der Vorgang des bewussten Atmens und die Wahrnehmung des Atems ein so wirksames Heilmittel sein kann, dass es Medikamente zu ersetzen vermag. Das gilt auch für einen erholsamen Schlaf und ausreichende körperliche Bewegung.

Ich beginne dieses Kapitel mit einem Plädoyer für die Praxis der Meditation, die aber nicht unbedingt mit dem traditionellen Chanten von Mantren wie »Om« oder der Konzentration auf einen Gegenstand in einem totenstillen Raum, in dem man reglos auf einem erhöhten Meditationskissen sitzt, verbunden sein muss. Es gibt viele Möglichkeiten zu meditieren, mit denen man fantastische Ergebnisse erzielen kann, auch ohne den ganzen Tag Nabelschau zu betreiben. Sie können einfach damit beginnen, sich ein paar Minuten am Tag eine geführte Meditation anzuhören und diese Übung dann auf zwei Mal am Tag und jeweils zwanzig Minuten zu steigern. Damit fördern Sie eine therapeutische Wirkung, die das Nervensystem entspannt – das uns ermöglicht, etwas in Ruhe »geistig und körperlich zu verarbeiten« – und sowohl Symptome lindert als auch den Körper in seinen ursprünglichen Zustand zurückführt, in dem er sich gegen Entzündungsvorgänge zu wehren weiß. Wie ich immer wieder betont habe, ist die Vernetzung von Darm, Gehirn, Hormon- und Immunsystem engmaschig und unauflösbar. Solange wir diese komplexe Verbindung nicht einbeziehen, sind wir außerstande, einer Depression vorzubeugen oder sie auf lange Sicht in den Griff zu bekommen. Echte Heilung und Prävention ist nur dann möglich, wenn Sie Ihrem Körper jeden Tag aufs Neue die Botschaft übermitteln, dass er keine Angriffe und Gefahren zu befürchten hat und dass er alles erhält, was ihn nährt, unterstützt und entspannt.[1]

Da wir inzwischen wissen, welche Macht die genetischen Informationen besitzen, die darüber entscheiden, wie die etwa zwanzigtausend DNA-Abschnitte, mit denen wir geboren werden, in Erscheinung treten, können wir den Umgang mit Werkzeugen lernen, die uns helfen, den »guten« Genen zum Durchbruch zu verhelfen und die »schlechten« zu unterdrücken. Wie sich herausgestellt hat, besteht eine Schnittstelle zwischen unserer DNA, der Gesamtheit aller nicht genetischen Umwelteinflüsse, denen ein Mensch lebenslang ausgesetzt ist, Exposom genannt, und dem bewussten Verhalten; sie bestimmen, wie das Drehbuch des Lebens angelegt ist. Wie Sie gleich herausfinden werden, lässt sich mit Meditation, Schlaf und körperlicher Bewegung auf einen Streich genau das erreichen, wovon Pharmaunternehmen nur träumen können.

Der wissenschaftliche Aspekt der Meditation

Obwohl die Vorteile der Meditation seit Jahrzehnten durch mündliche Berichte und Studien belegt sind, haben wir erst jetzt begonnen, ihre Bedeutung für den psychiatrischen Bereich zu verstehen. Riesige Datenmengen bezeugen inzwischen, warum sie eine so große Wirkung hat; ein Grund ist, dass sie die Aktivierung von Genen fördert, die Entzündungen mit aller Macht entgegenwirken und dazu beitragen, den Blutzuckerspiegel zu stabilisieren. Wir werden ruhig, gelassen und gefasst auf der körperlichen Ebene, was wiederum zur Folge hat, dass unser Gehirn das Sperrfeuer der eingehenden Informationen dämpft, mit dem unser ständig bewertendes und analysierendes Selbst es belegt. Bevor wir uns im Zuge der Evolution zu vielschichtigen, kritisch denkenden Wesen entwickelt haben, war unser Gehirn weniger kompliziert. Wir wussten, wie wir Nahrung, Wasser und Möglichkeiten finden, uns in eine soziale Gemeinschaft zu integrieren, aber Berechnen und Vorausplanen wäre uns schwergefallen. Als unser Gehirn größer wurde, gelang es uns besser, Problemlösungen zu entwickeln und wie Einstein zu denken – oder auszuknobeln, wie man Freizeitaktivitäten, Chauffeurdienste für die Familie und Hausarbeit auf einen Nenner bringt. In der lichten Seite des Yin, sprich dem besser entwickelten Gehirn und größerer Denkfähigkeit, war das Yang inbegriffen, der Tribut, den wir dafür entrichten mussten: Wir haben den Bezug zur Stille, zum mentalen Raum und seiner lebenserhaltenden Leere verloren. Und hier kann die Praxis der Meditation Abhilfe schaffen. Sie gestattet uns, uns zeitweilig von unserem analytischen Selbst zu befreien. In diesem Zustand der inneren Leere nehmen wir Sinneseindrücke, Gefühle und Gedanken wahr, ohne sie zu bewerten oder ihnen nachzuhängen. Es ist ein neutraler Zustand, der unvoreingenommene Beobachtung und Wahrnehmung ohne Fixierung ermöglicht.

Eine der ersten Studien über die Auswirkungen der Meditation wurde 2005 vom Massachusetts General Hospital der Harvard University veröffentlicht; sie zeigte, dass bestimmte Bereiche der Großhirnrinde bei Menschen, die regelmäßig meditieren, dicker waren.[2] Seither haben zahlreiche Untersuchungen belegt, dass Menschen mit »dicker Hirnrinde« in der

Regel geistig reger sind und über ein besseres Gedächtnis verfügen.[3] Diese Hirnareale haben Einfluss auf die Aufmerksamkeit, die Verarbeitung der Sinneswahrnehmungen und die Planung vielschichtiger kognitiver Verhaltensweisen. Studien zufolge bleibt die zerebrale Dicke in bestimmten Bereichen der Hirnrinde, die im Verlauf des Alterungsprozesses ausdünnen, bei Menschen, die ein Leben lang meditieren, erhalten. Die Meditation scheint also ein hochwirksames mentales Fitnesstraining zu sein, das die Leistungsfähigkeit der »Gehirnmuskeln« stärkt.

Die 2005 veröffentlichte Studie gehörte zu den ersten, die zu dem Ergebnis kamen, dass Meditation den Entspannungszustand fördert: Sie führt zur Verlagerung der Hirnaktivität im Cortex. Die Hirnwellen im rechten Frontallappen der Großhirnrinde, der als Stresszentrum gilt, werden beispielsweise auf den ruhigeren linken Frontallappen übertragen. Diese Verlagerung der Hirnaktivität auf Bereiche, die mit Entspannung in Verbindung stehen, könnte erklären, warum sich Menschen, die regelmäßig meditieren, nach Erreichen des meditativen Zustands gelassener und mit sich selbst und der Welt im Reinen fühlen.

Forscher des Benson-Henry Institute for Mind Body Medicine in Massachusetts, das der Harvard University angeschlossen ist, haben sich eingehender mit den Mechanismen hinter den psychischen Auswirkungen der Meditation befasst; ihr Augenmerk galt vor allem den Entspannungsreaktionen, die durch verschiedene Formen der Meditation, regelmäßiges Beten, Yoga, Tai-Chi, Atemübungen, progressive Muskelentspannung, Biofeedback, geführte Imagination, Fantasiereisen und

Qigong erreicht werden.[4] Die Tiefenatmung, einer der Eckpfeiler solcher Übungen, ist unter anderem deshalb so effektiv, weil sie eine Reaktion des parasympathischen statt des sympathischen Nervensystems auslöst. Wenn wir uns in einer Stresssituation befinden, wird das sympathische Nervensystem aktiviert, was einen sprunghaften Anstieg der Stresshormone Cortisol und Adrenalin zur Folge hat. Das parasympathische Nervensystem kann im Gegensatz dazu eine Entspannungsreaktion herbeiführen. Die Tiefenatmung bietet die Möglichkeit, in Sekundenschnelle von einer hohen auf eine niedrige Alarmstufe umzuschalten, da sich der Körper auf vielen Ebenen gleichzeitig entspannt. Für Dr. Herbert Benson, der die Benson-Meditation entwickelte, ist die Entspannungsreaktion »ein körperlicher Zustand tiefer Ruhe, der die physischen und emotionalen Stressreaktionen verändert«. Kennzeichen dieses Zustands sind:

- Gedämpfter Stoffwechsel
- Verlangsamter Herzschlag und Muskelentspannung
- Verlangsamte Atmung
- Absinken des Blutdrucks
- Erhöhte Produktion des Signalmoleküls Stickstoffmonoxid, das die Arterien erweitert

Auch das lymphatische System profitiert erheblich von der Tiefenatmung. Die Lymphe ist eine klare, mit Immunzellen angefüllte Flüssigkeit, die sich in den Lymphgefäßen durch den gesamten Körper bewegt. Sie spielt eine wichtige Rolle für das Immunsystem, weil sie Nährstoffe anliefert, Abfallproduk-

te der Zellen einsammelt und an der Zerstörung von Krank-
heitserregern beteiligt ist. Im Gegensatz zum Kreislaufsystem,
das über ein Herz verfügt, mit dem Blut durch den Körper
gepumpt wird, besitzt das Lymphsystem keine eingebaute
Pumpe. Es ist auf die Atmung und körperliche Bewegung an-
gewiesen, um die Lymphflüssigkeit durch den Körper zu
transportieren.

Schon seit vierzig Jahren bestätigen Forschungsergebnisse,
dass die Meditation einen unmittelbaren positiven Einfluss auf
die Genexpression hat, aber erst in den letzten zehn Jahren
wurden Instrumente entwickelt, um die genbasierten Veränderungen zu messen.[5] Weit davon entfernt, den »inneren Mönch«
auf den Plan zu rufen, stecken sich die Teilnehmer an einer dieser Studien einfach Stöpsel ins Ohr und hören sich zwanzig Minuten eine geführte Meditation an. Die Forscher konnten die
Auswirkungen der Entspannungsreaktion durch Beobachtung
der Genexpression vorher, nach zwanzig Minuten, nach achtwöchiger Meditationspraxis und bei Meditationsübungen über
einen langen Zeitraum quantifizieren. Die Probanden, die acht
Wochen und über einen langen Zeitraum meditiert hatten, ließen positive Veränderungen in der Genexpression erkennen,
ein Ergebnis der Entspannungsreaktion. Allem Anschein nach
ist die Beziehung zwischen einer Verbesserung der Genexpression und der Entspannungsreaktion von der Dosis abhängig: je
mehr, desto besser. Und selbst nach einer Sitzung machten sich
schon vorteilhafte Veränderungen bemerkbar. Im Abschlussbericht wurde außerdem Schritt für Schritt erklärt, welche entzündungshemmenden Wirkungen auftraten. Daraus leiteten
sie die Theorie ab, dass die biologischen Vorgänge während der

Meditation im Wesentlichen *verhindern, dass der Körper psychische Sorgen in physische Entzündungen übersetzt.* Das könnte erklären, warum die Achtsamkeitsmeditation bei Fibromyalgie, einer chronischen Faser-Muskel-Erkrankung, nachgewiesenermaßen Depressionssymptome lindert und nach nur achtwöchiger Gruppenpraxis eine dauerhafte Verbesserung von Angststörungen zur Folge hatte, wie randomisierte Studien belegen. Obwohl weitere Forschungen erforderlich sind, gibt es schon heute tragfähige Beweise für die gesundheitszuträglichen Auswirkungen der Meditation.[6]

Die Meditation trägt dazu bei, den Dauerstress in Ihrem Leben besser zu bewältigen und sich optimal für akute Herausforderungen zu rüsten. Das kann ich aus eigener Erfahrung bestätigen. Ich bin seit Jahren eine leidenschaftliche Anhängerin der Meditationspraxis; die elf Minuten, die ich jeden Morgen damit verbringe, tief ein- und auszuatmen, bereiten mich optimal auf die Aufgaben des Tages vor und halten meine Gedanken in Schach, die sonst ständig um tausend Dinge kreisen.

Meditation kann bedeuten, einen Moment innezuhalten, um mit der Aufmerksamkeit ganz bei sich selbst und dem Ein- und Ausatmen zu sein. Sie kann bewirken, dass wir Konflikten, Spannung und Stress mit einer neuen Haltung begegnen, die annimmt, was kommt, ohne dagegen anzukämpfen. Und sie kann die Einführung neuer Strategien beinhalten, mit denen wir unser Nervensystem wieder ins Gleichgewicht bringen. Nachstehend finden Sie eine Beschreibung verschiedener Entspannungsmöglichkeiten und eine schrittweise Anleitung zum Erlernen dieser einfachen Techniken. Weitere Empfehlungen und Links zu aktuellen Online-Informationsquellen, Video-

und Audioprogrammen, die Sie mit geführten Imaginationen und Atemübungen vertraut machen, finden Sie auf meiner Website www.kellybroganmd.com.

Durch die Meditation werden wir zum stillen Bobachter unseres neurotischen Verstandes und können nachverfolgen, wie das Störfeuer der Gedanken, das auch die Depression anfacht und verschlimmert, in den Hintergrund rückt und verblasst. Die Meditation stellt ein Werkzeug dar, das uns hilft, unsere Komfortzone auszuweiten, einengende Vorlieben zu erkennen und uns bewusst zu machen, wie unrealistisch es ist, die realen Geschehnisse in der Außenwelt daran zu messen, wie sie nach unseren Vorstellungen sein sollten. Fakt ist, dass wir uns den Stress in vielen Situationen selbst machen und der Versuch, ihm mithilfe unseres Verstandes beizukommen, von vornherein zum Scheitern verurteilt ist.

EINFÜHRUNG IN DIE TIEFENATMUNG

Die Tiefenatmung können Sie jederzeit und überall praktizieren. Wenn Sie noch nie meditiert haben, reicht es für den Anfang, sie zwei Mal am Tag zu üben, um sich damit vertraut zu machen. Damit haben Sie eine gute Grundlage geschaffen, auf der Sie anspruchsvollere Techniken aufbauen können.

Grundübung Tiefenatmung: Setzen Sie sich bequem auf einen Stuhl oder auf den Fußboden. Schließen Sie die Augen und vergewissern Sie sich, dass Ihr Körper locker ist: Lassen Sie alle Anspannungen im Schulter-Nacken-Bereich, in Armen, Beinen und im Rücken los. Atmen Sie, so lange Sie können, durch die Nase ein; spüren Sie, wie sich das Zwerchfell senkt und der Bauch sich anhebt, während sich der Magen nach außen weitet. Wenn Sie das Gefühl haben, dass die Kapazität Ihrer Lunge nun erschöpft ist, nehmen Sie noch einen weiteren kleinen Atemzug. Zählen Sie beim Ausatmen bis zwanzig und stoßen Sie die Luft dabei vollständig aus der Lunge aus. Wiederholen Sie diese Übung mindestens fünf Mal.

Einseitige Tiefenatmung: Eine Variante der Tiefenatmung ist die linksseitige Tiefenatmung, eine meiner Lieblingsübungen aus dem Kundalini-Yoga. Die Atmung durch das linke Nasenloch aktiviert den Ida-Nervenkanal; er endet im linken Nasenloch, das mit innerer Ruhe und Entspannung assoziiert wird. Diese Atemtechnik wird mit der Mondenergie in Verbindung gebracht, die wandelbar, weiblich, Yin, lebensspendend und kühlend ist. Fünf Minuten durch das linke Nasenloch zu atmen kann beruhigend wirken und den Blutdruck senken. Und so gehen Sie dabei vor:

Setzen Sie sich mit geradem Rücken bequem im Schneidersitz hin, im Yoga einfache Haltung genannt. Verschließen Sie das rechte Nasenloch mit dem rechten Daumen und strecken Sie die übrigen Finger der Hand wie Antennen nach oben. Die linke Hand können Sie auf dem linken Knie ablegen. Schließen Sie die Augen; konzentrieren Sie sich auf den Bereich zwischen den Augenbrauen, den man als drittes Auge bezeichnet. Beginnen Sie, langsam und tief durch das linke Nasenloch ein- und auszuatmen. Setzen Sie die Übung drei Minuten lang fort.

BESCHWÖREN SIE EIN GEFÜHL DER DANKBARKEIT HERAUF

Seit zwanzig Jahren spielt das HeartMath Institute eine wichtige Rolle bei der Entwicklung von Strategien, die Menschen befähigen, Körper und Geist in Harmonie zu bringen. Die Forschungen stützen sich auf die Herzfrequenzvariabilität, die Fähigkeit eines Organismus, den Herzschlag zu verändern und somit Herz und Gehirn in Einklang zu bringen. Beschwören Sie ein Gefühl der Dankbarkeit herauf: Richten Sie Ihre Aufmerksamkeit auf bestimmte Ereignisse, Menschen und Erfahrungen in Ihrem Leben, die Sie als positiv empfunden und die Ihnen Freude bereitet haben. Wenn Sie dabei langsam und gleichmäßig ein- und ausatmen, beispielsweise auf sechs, kann die Herzfrequenz ein optimales Muster entwickeln, das mit Ruhe, Entspannung und geistigen Spitzenleistungen in Verbindung steht. Diese Auswirkungen wurden in Placebo-kontrollierten, randomisierten Doppelblindstudien bei Probanden mit ADHS, Bluthochdruck und Angststörungen bestätigt.

VON HIGHTECH ZU LOWTECH

Auch die technischen und oft elektronischen Hilfsmittel von Biofeedback-Methoden wie emWave und Muse (siehe Ressourcenliste auf meiner Website) können dazu beitragen, den Zustand des parasympathischen Nervensystems positiv zu verändern. Ursprünglich dienten sie dazu, Muskelspannung, Hauttemperatur und Herzfrequenz zu steuern. Bei solchen Biofeedback-Sitzungen werden Messsensoren an verschiedenen Teilen des Körpers angebracht, die physiologische Zustandsgrößen erfassen, beispielsweise Hirnwellen, Hauttemperatur und Herzfrequenz. Die gewonnenen Informationen werden durch Rückmeldungen in Form von visuellen Szenen, Geräuschen oder Lichteffekten dem Bewusstsein zugänglich gemacht. Das Ziel besteht darin zu lernen, wie man die physiologischen Reaktionen des Körpers beeinflusst oder kontrolliert, indem man Gedanken, Gefühle oder Verhaltensweisen verändert. Und das trägt wiederum dazu bei, gesundheitliche Probleme besser in den Griff zu bekommen, von chronischen Schmerzen bis hin zu Depressionen. Durch Biofeedback kann man die Reaktionen des Körpers auf Reize und die Wahrnehmung von Schmerz oder negativen Bewusstseinszuständen im Wesentlichen neu programmieren.

In einigen Physiotherapie-Kliniken, medizinischen Zentren und Krankenhäusern wird Biofeedback-Training angeboten, aber inzwischen ist auch eine wachsende Anzahl von Hilfsmitteln und Programmen für den Hausgebrauch verfügbar. Bei einigen handelt es sich um tragbare Geräte, die man in der Hand hält, andere müssen an den Computer angeschlossen werden. Man sollte verschiedene Geräte ausprobieren, um herauszufinden, womit man am besten zurechtkommt. Und falls Biofeedback nichts für Sie ist, sollten Sie sich vor Augen halten, dass es noch viel einfacher sein könnte, negative Einstellungen, Überforderungs- und Verlustgefühle, mit denen Sie im Alltag zu kämpfen haben, loszulassen.

Eines meiner Lieblingsbücher zum Thema Befreiung von den Stressauswirkungen ist *Die unbändige Seele: Ein Weg der Befreiung*[7] von Michael Singer. Singer stellt die kühne Behauptung auf, dass wir Glück und Freiheit erlangen, wenn wir die eigenen Gedanken, Gefühle und Verhaltensweisen wie ein neutraler Beobachter wahrnehmen, statt uns mit ihnen zu identifizieren.

Erst Fokus und Aufmerksamkeit verleihen Störungen Realität: Wenn ein Hammer auf Ihren Zeh fällt, lenken Sie Ihre Aufmerksamkeit auf die schmerzende Stelle; wenn Sie einen Knall hören, wandert Ihre Aufmerksamkeit in die Richtung, aus der er kommt. Singer schlägt vor, den Schmerz als eine Energie wahrzunehmen, die den Körper vor dem Auge des Bewusstseins durchströmt, uns zu entspannen und loszulassen, in unserer Mitte zu bleiben und dem Drang zu widerstehen, unverzüglich auf jede Wahrnehmung zu reagieren. Lassen Sie also Gedanken und Gefühle vorüberziehen, ohne ihnen nachzuhängen oder zu verfolgen, welche Richtung sie einschlagen. Sie bleiben ein stiller Beobachter Ihres neurotischen Verstandes und werden feststellen, dass die hektischen Aktivitäten, in die er Sie verwickelt, irgendwann von alleine abklingen.

Am besten gefällt mir Singers Analogie von einem Menschen, der an einem Fluss sitzt und einen Strudel im Wasser bemerkt. Wenn wir hektisch versuchen, die Oberfläche des Wassers zu glätten, oder mit der Hand hineingreifen, um den Gesteinsbrocken zu entfernen, würden wir nur entdecken, dass unsere andere Hand das Hindernis ist, das ihn festhält und den Strudel verursacht. In vieler Hinsicht schaffen wir uns selbst den Stress und versuchen dann, Gehirn und Gefühle einzuschalten, um ihn zu beseitigen. Diese Methode ist von vornherein zum Scheitern verurteilt.

Hier einige grundlegende Schritte, um Ihre Gedanken zu beobachten:

Machen Sie sich Ihr Unbehagen bewusst.

Entspannen Sie sich und lassen Sie los, was Sie bewegt, auch wenn es noch so dringlich erscheint. Lassen Sie sich von Energie durchströmen, bevor Sie nach einer Problemlösung suchen.

Stellen Sie sich bildlich vor, wie Sie hoch aufgerichtet in einem mentalen Raum sitzen, in dem Sie Ihre Gedanken, Gefühle und Verhaltensweisen aufmerksam, aber aus einer inneren Distanz heraus beobachten.

Erden Sie sich. Verbinden Sie sich mit dem gegenwärtigen Augenblick – spüren Sie den Boden unter Ihren Füßen, nehmen Sie den Geruch der Luft wahr, die Sie umgibt, stellen Sie sich vor, wie Wurzeln aus Ihrer Wirbelsäule in die Erde wachsen.

Bei dieser Übung geht es nicht darum, persönliche Bestleistungen zu erzielen, deshalb sollten Sie auf eine Wertung der Ergebnisse verzichten. Wichtig ist allein, sich darauf einzulassen und diese Entscheidung jedes Mal dann zu treffen, wenn Sie sich innerlich unwohl fühlen; Übung macht bekanntlich den Meister, und die praktischen Belohnungen sind unermesslich.

KUNDALINI-YOGA

Nachdem ich mehr als zwanzig Jahre Anhängerin des schweißtreibenden Ashtanga-Yoga-Systems war, fühlte ich mich nach meinen ersten Erfahrungen mit dem Kundalini-Yoga verwirrt und frustriert. Ich fand keinen Zugang zu diesem bizarren Yo-

ga-Stil mit seinen Mantra-Rezitationen, den Gesängen im Stil
der Siebzigerjahre und den ständigen Wiederholungen der
Bewegungsabläufe; es konnte keine Rede davon sein, dass sich
die Mühe lohnte. Inzwischen ist Kundalini-Yoga zu einem festen Bestandteil meines Lebens geworden, sie gilt als die um-
fassendste Yoga-Form, denn sie bezieht Meditation, Mantren,
Körperübungen, Yoga-Haltungen und Atemtechniken ein. Im
Sommer 2015 nahm ich meine beiden kleinen Töchter zu einem einwöchigen Kundalini-Yoga-Retreat mit, um sie schon
in jungen Jahren mit der Wirkungsmächtigkeit dieser Praxis
vertraut zu machen. Und mit der Ausbildung zur Yoga-Lehre-
rin wurden meine Erfahrungen doppelt so intensiv. Kundalini-Yoga bietet uns die Möglichkeit, die eigene Kraft zu steuern, sich selbst nicht länger im Weg zu stehen und Freude in
unser Leben zu bringen. Klingt gut, oder?

Am besten stellt man sich Kundalini-Yoga als eine Technik
vor, mit der wir uns Shakti, die Urkraft oder innere spirituelle
Kraft des Menschen, nutzbar machen können. Sie vermittelt
uns ein Gefühl der Erfüllung, die bis zur Erleuchtung reichen
kann; diese innere Wandlung wird mithilfe von Kriyas gefördert, meditativen Übungsreihen, die jeweils zwischen einer
und elf Minuten dauern und aus Atemtechniken, körperlichen
Übungen und Haltungen bestehen; sie tragen dazu bei, unbe-
wusste negative Muster, die wie ein Computerprogramm in
unserem tiefsten Innern verwurzelt sind, auszugraben und loszulassen. Ein solches Ergebnis, das zu erzielen jahrelange Psychotherapie und persönliche Arbeit erfordern würde, kann
manchmal schon in einer einzigen Übungsstunde erzielt werden.

Kundalini-Yoga ist außerdem zielorientiert, was meiner pragmatischen Ader entgegenkommt.[8] Jede Übungsreihe wurde auf einen bestimmten Zweck hin ausgerichtet, seit Urzeiten mit großer Sorgfalt weitergegeben und auf Ergebnisse in Echtzeit abgestimmt. Die Mantren sollen bestimmte Schwingungen in Gehirn und Nervensystem auslösen. Die Körperübungen und Yoga-Haltungen unterstützen das Bemühen, das parasympathische und das sympathische Nervensystem ins Gleichgewicht und uns dabei gleichzeitig aus unserer Komfortzone zu bringen – denn nur wenn das Unbehagen Raum gewinnt, lassen sich Energieströme verlagern und dauerhafte Veränderungen erzielen. Kundalini-Yoga ist die Kunst, den Körper wie ein Instrument zu beherrschen. Dieses Bestreben kann schwieriger sein, als es zunächst scheint, und was mir persönlich schwerfällt, empfinden Sie vielleicht als leichte Übung. Erwarten Sie das Unerwartete.

Viele meiner Patientinnen leiden unter einem Gefühl der Sinnlosigkeit, einem Mangel an Lebenskraft und der fehlenden Verbindung zu den eigenen Energiereserven. Auf diese Reserven greifen Sie zurück, wenn Sie so erschöpft sind, dass Sie sich eigentlich nur noch die Bettdecke über die Ohren ziehen möchten, aber dann plötzlich feststellen, dass Sie im Lotto gewonnen haben, und einen Freudentanz aufführen. Diese Energie war in Ihrem Innern verborgen, hat die ganze Zeit nur darauf gewartet, dass Sie sich ihrer bedienen.

Da ich nicht umhinkann, meine Interessen in Daten zu verankern, habe ich erfreut festgestellt, dass es einige zwingende Veröffentlichungen zum Thema Kundalini-Yoga gibt, einschließlich eines Artikels über die Messung der Herzfrequenzvariabilität (HRV) bei zwei verschiedenen Meditationsformen. Die Autoren beschreiben die Bedeutung dieser Messungen: »Der menschliche Herzschlag ist eines der wichtigsten Beispiele für komplexe physiologische Fluktuationen. Die neurale Steuerung des Herz-Kreislauf-Systems zeigt das vielschichtige, nicht lineare Verhalten. Eine Form des nicht linearen Verhaltens ist das fortwährende Wechselspiel zwischen den Aktivitäten des sympathischen und parasympathischen Nervensystems, das dazu dient, den spontanen Herzschlag an die Schlagdynamik der Herzfrequenz anzupassen.«[9]

1999 veröffentlichte eine Forschergruppe der Universität in San Diego eine Studie, in der Kundalini-Yoga und Achtsamkeitsmeditation miteinander verglichen wurden; es stellte sich heraus, dass Kundalini-Yoga die wirksamste Methode zur Bekämpfung von Zwangsstörungssymptomen war, mit einer Besserungsrate von 71 Prozent, die innerhalb von 15 Monaten erzielt wurde. 2004 gab dieselbe Forschergruppe einen Bericht mit der Beschreibung bestimmter Kundalini-Techniken bei bestimmten psychischen Erkrankungen heraus, zum Beispiel bei Angststörungen und Suchtproblemen.[10] Hier ist eine der empfohlenen Übungen, die dazu beiträgt, geistiger Erschöpfung entgegenzuwirken:

1. Teil: Setzen Sie sich aufrecht hin, die Ellenbogen gebeugt und die Oberarme nah am Körper. Die Unterarme sind nach vorne ausgestreckt, parallel zum Boden. Die rechte Handfläche zeigt nach unten, die linke nach oben. Atmen Sie in acht gleichmäßigen Zügen durch die Nase ein und aus. Bei jedem Atemzug bewegen Sie die Hände abwechselnd 15 bis 20 cm auf und ab. Die Bewegung sollte leicht sein, als würden Sie einen Ball prellen. Atmen Sie dabei tief ein und aus. Setzen Sie die Übung 3 Minuten lang fort, dann wechseln Sie die Handposition, sodass die linke Handfläche nun nach unten und die rechte nach oben zeigt. Führen Sie die Übung 3 Minuten durch, dann wechseln Sie abermals die Handhaltung für die letzten 3 Minuten der Übung, die insgesamt 9 Minuten umfasst.

2. Teil: Stoppen Sie die Bewegung und halten Sie die Position. Schließen Sie die Augen; richten Sie Ihre Aufmerksamkeit auf die Mitte Ihres Kinns und beginnen Sie, langsam und tief durch die Nase zu atmen. Halten Sie den Körper vollkommen still, damit er seine Selbstheilungskräfte aktivieren kann. Bringen Sie Ihre Gedanken zur Ruhe, kehren Sie ein in die innere Stille. Die Übung 5½ Minuten fortsetzen.

Atmen Sie wieder tief ein, halten Sie die Luft an, pressen Sie beide Fäuste 15 Sekunden lang gegen den Brustkorb, dann atmen Sie aus. Atmen Sie wieder ein, halten Sie die Luft an, pressen Sie die Fäuste dieses Mal 15 Sekunden gegen den Nabel, dann atmen Sie aus. Atmen Sie ein letztes Mal tief ein, beugen Sie die Ellenbogen, bringen Sie die Fäuste zur Schulter und pressen Sie sie fest gegen den Brustkorb; dann atmen Sie aus. Lassen Sie die Spannung aus dem Körper abfließen. Diese Übung harmonisiert das Zwerchfell und wirkt der mentalen Erschöpfung entgegen. Sie belebt den Blutstrom zum Gehirn und bringt die Flüssigkeit in der Wirbelsäule in Bewegung. Sie soll auch gut für Leber, Bauchnabel, Milz und Lymphsystem sein.

Wenn Sie also Ihr Bewusstsein stärken und sich wieder vital und lebendig fühlen möchten, sollten Sie Kundalini-Yoga eine Chance geben. Es könnte sich als die beste Entscheidung Ihres

Lebens erweisen! Es gibt zahlreiche Bücher und Videos als Orientierungshilfe für die praktischen Übungen. Auch in Fitnessstudios wird Kundalini-Yoga angeboten; weitere Informationen über diese Yoga-Form finden Sie unter www.kundalini-researchinstitute.org.

Wenn Sie die Philosophien, die Yoga-Praxis und die damit verbundenen Körperübungen zu einem festen Bestandteil Ihres Lebens machen, unterstützen Sie nicht nur Ihre Langlebigkeit und optimale Gesundheit. Sie können dadurch auch chronische Erkrankungen rückgängig machen, auf Medikamente verzichten und, was am wichtigsten ist, mehr Erfüllung, Zufriedenheit und Freiheit in Ihrem Leben finden, um im Hier und Jetzt verwurzelt zu sein, in dem sich das Wunder jedes einzigartigen Augenblicks offenbart.

Dieses Kapitel wäre nicht vollständig, ohne die beiden anderen wirkungsmächtigen Gewohnheiten zu würdigen, die Sie im Namen der Gesundheit und des mentalen Wohlbefindens aufrechterhalten sollten: Sorgen Sie für einen geregelten, geruhsamen Schlaf und schweißtreibende körperliche Bewegung. Viele von uns verbindet eine Hassliebe mit Schlaf und Sport. Doch beides ist für den Erhalt der körperlichen und geistigen Vitalität von zentraler Bedeutung. Der menschliche Körper ist darauf programmiert, nach getaner Arbeit zu ruhen. Die wissenschaftlichen Erkenntnisse, die sich dahinter verbergen, sind wahrhaft atemberaubend. Den Forschern ist es endlich gelungen, das Geheimnis zu lüften, das sich hinter den gesundheitlichen Vorteilen von positiven Schlaf- und Bewegungsgewohnheiten verbirgt: Sie halten nicht nur den Hormonhaushalt im Gleichgewicht und die ihm zugrunde liegende biologische Maschinerie in Gang, sondern unterstützen auch die Genexpression des Körpers – Wirkungsweisen, die einer Depression vorbeugen und für emotionale Ausgeglichenheit und mentales Wohlbefinden sorgen.

Das Zauberwerk des Schlafes

Die Schlafmedizin ist ein Fachbereich, der ein paar Generationen zuvor noch in den Kinderschuhen steckte, doch heute ist er ein anerkanntes Forschungsfeld, das uns fortlaufend Hinweise über den Einfluss des Schlafes auf den Erhalt der Gesundheit von Körper, Geist und Seele gibt. Schlafmenge und Schlafqualität wirken sich auf jedes System des Körpers aus. Schlaf ist weder ein Zustand der Passivität noch eine Zeitspanne, in der Ihr Körper auf den Pausenknopf drückt, sondern eine unerlässliche Phase der Tiefenregeneration. Während des Schlafs müssen auf Zellebene Milliarden von molekularen Aufgaben erledigt werden, um zu gewährleisten, dass Sie den kommenden Tag erleben. Einmal schlecht zu schlafen oder sich hin und wieder »die Nacht um die Ohren zu schlagen« bringt uns nicht gleich um, aber Schlafentzug über einen längeren Zeitraum kann schwerwiegende Folgen haben, eine Depression eingeschlossen.

Ganze Bücher wurden geschrieben, um darzulegen, dass der Schlaf eine große Rolle in unserem Leben spielt, untermauert von Laborversuchen und Studien zuhauf. Ausreichender Schlaf sorgt dafür, dass Sie geistig fit, kreativ und fähig bleiben, Informationen im Bruchteil von Sekunden zu verarbeiten. Studien haben glaubhaft belegt, dass der Schlaf schlussendlich bei allen Vorgängen im Körper ein Wörtchen mitzureden hat – bei Hunger- und Sättigungsgefühl, Stoffwechsel und Verdauung, Abwehrkraft des Immunsystems, Auffassungsgabe, Kompetenz im Umgang mit Stress und Erinnerungsvermögen.[11] Studien haben überzeugend belegt: Wer in einem Zeitraum von vierundzwanzig Stunden länger oder weniger als sieben bis acht Stunden schläft, fordert massive Probleme heraus, die von Herz-Kreislauf-Erkrankungen bis hin zu Diabetes, Unfällen im Straßenverkehr oder am Arbeitsplatz, Lern- und Gedächtnisstörungen und Gewichtszunahme reichen, eine Depression und deutlich erhöhte Sterblichkeitsrate eingeschlossen. Bei einer nächtlichen Schlafdauer von sechs Stunden oder weniger wird die Aufmerksamkeit tagsüber um ein Drittel gemindert, und der Schlafmangel kann sogar ähnlich wie Alkohol die Fähigkeit beeinträchtigen, Maschinen zu bedienen oder grundlegende körperliche Arbeiten zu verrichten.[12]

Ein Aspekt des Schlafes, der unterbewertet wurde, aber nichtsdestotrotz großen Einfluss auf unser Gefühl des Wohlbefindens hat, ist der Einfluss auf den Hormonzyklus. Jeder von uns, Männer eingeschlossen, besitzt eine innere biologische Uhr, circadianer Rhythmus oder Schlaf-Wach-Rhythmus genannt; er wird vom Muster der Aktivitäten bestimmt, die ständig wiederkehren und mit den Tag-und-Nacht-Perioden verbunden sind. Diese Perioden wiederholen sich etwa alle 24 Stunden und beinhalten den Schlaf-Wach-Zyklus, Hormonveränderungen und Anstieg und Abfall der Körpertemperatur. Wenn Ihre »innere Uhr« nicht mit dem 24-Stunden-Sonnentag übereinstimmt, fühlen Sie sich alles andere als topfit. Wenn Sie schon einmal durch verschiedene Zeitzonen gereist sind und einen Jetlag hatten, wissen Sie aus eigener – oft schmerzlicher – Erfahrung, was es bedeutet, wenn der circadiane Rhythmus gestört wird.

Einfacher ausgedrückt: Er ist von Ihren Schlafgewohnheiten abhängig. Ein gesunder Schlaf-Wach-Rhythmus erzeugt normale Hormonproduktionsmuster, angefangen bei den Hormonen, die auf Hungergefühle hinweisen, bis hin zu jenen, die mit Stress und Zellerneuerung in Verbindung stehen. Leptin und Ghrelin, die beiden Hormone, die unseren Appetit steuern, regeln die Nahrungsaufnahme, indem sie grünes oder rotes Licht geben. Die Studien, die diese Verdauungshormone in den Blickpunkt der Öffentlichkeit gerückt haben, sind atemberaubend: Es ist inzwischen nachgewiesen, dass unzureichender Schlaf ein Ungleichgewicht beider Hormone verursacht, was sich wiederum auf Hungergefühl und Appetit auswirkt. In einer oft zitierten Studie, in der die Probanden in zwei aufeinanderfolgenden Nächten nur jeweils vier Stunden Schlaf erhielten, wurde ein Anstieg des Hungergefühls um 24 Prozent sowie die Neigung verzeichnet, mit kalorienreichen Süßigkeiten, Salzgebäck und stärkehaltiger Nahrung Abhilfe zu schaffen.[13] Das ist vermutlich auf das Bedürfnis des Körpers nach einer rasch wirksamen Energiequelle in Form von Kohlenhydraten zurückzuführen, die in industriell verarbeiteten, raffinierten Produkten leicht zugänglich sind.

Ein weiteres vom Schlaf beeinflusstes Hormon ist Cortisol, das in den frühen Morgenstunden die höchste Konzentration aufweisen und im Lauf des Tages abklingen sollte. Die Werte dieses Hormons, das an der Regulierung von Stress- und Immunreaktionen beteiligt ist, sollten nach elf Uhr vormittags ihren Tiefststand erreichen, wenn der Melatoninspiegel steigt. Melotonin wird in der Zirbeldrüse produziert; dieser Bereich des Zwischenhirns ist anfällig für die Anreicherung von Aluminium, unter anderem in Impfstoffen, Backnatron, Deodorants und Kochgeschirr enthalten, und Fluorid, beispielsweise in Zahnpasta, Leitungswasser und einigen Medikamenten zu finden.[14] Melatonin fängt als Antioxidans die freien Radikalen und ist für die Schlafsignale zuständig; seit Millionen von Jahren macht es das menschliche Gehirn darauf aufmerksam, dass es draußen dunkel ist, und trägt somit letztendlich zur Regulierung unseres Schlaf-Wach-Rhythmus bei. Sobald es freigesetzt wird, verlangsamt es sämtliche physiologischen Vorgänge und senkt den Blutdruck, was wiederum eine Rückkehr zur Kerntemperatur des Körpers unterstützt, sodass wir für den Schlafeintritt vorbereitet sind. Ein Anstieg des Melatoninspiegels erleichtert den Tiefschlaf, und dieser sorgt wiederum für den Erhalt eines gesunden Hormonhaushalts, zu dem auch Wachstumshormone, Schilddrüsenhormone und Sexualhormone gehören.

Als hochgradig ritualisiertes Verhalten ist der Schlaf auch ein anschauliches Beispiel für die Vielschichtigkeit physiologischer Prozesse, die sich unserer Kontrolle weitgehend entziehen. Das Einschlafen erfordert eine Veränderung des parasympathischen Nervensystems, die sich nicht willentlich herbeiführen lässt, wie Ihnen zahlreiche Menschen, die unter Schlafstörungen leiden, aus eigener leidvoller Erfahrung bestätigen können.

Heutzutage erhalte ich viele Hilferufe von Frauen mit massiven Schlafstörungen, die auf den Entzug psychotroper Medikamente zurückzuführen sind. Ansonsten einigermaßen ausgeglichen, entwickeln sie durch das Trauma von Ein- und Durchschlafstörungen nahezu psychotische Merkmale. Körper und Geist haben »vergessen«, wie man erholsam schläft. Wie sich herausgestellt hat, gehört die Beeinträchtigung normaler Schlafmuster zu den kaum erforschten Langzeitwirkungen von Antidepressiva. Die Psychiater Dr. Andrew Winokur und Dr. Nicholas Demartinis erklären in einem Artikel in *Psychiatric Times*: »... die klassifizierten Auswirkungen der SSRI-Behandlung scheinen latente Einschlafprobleme und/oder eine erhöhte Anzahl von Durchschlafproblemen und Erregungszuständen einzuschließen, die zu einer allgemeinen Verschlechterung der Schlafqualität führen. In fast allen untersuchten SSRI-Studien wurde eine Unterdrückung des REM-Schlafs festgestellt. Auf der klinischen Ebene können Berichte über eine Veränderung der Frequenz, der Intensität und des Inhalts von Träumen mit der Einnahme von SSRI und dem Auftreten dieser Symptome nach dem Absetzen in Zusammenhang gebracht werden.«[15]

Um die Bedeutung dieser Aussage zu verdeutlichen, ist eine kurze Zusammenfassung der Schlafphysiologie hilfreich.[16] Der Schlaf wird in zwei Hauptphasen eingeteilt: den NREM-Schlaf (non-rapid eye movement, auch orthodoxer oder Non-REM-Schlaf genannt) und den REM-Schlaf (rapid eye movement), der durch schnelle, intensive Augenbewegungen gekennzeichnet ist. Der NREM-Schlaf wiederum lässt sich in die Stadien N1 bis N4 unterteilen, wobei in der N3- und N4-Phase die langsamen Hirnwellen überwiegen. Der Schlaf selbst stellt einen nahtlosen Übergang vom Wachzustand in den NREM-Schlaf und in den anschließenden REM-Schlaf dar. Im Lauf der Nacht wiederholen sich diese Schlafzyklen, von denen jeder etwa 80 bis 110 Minuten dauert, insgesamt vier- bis sechsmal, wobei zu Beginn der Nacht die langsamen Hirnwellen vorherrschen.

Wie bereits erwähnt, fallen während eines normalen physiologischen Schlafs Cortisol-, Norepinephrin- und Epinephrin-Spiegel, während die Konzentration von Wachstumsfaktoren und Wachstumshormonen wie Prolaktin und Melatonin ansteigt. Die nächtliche Cortisolveränderung hat eine erhöhte Aktivität der Immunzellen während der Nacht zur Folge. Der Schlaf, insbesondere das durch langsame Hirnwellen gekennzeichnete Schlafstadium, unterstützt die adaptive oder erworbene Immunantwort auf Reize, die als fremd erkannt und laufend im Gedächtnis abgespeichert werden; dieses System arbeitet Hand in Hand mit den an vorderster Front tätigen angeborenen Mechanismen des Immunsystems. Durch die Aktivierung von zwei Reaktionssystemen – die Kampf-oder-Flucht-Reaktion, die Adrenalin in den Körper pumpt, und die hormonelle Kaskade der Stressreaktion –, die sogenannte HPA-Achse, kann der Schlafverlust die Immunfunktion beeinträchtigen.

Studien haben gezeigt, dass der nächtliche Schlaf den Körper in den Zustand versetzt, besser auf Entzündungssignale zu reagieren, und ein Schlafverlust Entzündungssymptomen während des Tages Vorschub leistet. Frauen scheinen empfänglicher dafür zu sein, denn wenn sie weniger als acht Stunden schlafen, wurden im Blutbild höhere Entzündungsmarker festgestellt. Erstreckt sich der Schlafverlust auf vier Nächte oder darüber hinaus, kann es zu einer Regulationsstörung kommen: Der Entzündungsprozess läuft aus dem Ruder. Interessanterweise scheint schon ein kleines Nickerchen am Tag einen Ausgleich zu schaffen.

Sollte Ihnen aufgefallen sein, dass Sie häufiger kränkeln, wenn Sie eine Zeit lang zu wenig Schlaf hatten, wissen Sie nun, warum: Schlafstörungen erhöhen die Infektionsanfälligkeit. Jeder Mensch nimmt seine Entzündungs- und Immunreaktionsmuster in den Schlaf mit, dessen Qualität wiederum Immunitäts- und Entzündungsstatus beeinflusst.

Studien zeigen die Wechselbeziehung, die Schlafstörungen, Depression und Entzündungsprozesse verbindet: Schlafstörungen, die länger andauern, *ebnen den Weg* in die Depression, denn nach einem Jahr erhöht sich das Risiko um das Vierzehnfache.[17] Und der gemeinsame Nenner ist die Entzündungsbahn. Der Entzündungsprozess selbst, der durch Infektionen, Lebensmittel-Antigene, Stress oder Kontakt mit Gift- und Schadstoffen entstehen kann, führt nachgewiesenermaßen zu Schlafstörungen. Sie sehen also, wie ein Teufelskreis entsteht – der Mangel an erholsamem Schlaf löst eine Entzündung aus, und die Entzündung zieht Schlafstörungen nach sich.

Da Sie nun die Rolle kennen, die der Schlaf für optimale Immun- und Entzündungsreaktionen spielt, stellt sich die Frage, wie Sie die Schlafqualität verbessern und sich von Schlafstörungen befreien können. Der Schlaf ist von Verhaltensgewohnheiten abhängig, die sich umprogrammieren und unterstützen lassen. Einige der nachfolgenden Empfehlungen werden in der vierten Woche des Programms, in der Sie sich auf

Ihre Schlafgewohnheiten konzentrieren sollen, ausführlicher behandelt. Zu diesem Zeitpunkt ist die Ernährungsumstellung schon weitgehend verankert, die ihrerseits einen erholsamen Schlaf fördert.

- **Machen Sie sich bewusst, wie viel Schlaf Sie brauchen.** Im Gegensatz zur landläufigen Meinung gibt es keine allgemeingültigen Richtwerte für die Anzahl der Stunden, die der Körper für den Schlaf benötigt. Jeder Mensch hat ein anderes Schlafbedürfnis. Finden Sie heraus, wie viel Schlaf Sie brauchen, indem Sie Ihre optimale Aufwachzeit bestimmen und eine Woche lang acht bis neun Stunden vorher zu Bett gehen, bis Sie noch vor dem Wecker aufwachen. Halten Sie sich jeden Tag, 365 Tage im Jahr, strikt an die Bettgeh- und Aufstehzeit. Wenn Sie am Wochenende »ausschlafen«, untergraben Sie den eingespielten gesunden Schlaf-Wach-Rhythmus.
- **Schalten Sie ab, um die Batterien wieder aufzuladen.** Lassen Sie sich vor dem Zubettgehen mindestens eine halbe Stunde Zeit, um herunterzukommen und sich auf den Schlaf vorzubereiten. Verzichten Sie auf anregende Aktivitäten (beispielsweise Hausarbeiten verrichten, am Computer sitzen oder SMS schreiben). Nehmen Sie stattdessen ein heißes Bad mit Epsomsalz, um die beruhigende Wirkung des Magnesiums zu genießen. Hören Sie dabei entspannende Musik oder lesen Sie. Machen Sie ein paar Atemübungen, bevor Sie sich zu Bett begeben.
- **Teezeit.** Trinken Sie einen beruhigenden Baldrian- oder Kamillentee mit einem Esslöffel Gelatinepulver; das enthält

viel Glycin, eine Aminosäure, deren beruhigende Wirkung bei Schlafstörungen nachgewiesen wurde.

- **Gehen Sie vor Mitternacht zu Bett.** Die Stunden Schlaf, die Sie vor Mitternacht bekommen, haben die stärkste Regenerationswirkung. Deshalb ist es wichtig, vorher im Bett zu sein, idealerweise gegen 22 Uhr, um noch in den Genuss der langsamen, beruhigenden Hirnwellen zu kommen, die während der Schlafphase zu Beginn der Nacht vorherrschen.

- **Verringern Sie das Blaulicht bei elektronischen Geräten.** Schalten Sie diese nach Einbruch der Dämmerung in den Sparmodus oder benutzen Sie Apps wie f.lux zur Anpassung der Farben Ihres Computerbildschirms an die Tageszeit; verwenden Sie bernsteinfarbenes Licht, das dem Feuerschein ähnelt und unserem seit Urzeiten vorprogrammierten Gehirn vertrauter ist. Im Handel gibt es auch Blaulicht-filterndes Glas. Diese Veränderungsmaßnahmen leiten sich aus der Entdeckung her, dass alle Lichtarten, gleich ob natürliches Sonnenlicht oder künstliches Licht von Glühbirnen, TV-Bildschirmen, Rechnern, Smartphone-Displays und dergleichen eine blaue Wellenlänge enthalten, die für das Auge normalerweise unsichtbar ist. Diese Licht-Wellenlänge greift aber nachhaltig in die Produktion von Melatonin ein und stimuliert die Alarmzentren im Gehirn, die für das Überleben unabdingbar sind, weil sie dafür sorgen, dass wir am Tag hellwach und aufmerksam bleiben. Wie bei jedem tagaktiven Lebewesen schreibt uns der circadiane Rhythmus vor, dass wir tagsüber auf der Hut und nachts ruhen sollten, wenn die anregenden Blaulicht-Wellenlängen unter natürlichen Bedingungen mit der untergehenden Sonne verschwinden. Aber wir erfinderischen Menschen mit unseren synthetischen Lichtquellen und elektronischen Geräten setzen unser Gehirn einem Sperrfeuer blauer Wellenlängen aus, die uns in einem unnatürlichen Wachzustand halten und uns auf Aktivitäten vorbereiten, auch mitten in der Nacht. Die Folgen, unterbrochene Schlafzyklen und chronische Schlafstörungen, lassen nicht lange auf sich warten.

- **Auf den Knopf drücken.** Deaktivieren Sie die Wi-Fi-Funktion und bewahren Sie Ihr Handy in mindestens zehn Meter Entfernung von Ihrem Bett auf und/oder stellen Sie es auf Flugmodus um. Ziehen Sie Produkte in Erwägung, die eine Abschirmung vor Elektrosmog und elektromagnetischer Strahlung (siehe auch Ressourcen auf meiner Website) ermöglichen.

- **Sorgen Sie für Dunkelheit.** Schaffen Sie sich eine Schlafmaske und Verdunkelungsrollos an; auch ein Geräusch- oder Melodiengenerator kann das Einschlafen fördern. Achten Sie darauf, dass Ihr Schlafzimmer sauber und kühl ist.

- **Bitte nicht stören.** Beschränken Sie sich im Schlafzimmer auf Schlaf und Sex und stehen Sie auf, wenn Sie aufwachen und Probleme haben, im Bett zu bleiben. Wenn es Ihnen nicht gelingt, innerhalb von zwanzig Minuten wieder einzuschlafen, suchen Sie sich einen Platz mit gedimmtem Licht und ohne Ablenkung (keine E-Mails, kein Fernseher, keine elektronischen Geräte, welcher Art auch immer). Setzen Sie sich bequem hin, lesen Sie oder machen Sie ein paar

Atemübungen. Nach zwanzig Minuten etwa kehren Sie ins Bett zurück und sehen, was passiert, wenn Sie entspannter sind. Wiederholen Sie die Prozedur ein oder zwei Mal, wenn nötig.

- **Nehmen Sie notfalls medikamentöse Schlafbeschleuniger, aber nur die richtigen:** Die Homöopathie gibt uns einige zusätzliche Hilfsmittel an die Hand. Meine fünf Top-Tipps:
- *Nux Vomica C30* bei Anspannung und Überarbeitung
- *Ignatia Amara* bei Stressgefühl und emotionaler Anspannung rund um Schlafstörungen
- *Kalium Phosphoricum C30* bei nervlicher Erschöpfung
- *Ambra Grisea C30* bei Schläfrigkeit, die beim Zubettgehen verschwindct
- *Arsenicum Album C30* beim Aufwachen mit Angstzuständen zwischen 1 und 3 Uhr nachts

- **Versuchen Sie es mit schlaffördernden Heilpflanzen.** Dazu gehören Magnolie, Passionsblume, Baldrian, Schlafbeere (Ashwagandha) und oral eingenommenes Lavendelöl, das eine ähnliche Wirksamkeit wie Benzodiazepine hat. Diese Heilpflanzen findet man oft geballt in schlaffördernden Präparaten, getrocknet in Kapseln oder als Tropfen.
- **Erden Sie sich.** Schlafen Sie auf einer Matratze aus reinen Naturfasern, die den bioelektrischen Kreislauf stabilisiert und die Folgen eines Lebens ausgleicht, in dem wir überwiegend Schuhe tragen und elektrischen Strömungen ausgesetzt sind.[18]

Der Schlaf stellt eine Möglichkeit dar, uns mit den Elementen, mit Sonne, Mond und dem Schlaf-Wach-Rhythmus physischer und psychischer Vorgänge in unserem Körper zu verbinden. Schlafstörungen sind oft die erste Manifestation gesundheitlicher Probleme. Sie sind außerdem ein Symptom, das den chronischen Verlauf einer Erkrankung fortschreibt. Statt das Symptom immer wieder erfolglos zu unterdrücken, ist es wichtig, den wahren Ursachen auf die Spur zu kommen. Da jedes Jahr in den USA mehrere Millionen Rezepte für Schlafmittel wie *Ambien* (*Zolpidem*) ausgestellt werden, sollte man annehmen, dass sie wahre Wunder wirken; doch sie greifen die Gesundheit an, machen abhängig, verlängern die Schlafzeit nicht einmal um eine Viertelstunde, erhöhen das Todesfallrisiko dafür aber um das Fünffache![19] Eine Theorie, warum diese Medikamente als so wirksam gelten, besagt, dass sie bei Menschen mit massiven Ein- und Durchschlafstörungen einen Gedächtnisverlust zur Folge haben. Nutzen Sie die Gelegenheit, Ihrem Körper durch Bewegung, Aufenthalt an der frischen Luft, eine Kost mit hoher Nährstoffdichte, Entgiftung Ihres Lebensumfelds und Entspannung ein Gefühl der Sicherheit zu signalisieren. All das ist Teil unseres Programms, das Ihnen zu angenehmen Träumen verhilft.

Je mehr körperliche Bewegung Sie sich verschaffen, desto besser schlafen Sie. Ein Bericht aus dem Jahre 2012, der sich mit einem wenig beachteten gesundheitlichen Vorteil von sportlichen Aktivitäten befasste, bringt es auf den Punkt: »Ist körperliche Bewegung eine alternative Therapie bei chronischen Schlafstörungen?«[20] Ja, absolut! Und eine nachgewiesenermaßen erfolgreiche Therapie bei einer Depression.

Ein natürliches Antidepressivum: Körperliche Bewegung

Ich gebe es zu: Früher habe ich Sport gehasst. Vielleicht lag es an den über Jahrzehnte angesammelten Schäden durch eine zuckerreiche Ernährung und den täglichen Kontakt mit Chemikalien. Vielleicht hatte ich auch einfach nur »zu viel zu tun«. Oder ich sah keinen Sinn darin, Sport zu treiben, weil ich immer schlank war. Heute betrachte ich körperliche Bewegung als eine der tragenden Säulen für einen radikalen Wandel – eine jener Verhaltensweisen, die mit erheblich größeren Belohnungen aufwarten können als die Summe ihrer Einzelteile. Unser Körper ist von Natur aus darauf angelegt, sich zu bewegen, sich anzustrengen und in dieser aktiven Form mit uns zu kommunizieren.

Ich weiß, ich bin nicht die Erste, die Ihnen erzählt, dass Bewegung das beste Gegenmittel für nahezu alle Beschwerden ist, die uns plagen. Sie verbessert die Verdauung, den Stoffwechsel, die Ausscheidung, Muskeltonus, Muskelstärke und Knochendichte und trägt zur Normalisierung des Gewichts bei. Die für Sie richtigen körperlichen Aktivitäten, welcher Art auch immer, machen Spaß, stärken das Selbstwertgefühl und erhöhen die Energie. Sie aktivieren wie auf Knopfdruck die »positiven Gene«, kehren den Alterungsprozess um, unterstützen die emotionale Stabilität und wehren Depressionen bereits im Vorfeld ab.

Viele gesundheitsfördernde Aspekte der körperlichen Bewegung sind wissenschaftlich nachgewiesen.[21] Etliche, wenn nicht sogar alle haben unmittelbaren Einfluss auf das Risiko, eine Depression zu entwickeln. Die Steuerung des Blutzuckerspiegels durch körperliche Bewegung trägt beispielsweise zur Prävention von Blutzucker-Ungleichgewichten bei, die sich hinter der Maske der Depression verbergen können. Und natürlich gehört die Verringerung von Entzündungsvorgängen dazu, eine der wirkungsvollsten Möglichkeiten, einer Depression mit körperlicher Aktivität vorzubeugen. Ich gehe in Kürze näher auf das Thema ein, doch kommen wir zuerst zu den Vorteilen, die weit über die physische Ebene hinausgehen:

- mehr Ausdauer, Stärke, Beweglichkeit und Koordinationsvermögen
- Verbesserung von Muskeltonus und Muskelgesundheit
- bessere Blut- und Lymphzirkulation, bessere Sauerstoffversorgung der Zellen und Gewebe
- erholsamer, gesunder Schlaf
- ausgeglichener Hormonhaushalt
- Minderung von Stress und Stimmungsschwankungen
- Stärkung des Selbstbewusstseins und des Wohlbefindens
- Ausschüttung von Endorphinen, chemischen Substanzen im Gehirn, die als natürliche Stimmungsaufheller und Schmerzmittel dienen
- weniger Heißhungerattacken
- Absenken des Blutzuckerspiegels und geringeres Risiko, an Diabetes zu erkranken
- Idealgewicht erreichen und halten
- verbesserte Hirnfunktion, Stärkung des Gedächtnisses und geringeres Risiko, an Demenz zu erkranken
- verbesserte Gesundheit des Herzens und geringeres Risiko eine Herz-Kreislauf-Erkrankung zu entwickeln

- weniger Entzündungen und geringeres Risiko, altersbezogene Krankheiten zu entwickeln, einschließlich Krebs
- mehr Energie und erhöhte Leistungsfähigkeit

Seit Anbeginn der Zeitrechnung waren wir Menschen körperlich aktiv. Doch die moderne Technologie hat uns das zweifelhafte Privileg einer weitgehend sitzenden Lebensweise zugestanden. Es ist sogar wissenschaftlich nachgewiesen, dass sich das menschliche Genom – die Gesamtheit der vererbbaren Informationen einer Zelle – im Verlauf von einigen Millionen Jahren in einem Zustand ständiger physischer Herausforderungen entwickelt hat: Es bedurfte massiver körperlicher Anstrengungen, um genug Nahrung zum Überleben zu beschaffen. Unser Genom *erwartet* und *erfordert* also ständige Bewegung.

Der Harvard-Biologe Daniel E. Lieberman und Dennis M. Bramble von der University of Utah sind mit der Macht der Bewegung bestens vertraut. Ihre Forschung auf dem Gebiet der Evolution des *Homo sapiens* und ihre Vorliebe für den Laufsport gipfelten in einem häufig zitierten Bericht, der 2004 in der Zeitschrift *Nature* erschien und die Theorie aufstellte, dass wir uns nur dank unserer körperlichen Hochleistungsfähigkeit so lange auf unserem Planeten Erde behaupten konnten.[22] Das Fundament unserer fortdauernden Existenz wurde in grauer Vorzeit von unseren Urahnen gelegt, die bei der Jagd erfolgreicher waren als ihre tierischen Nahrungskonkurrenten. Sie hatten genug Essbares und Energie, um sich zu paaren, sodass die aktiveren Artgenossen ihre Gene an die nächste, stärkere und widerstandsfähigere Generation weitergeben konnten.

Und welche wissenschaftlichen Beweise gibt es für die Annahme, dass körperliche Aktivität dazu beiträgt, Entzündungen zu bekämpfen, die sich in unserer heutigen Zeit zu einer wahren Epidemie entwickelt haben? Bewegung kurbelt verschiedene Vorgänge im Körper an, die ein Abklingen des Entzündungsgeschehens fördern. Ein unlängst entdeckter Pfad, der unmittelbar mit der Depression verknüpft ist, spielt dabei eine besondere Rolle. Obwohl den Forschern bekannt war, dass sportliche Betätigung wie ein Puffer gegen die Depression wirkt, wusste man nicht genau, *wie* sie das Risiko mindert, daran zu erkranken.[23] Das änderte sich dank einer Studie am Karolinska Institut in Stockholm, die sich mit dem Gehirn und dem Verhalten von Mäusen befasste.[24] Obwohl wir Mäuse nicht fragen können, was sie empfinden und ob sie niedergeschlagen sind, gibt es seit Langem Verhaltensparameter, die auf einen depressiven Zustand hinweisen. Die Mäuse verweigern beispielsweise ihre Lieblingsnahrung, verlieren Gewicht und geben jeden Versuch auf, sich einer unangenehmen Situation zu entziehen, beispielsweise einem Kaltwasser-Labyrinth. Bei dem Experiment in Stockholm wurden die Mäuse fünf Wochen lang leichtem Stress ausgesetzt, bis sie Anzeichen einer Depression erkennen ließen. Das war zu erwarten gewesen. Die Frage war nun, ob sie genauso reagieren würden, wenn sie Laufübungen machten, bevor sie einer stressreichen Situation ausgesetzt wurden.

Und genau da wurde das Projekt interessant. Die Forscher züchteten durchtrainierte Mäuse, die ein Fitnessprogramm absolvieren mussten, bevor sie auf dem erprobten Weg in die Depression geschickt wurden. In früheren Experimenten hatte sich bereits bestätigt, dass aerobe Übungen bei Mäusen und Menschen gleichermaßen die Produktion des Enzyms PGC-1alpha in den Muskeln anregen, insbesondere einer Untergruppe namens PGC-1alpha1. Die Forscher am Karolinska Institut stellten die Theorie auf, dass dieses spezielle Enzym das Gehirn vor Depressionen schützt, indem es bestimmte Rahmenbedingungen im Körper schafft. Um ihre Hypothese zu testen, züchteten sie Mäuse mit einem hohen PGC-1alpha1-Spiegel, ohne sie einem Fitnesstraining zu unterziehen, um dieses Enzym von anderen Substanzen zu isolieren, die von den Muskeln während und nach den körperlichen Aktivitäten freigesetzt wurden. Dann setzten sie die Nager fünf Wochen lang mildem Stress aus. Die Mäuse entwickelten trotz Stress keine nennenswerte Depression. Angesichts des Wissens, dass PGC-1alpha1 die Gensignale verändert, stießen sie bei der Suche nach den Ursachen auf eine Substanz namens Kynurenin, die sich nach einer Stresserfahrung im Blut anreichert und sogar die Blut-Hirn-Schranke zu überwinden vermag. Sie wurde mit der Depression in Verbindung gebracht, weil sie Entzündungen im Gehirn nachweislich fördert. Bei Mäusen mit höherem PGC-1alpha1-Spiegel wurde das durch Stress entstandene Kynurenin von einem anderen Protein aufgespalten, als Reaktion auf die Signale, die von den PGC-1alpha1 ausgingen. Und diese Abbauprodukte gelangten nicht durch die Blut-Hirn-Schranke.

Ist Ihnen die Bedeutung dieser Entdeckung klar? Allem Anschein nach kann sportliche Betätigung also eine biologische Versicherungspolice gegen die körperlichen Auswirkungen von Stress sein.

Doch an dieser Stelle war das Experiment noch nicht beendet. Die Forscher wollten sichergehen, dass ihre Entdeckungen auch auf Menschen zutrafen. Deshalb suchten sie Freiwillige, die bereit waren, sich drei Wochen lang täglich einem Ausdauertraining zu unterziehen. Es umfasste vierzig bis fünfzig Minuten gemäßigtes Laufen oder Radfahren. Durch die Entnahme von Muskelgewebe vor und nach den Übungen konnten die Forscher nachweisen, dass die Muskelzellen nach Beendigung des Trainingsprogramms mehr PGC-1alpha1 und mehr von der Substanz enthielten, die Kynurenin spaltet. Das bedeutet also tatsächlich, dass sportliche Betätigung das Risiko, an einer Depression zu erkranken, senkt.

Könnte dann auch der gleiche biologische Prozess eine bereits bestehende Depression bekämpfen? Das muss noch herausgefunden werden. Aber die Aussichten sind vielversprechend! Vielleicht lassen sich Depressionen auf diese Weise genauso wirksam behandeln wie verhindern. Ich weiß, dass meine Patientinnen, selbst diejenigen mit einer besonders schweren Ausprägung der Depression, die psychischen Belohnungen der sportlichen Betätigung aus eigener Erfahrung kennen. Sogar meine schwangeren Patientinnen, die anfangen, sich mehr zu bewegen, empfinden diese Veränderung in ihrem Leben als Erleichterung, sind seltener krank und genießen die Schwangerschaft mehr. Man könnte anführen, dass solche Aussagen subjektiv sind, aber ich bin mir sicher, die Wissenschaft wird sie in Zukunft bestätigen.

Man könnte ein ganzes Buch über die positiven Auswirkungen sportlicher Aktivitäten auf die Physiologie und damit auch auf die Psychologie des Körpers schreiben. Wichtig ist, daran zu denken, dass mehrere biologische Prozesse im Körper stattfinden, wenn wir tanzen, Rad fahren oder einen Spaziergang in flottem Tempo machen. Die sportliche Betätigung ruft nicht nur eine positive Veränderung in der Körperchemie, sondern auch in den Körperzellen hervor, bis hin zur molekularen und genetischen Ebene. Wir wissen beispielsweise, dass sie sich unmittelbar auf die Funktionsfähigkeit der Mitochondrien auswirkt, der wichtigsten Energielieferanten des Körpers. Das geht aus Studien hervor, bei denen eine Gruppe von Senioren einem Fitnessprogramm unterzogen und danach mit einer jüngeren Kontrollgruppe im Hinblick auf Kraft, Fitness und genetische Veränderungen verglichen wurde. In einem bahnbrechenden Experiment aus dem Jahre 2007 untersuchten die Forscher die Auswirkungen von sechs Monaten Krafttraining bei Probanden, die 65 Jahre und älter waren, und stellten fest, dass dadurch der Alterungsprozess teilweise umgekehrt wurde.[25] Wie die Forscher vom Karolinska Institut entnahmen auch sie vor und nach dem Trainingsprogramm Proben der Muskelzellen, die mit den Muskelzellen von 26 jungen Freiwilligen mit einem Durchschnittsalter von 22 Jahren verglichen wurden. Das Forscherteam, das aus kanadischen und amerikanischen Wissenschaftlern bestand, verzeichnete bei den älteren Probanden eine Zunahme der Muskelstärke sowie erhebliche »verjüngende« Veränderungen auf der genetischen Ebene.

Bei genauerer Beobachtung entdeckten sie zudem, dass die veränderten Gene in die Aktivitäten der Mitochondrien eingebunden waren. Forschungsprojekte jüngeren Datums haben bestätigt, dass hochintensives Intervalltraining die Biogenese von Mitochondrien anregt, den biologischen Prozess, durch den in der Zelle neue Mitochondrien entstehen.[26] Nach nur zwei Wochen Intervalltraining werden beträchtliche messbare Verbesserungen erzielt, die wiederholte Energiesteigerungen nach sich ziehen: Bei dieser Trainingsmethode wechseln sich Belastungs- und Erholungsrunden ab.[27] Sie könnte sogar besser für Sie – und Ihre Mitochondrien – sein als ein langes, langsames und stetiges Training.

Die Gesundheit der Mitochondrien ist für die Gesundheit des gesamten Körpers von zentraler Bedeutung, denn ihr Alter und ihre Leistungsfähigkeit stehen in direkter Verbindung zu einem gesunden Stoffwechsel, der sich wiederum auf die mentale Gesundheit auswirkt. Die Mitochondrien reagieren besonders empfindlich auf Zellschäden, die sich auf verschiedene Faktoren zurückführen lassen und nur teilweise von uns beeinflusst werden können. Abgesehen von den Ernährungsgewohnheiten und Kontakten mit Umwelttoxinen spielt auch das Ausmaß der körperlichen Bewegung eine große Rolle für die Funktionsfähigkeit und Gesundheit der Mitochondrien, insbesondere bei der Bestimmung, wie viele Mitochondrien jedem Zelltypus im Körper zur Verfügung stehen. Im Herzmuskel, der unermüdlich Schwerstarbeit leisten muss, sind beispielsweise oft mehr Mitochondrien vorhanden als in einem Skelettmuskel. Studien zeigen, dass aerobe Übungen von fünfzehn bis zwanzig Minuten Dauer und gemäßigter Intensität, drei oder vier Mal pro Woche, die Anzahl der Mitochondrien in Ihren Muskelzellen um sage und schreibe 40 bis 50 Prozent erhöhen können![28] Das ist ein Tauschhandel, bei dem Sie nur gewinnen können: ein bisschen mehr Bewegung gegen eine große Anzahl dieser Hochleistungsmaschinen im Miniaturformat, die Ihren Energiestoffwechsel wunderbar auf Trab bringen.

Es erübrigt sich wohl, darauf hinzuweisen, dass auch Sie sich sportlich betätigen sollten, falls Sie es nicht bereits tun. Ich verspreche Ihnen, dass Sie mein Fitnessprogramm umsetzen können, auch wenn Sie mit Sport bisher »wenig am Hut« hatten. Sie beginnen mit fünf bis zehn Minuten Intervalltraining (drei Sekunden Maximalbelastung, dreißig Sekunden Erholungsphase) und arbeiten sich nach und nach auf zwanzig Minuten und drei Mal pro Woche oder mehr vor. Sie erhalten von mir verschiedenste Anregungen, körperlich aktiv zu werden, und mit Sicherheit ist auch etwas dabei, was Ihnen Spaß macht.

8. GROSSREINEMACHEN
Wie Sie Ihre Umwelt entgiften

~~

Im Zweifelsfall weg damit!

Leider ist es gang und gäbe, »im Zweifelsfall für den Ange-klagten« zu plädieren, wenn es gilt, schädliche Chemikalien zu ermitteln und aus dem Markt zu nehmen, Medikamente und Umwelttoxine eingeschlossen. Wir haben dieses Vabanquespiel mit unserer Gesundheit immer wieder erlebt, angefangen von DDT bis hin zu bleihaltigen Anstrichfarben, Zigarettenrauch und Glyphosat. Die Forscher können keine Experimente nach klassischem Muster durchführen, um zu bestimmen, ob und wie diese Chemikalien im Einzelnen auf den Menschen wirken. Es wäre ethisch nicht vertretbar, verdächtige Substanzen bei den Teilnehmern zu testen, um zu sehen, wie sie darauf reagieren, und deshalb ist es ein Problem, die individuellen Risikofaktoren und die Dauer der Belastung in die Rechnung einzubeziehen.

Wir müssen uns oft auf die Analyse von Daten beschränken, die aus Unfällen beim Umgang mit solchen Gift- und Schadstoffen stammen, wie beispielsweise 1973 in Michigan, als Rinder versehentlich Futter erhielten, das mit dem Flammschutzmittel PBB verunreinigt war, einem Östrogen-Nachahmer. Infolgedessen endete das PBB in den Fleisch- und Milchprodukten der Schlachttiere. Später stellte man unter anderem fest, dass bei den Mädchen, die sie zu sich genommen hatten, die Periode im Durchschnitt ein Jahr früher als bei anderen

Gleichaltrigen begann. Wir lernen oft nur aus unseren Fehlern, wie auch bei DDT und seinen verheerenden Auswirkungen. DDT, eine Organochlorverbindung, die zur Schädlingsbekämpfung eingesetzt wurde, brachte dem Entdecker Dr. Paul Müller 1948 den Nobelpreis ein und war allem Anschein nach eine ebenso saubere wie wirksame Lösung zur Bekämpfung der Moskitos und der tödlichen Krankheiten, die sie übertragen. Mein Vater wuchs in den 1950er-Jahren in New Jersey auf und erinnert sich noch heute lebhaft daran, wie er als Kind den LKW nachlief (nachdem er mit Quecksilberkügelchen aus dem Müllcontainer gespielt hatte!), wenn sie durch die Straßen des Viertels fuhren und ihren Sprühnebel verbreiteten. In einer der infamen Werbekampagnen hieß es: »DDT tut mir gut!« Obwohl bis 1970 Abermillionen Menschen mit DDT in Kontakt gekommen waren, gab es noch keine tragfähigen Beweise für die Schäden, die das Insektizid beim Menschen anrichtete.

Nach Erscheinen des Buches *Der stumme Frühling*, ein Weckruf der US-amerikanischen Biologin und Zoologin Rachel Carson, fanden dreißig voneinander getrennte Studien statt, die jedoch noch keine Verbindung zu Brustkrebserkrankungen feststellen konnten. Das gelang erst der Epidemiologin Barbara Cohn, die von 1959 bis 1976 die Daten von 20 000 Schwangeren und ihren Kindern sammelte und vierzig Jahre später ihre Krankenakten auswertete.[1] Da diese 2015 veröffentlichte Studie die aktuellen Erkenntnisse aus dem Fachbereich der Epigenetik, das Zeitfenster der Belastung und die Rolle der Hormone bei der Tumorentwicklung berücksichtigte, gelang es ihr, einen fünffachen Anstieg der Brustkrebserkrankungen bei Frauen zu belegen, die noch vor der Pubertät mit DDT-

Spray in Berührung gekommen waren. Bei deren Kindern bestand ein erhöhtes Risiko, an Brustkrebs und Hodenkrebs zu erkranken. DDT wurde von den meisten westlichen Industrieländern in den 1970er-Jahren verboten, doch aufgrund seiner Langzeitwirkung bleibt es in der Umwelt weitgehend erhalten und wird in Afrika und Asien auch heute noch eingesetzt. DDT gehört zu den ersten Mitteln, bei denen nachgewiesen wurde, dass sie endokrine Störungen verursachen, und in zahlreichen Studien erhärtet sich der Verdacht, dass es die Fruchtbarkeit beeinträchtigen und Geburtsfehler, Diabetes, Krebs und eine Schädigung der Hirnentwicklung bei Kindern hervorrufen kann.

Die Folgen des Atombombenabwurfs auf Hiroshima und Nagasaki sind weltweit bekannt. Frauen unter zwanzig entwickelten dort wesentlich häufiger Krebs und psychische Störungen als Frauen, die zu diesem Zeitpunkt älter waren. Schwangere brachten Kinder mit ähnlichen lebenslangen Gesundheitsproblemen zur Welt, neuropsychologische Erkrankungen eingeschlossen.

Die Medizin steht unter dem Einfluss mächtiger Lobbyisten und Unternehmen mit unverkennbaren Eigeninteressen, denen es immer wieder gelingt, Regulierungsbehörden und politische Entscheidungsträger bei der Einschätzung der Sicherheitsrisiken auf ihre Seite zu bringen. Die meisten Ärzte sind überzeugt, dass die Last der Beweisführung bei den Patienten und Bürgern liegt: Sie müssen den Nachweis erbringen, dass Umweltschadstoffe für ihr Problem verantwortlich oder nachhaltig daran beteiligt sind. Die moderne Medizin lässt wenig Bereitschaft erkennen, die Komplexität sowie grundlegende

Ursachen chronischer Erkrankungen zur Kenntnis zu nehmen, die auf eine gehäufte Belastung durch Schadstoffe in der Umwelt, in pharmazeutischen Produkten und in der Nahrung zurückzuführen sind. Diese Probleme können nicht gelöst werden, indem man die Symptome einfach unterdrückt, denn das ist ähnlich, als würde man den Rauchmelder ausschalten, ohne das Feuer zu bekämpfen. Ein Internist ist in der Regel kein Experte, der die genetische Disposition, die Genexpression, das Hormonmilieu und die individuellen Belastungsgrenzen für die toxischen Wirkungen dieser Umweltchemikalien bei seinen Patienten einschätzen kann.

Leider sprechen Ärzte, abgesehen von den Medikamenten, selten Empfehlungen aus, aus Angst, dass die Wissenschaft ihre Therapiemethoden nicht unterstützt. Doch mittlerweile macht sich eine Gezeitenwende bemerkbar, in der die Rolle der Belastung durch Umwelttoxine zunehmend erkannt wird. 2014 gab das American College of Obstetrics einen Bericht heraus, der Frauen vor den schädlichen Auswirkungen von Kunststoffen und Flammschutzmitteln warnte.[2] Das war ein bedeutender Schritt, weil die chemische Industrie und ihre Interessenvertreter alles daransetzen, Bedenken unter den Tisch zu kehren, und die regulierenden Behörden ihrem Beispiel folgen.

Im ersten Teil des Buches habe ich die Verbindung zwischen den Gift- und Schadstoffen, die uns im Alltag begegnen, und unserer mentalen Gesundheit hergestellt und insbesondere auf die EAS oder endokrin aktiven Substanzen (auch endokrine Disruptoren) verwiesen, die ein Chaos im weiblichen Hormonhaushalt anrichten können. Flammschutzmittel, die häufig bei der Herstellung von Möbeln, elektronischen Geräten,

Haushaltsgeräten, Kraftfahrzeugen, Bekleidung und Baumaterialien verwendet werden, gehören zu den EAS, die aufgrund ihrer Wirkung berüchtigt sind.[3] Eine Exposition während der Schwangerschaft hat nachweislich eine Beeinträchtigung der Hormon- und Hirnentwicklung des Embryos zur Folge. Untersuchungen haben gezeigt, dass sich die weltweite Konzentration von EAS im Körper von Menschen und Wildtieren alle zwei bis fünf Jahre verdoppelt, mit Ausnahme von Schweden, wo Flammschutzmittel verboten sind. In einer der ersten Studien, die einem möglichen Zusammenhang zwischen Flammschutzmitteln und Fettleibigkeit auf den Grund gingen, erhielten Mäuse eine fett- und kalorienreiche Nahrung (die Autoren gaben nicht an, welches »Fett« sie benutzten); die Forscher stellten fest, dass diejenigen, die Flammschutzmitteln ausgesetzt waren, 30 Prozent mehr Gewicht zulegten als die Kontrollgruppe.[4] Deshalb wurden diese Chemikalien als obesogen eingestuft, als »Dickmacher«, die zu Übergewicht, Blutzuckeranstieg und Stoffwechselstörungen beitragen.[5]

Zu den weiteren chemischen Schadstoffen, von denen ich einige bereits erwähnt habe, gehören Phthalate, perfluorisierte Chemikalien, Bisphenol A, Arsen, Tributyltin und chlorhaltige Verbindungen wie Dioxin, PCB und DDT. Dioxin wird beispielsweise einer Gruppe von Chemikalien zugeordnet, die nicht nur Fortpflanzungs- und Entwicklungsprobleme verursachen, das Immunsystem schädigen und den Hormonhaushalt stören, sondern auch viel häufiger mit uns in Kontakt kommen, als wir denken. Dioxine aus chemischen Erzeugnissen, bei deren Produktion Chlor verwendet wird, gelangen überwiegend mit industriell verarbeiteten, nicht organischen

Fleisch- und Molkereiprodukten in unseren Körper, aber auch durch »natürliche« Süßmittel wie *Splenda* (Sucralose), wenn diese erhitzt werden, oder auch durch Tampons, die sie absondern.[6]

Dass wir Nahrungsmittel mit schädlichen chemischen Substanzen auf ein Minimum beschränken sollten, dürfte inzwischen klar sein; doch es gibt noch weitere Quellen der Schadstoffbelastung, auf die wir nun unsere Aufmerksamkeit richten: Haushaltswaren und Haushaltsprodukte, Reinigungsmittel, Kunststofferzeugnisse, Kleidung, Kosmetik-, Toiletten- und Hygieneprodukte, Trinkwasser, die Haltbarmachung von Lebensmitteln und unsichtbare Formen wie Magnetfelder sowie die fragwürdige Luftqualität.

Frauen, die eine Schwangerschaft planen, schwanger sind oder stillen, finden in diesem Teil des Buches zusätzliche Empfehlungen. Gerade in dieser Lebensphase sollten Frauen über umfassende Informationen verfügen, um die richtigen Entscheidungen treffen und sich selbst und ihr Kind schützen zu können. Die Zukunft des Kindes, sein mentales Wohlbefinden steht auf dem Spiel, wenn es schon im Mutterleib mit Schadstoffen in Berührung kommt. Da ich zu den wenigen Ärzten im Lande gehöre, die eine Ausbildung im Fachbereich perinatale Psychiatrie absolviert haben und einen ganzheitlichen evidenzbasierten Ansatz vertreten, setze ich mich in ganz besonderem Maß für den vorgeburtlichen Schutz des Kindes ein.

Die Körperlast[7]

Wenn Sie in einem Industrieland leben, haben sich jetzt im Durchschnitt siebenhundert synthetische Chemikalien in Ihrem Körper angesammelt, die aus der Nahrung, dem Wasser und der Luft stammen. Bei der Mehrheit dieser Substanzen wurden die potenziellen gesundheitlichen Auswirkungen weder getestet noch ihre Unbedenklichkeit nachgewiesen.

Der Zusammenhang zwischen Umweltchemikalien oder -schadstoffen und gesundheitlichen Problemen scheint weithin bekannt zu sein. Diese toxischen Substanzen sind allgegenwärtig und schwer zu vermeiden. In den letzten drei Jahrzehnten wurden in den USA mehr als 100 000 Chemikalien für die kommerzielle Nutzung zugelassen. Dazu gehören 85 000 Industriechemikalien, 10 000 Lebensmittelzusatzstoffe, 12 500 Substanzen, die in Hygieneartikeln Verwendung finden, 1000 pestizidaktive Inhaltsstoffe und pharmazeutische Arzneistoffe in rauen Mengen. Seit 1976, als der Toxic Substances Control Act (TSCA, Gefahrstoff-Überwachungsgesetz) verabschiedet wurde, hat die US-Umweltschutzbehörde EPA nur bei einem Bruchteil der Chemikalien, die auf der TSCA-Liste aufgeführt sind, Sicherheitstests angeordnet. Von mehr als 8000 dieser Substanzen werden pro Jahr ungefähr 11 000 Kilogramm produziert, und ein lächerlich geringer Prozentsatz wird von der EPA oder der Lebensmittelüberwachungs- und Arzneimittelzulassungsbehörde FDA genauer unter die Lupe genommen. Auch im 1981 veröffentlichten europäischen Altstoffverzeichnis EINECS (European Inventory for Existing Chemical Substances) sind rund 100 000 Stoffe verzeichnet.[8]

Diejenigen, die das Weltgeschehen genau verfolgen, sind sich der Chemikalien in unserer Umwelt und der Verbindung zum Klimawandel wesentlich bewusster geworden. Beides geht oft Hand in Hand, da viele der Substanzen – gleich ob sie in der Industrie, in der Landwirtschaft oder als Lebensmittelzusatzstoffe verwendet werden – zum ökologischen Schaden beitragen, der eine Veränderung der Klimamuster verursacht, wie die Übersäuerung der Weltmeere oder die unumkehrbare Qualitätsminderung des Erdreichs durch Unkrautvernichtungsmittel. Forscher messen schon seit Jahrzehnten die Industrieemissionen, aber erst in jüngerer Zeit ist man auf die Idee gekommen, den Blick auch auf die Körperlast zu richten, die toxischen Substanzen im Gewebe des menschlichen Organismus. Das sogenannte Biomonitoring, bei dem Schadstoffe in Blut, Urin, Nabelschnurblut und Muttermilch analysiert werden, wird inzwischen weltweit von namhaften, öffentlich oder staatlich finanzierten Institutionen sowie privaten Forschungsorganisationen durchgeführt. Dort untersuchen Wissenschaftler ersten Ranges menschliches Gewebe auf Industriechemikalien, die man in Nahrungsmitteln, Luft, Wasser und Verbrauchsgütern findet. Die Testpersonen gehören normalerweise sämtlichen Altersgruppen an, von Neugeborenen bis zu Senioren, und stammen aus allen Regionen des Landes. Bei den Biomonitoring-Projekten in den USA wurden bei allen Teilnehmern ungeachtet ihrer Lebensumstände und ihres Alters messbare Mengen synthetischer Chemikalien im Körper festgestellt. Die meisten dieser Chemikalien sind fettlöslich und werden daher im Fettgewebe eingelagert, wo sie biopersistent werden: das heißt, sie verbleiben dort. Noch wichtiger als die Bestimmung der Schadstoffe ist in meinen Augen die Aufdeckung der politischen Aspekte, die sich dahinter verbergen. Es gibt genügend Warnsignale, um die Produktion bestimmter Chemikalien zu stoppen, beispielsweise beim Breitbandherbizid Roundup von Monsanto. Der einzige Ausweg aus der chemischen Suppe, die uns eingebrockt wurde, ist eine strikte Regulierung und mehr Transparenz bei der Überwachung vorprogrammierter Interessenkonflikte.

Es gibt keinen einzigen Test, der helfen könnte, die Körperlast und das damit verbundene Krankheits- und Depressionsrisiko zu ermitteln, denn toxische Substanzen im Körper nachzuweisen ist nicht einfach. Erstens muss man genau wissen, wonach man Ausschau hält, und zweitens fehlt die Möglichkeit, die Auswirkungen der jeweiligen Belastung auf den jeweiligen Körper zu messen. Die Tatsache, dass sich viele Schadstoffe tief im menschlichen Gewebe verbergen, legt nahe, dass die Wissenschaftler noch viel über die Selbsthilfemechanismen des Körpers lernen und herausfinden müssen, wann die jeweilige Toleranzgrenze überschritten wird.

Da Studien immer Durchschnittswerte in Bezug auf Geschlecht, Alter und ethnische Herkunft angeben, sagen sie weder etwas über die *individuelle* Körperlast aus, noch können sie alle Schadstoffe oder die Synergieeffekte von Hunderten oder Tausenden Chemikalien berücksichtigen, denen wir im Alltag ausgesetzt sind. Da jeder Körper anders auf Außenreize reagiert, die Kombination verschiedener Reize eingeschlossen, können gesetzliche Bestimmungen zur Begrenzung der Schadstoffbelastung besonders gefährdete Bevölkerungsgruppen nicht ausreichend schützen, beispielsweise Frauen im gebärfähigen Alter oder Menschen gleich welchen Alters mit einer chronischen Erkrankung, bestimmten genetischen Dispositionen oder Krankheitsanfälligkeiten.

Brenda Eskenazi von der Universität in Berkeley ist Epidemiologin und Leiterin einer Studie, die sich mit den Auswirkungen kleiner Pestizidmengen auf das Gehirn von Kleinkindern befasste. Sie beobachtete über einen längeren Zeitraum die gesundheitliche Entwicklung von mehreren Hundert schwangeren Frauen aus Salinas Valley, einer ländlichen Region in Kalifornien, in der jährlich bis zu 250 000 Kilogramm Organophosphate versprüht wurden. In einem Artikel, der in der Wochenzeitschrift *The Nation* erschien, sprach sie das Problem offen an: »Im Laufe des Tages konsumieren die Frauen verschiedene landwirtschaftliche Erzeugnisse mit Rückständen von einem oder mehreren Schädlingsbekämpfungsmitteln. Und sie sind noch weiteren Chemikalien ausgesetzt – von den antibakteriellen Substanzen in der Seife bis hin zu Weichmachern in Küchenutensilien und Flammschutzmitteln, die bei der Herstellung von Möbeln zum Einsatz kommen. Unter dem Strich läuft das Ganze auf eine Kombination aus verschiedenen Chemikalien und ein Risiko von unbestimmtem Ausmaß hinaus.«[9]

Ein Synergieeffekt kann durch das Zusammenspiel von zwei Substanzen entstehen. Für sich alleine kann eine Substanz relativ unbedenklich sein, aber in der Kombination wirkt sie schädlich. Wenn eine Substanz, die auf einer gedachten Gefahrenskala von 1 bis 10 den Wert 1 hat, und eine andere Substanz mit dem Wert 4 zusammentreffen, kann daraus eine gesundheitsabträgliche Wirkung entstehen, der man den Wert 8 zuordnen muss. Ein solches Phänomen, auch als Cocktaileffekt bezeichnet, bedeutet letztendlich, dass die Anzahl potenzieller chemischer Schadstoffe, die auf den Körper einwirken, unendlich sein kann.[10] Randall Fitzgerald schreibt in seinem Buch *The Hundred-Yearlie:* »Was mich bekümmert und verblüfft, ist die Erkenntnis, dass selbst dann, wenn die Behörden über die Ressourcen verfügen würden, gründliche und umfassende Sicherheitstests durchzuführen – was sie nicht tun –, unsere Technologie noch zu unausgereift ist, um die Wirkung aller synthetischen Chemikalien in Kombination aufzuspüren; es wäre unmöglich, diese Aufgabe zu unseren Lebzeiten oder auch nur zu Lebenszeiten unserer Enkel abzuschließen.«[11] Im September 2015 erschien in der namhaften Fachzeitschrift *Nature* ein Bericht französischer Forscher, die herausfanden, dass einige Östrogene wie Ethinylestradiol (ein synthetischer Arzneistoff, der in Antibabypillen enthalten ist) und Organochlorpestizide, Substanzen, die für sich allein nur schwach aktiv sind, die Fähigkeit besitzen, sich gleichzeitig an einen Rezeptor im Zellkern zu binden und ihn durch ihr Zusammenwirken zu aktivieren.[12] Analysen auf der molekularen Ebene deuten darauf hin, dass durch das Andocken des ersten Moleküls das Andocken des zweiten Moleküls gefördert wird. Die daraus resultierende Mischung löst dann bereits bei einer erheblich geringeren Konzentration eine toxische Wirkung aus als die einzelnen Moleküle an sich.

Unsere Körperlast beginnt schon in der Gebärmutter und kann uns ein Leben lang begleiten. Obwohl man früher meinte, dass die Plazenta einen Schutzschild darstellt und das Nabelschnurblut den Fötus vor den meisten Umweltchemikalien und Schadstoffen bewahrt, wurden wir inzwischen eines Besseren belehrt. Industriechemikalien und Schadstoffe können die Plazenta genauso durchdringen wie Rückstände von Nikotin und Alkohol. Die federführende nicht gewinnorientierte Umweltschutzorganisation Environmental Working Group (EWG) wies als Erste darauf hin, als die Forscher Chemikalien im Nabelschnurblut und in der Muttermilch entdeckten, und auch andere Studien haben gezeigt, dass der Uterus bei Weitem nicht so »schusssicher« ist wie gedacht. Selbst die als widerstandsfähig gerühmte Blut-Hirn-Schranke kann durchdrungen werden, vor allem bei einem ungeborenen Kind, bei dem sie noch nicht voll entwickelt ist.

Machen Sie sich nichts vor

Wenn Sie glauben, Sie könnten ans andere Ende der Welt auswandern, um der Schadstoffbelastung zu entgehen, haben Sie sich getäuscht. Die Nebenprodukte und Chemikalien aus den Industriezentren sind durch Luft- und Wasserströmungen längst in den entlegensten, ehemals jungfräulichsten Regionen der Erde angekommen. In der Luft heften sich Staubpartikel an die chemischen Substanzen und driften nach Norden, in kältere Klimazonen.

Das erklärt, warum auch Menschen und Tiere, die Tausende Kilometer von den Schadstoffquellen entfernt leben, Anzeichen einer Kontaminierung erkennen lassen. Das gilt auch für Gewässer, die sich meilenweit von Industriezentren entfernt befinden. Durch Jetstreams – Starkwindbänder, die sich dynamisch verlagern – und Wasserströmungen können zwei weit auseinanderliegende Orte praktisch zu Nachbarn werden. Wale befinden sich in der Nahrungskette so weit oben, dass sich große Mengen PCB in ihrem Fettgewebe ansammeln und ihre Karkassen zur Giftmülldeponie werden. Bei Inuit-Frauen, die in arktischen Regionen leben, wurde PCB in der Muttermilch entdeckt. Diese Belastung wirkte sich nachweislich auf die Gesundheit ihrer Kinder aus.

Man könnte annehmen, dass unsere gewählten Volksvertreter uns schützen, indem sie den Verkauf oder die Verwendung schädlicher Chemikalien gesetzlich verbieten, doch weit gefehlt. Der amerikanische Kongress hat das Budget der Umweltschutzbehörde EPA im Verlauf des letzten Jahrzehnts begrenzt oder kräftig beschnitten. Ein Grund dafür ist rein politisch: Einige Kongressmitglieder messen dem Schutz der Interessen von Industrie und Handel einen höheren Stellenwert bei als der Gesundheit der Bevölkerung. Und das Ausmaß der Aufmerksamkeit, die man Verordnungen auf staatlicher und kommunaler Ebene widmet, unterscheidet sich beträchtlich.

Fazit: Niemand weiß genau, wie viele synthetische Chemikalien es heute auf der Welt gibt und wie schädlich sie tatsächlich sind, vor allem in ihrer Kombination. Und angesichts der unzähligen miteinander konkurrierenden politischen Interessen können wir uns nicht auf Gesetze oder Regulierungsmaßnahmen verlassen, die uns davor schützen.

Entgiften, Schritt für Schritt[13]

Ich war nicht immer eine Gesundheitsfanatikerin. Doch während der Schwangerschaft legt sich bei vielen Frauen ein Schalter um, und sie nehmen sich vor: Ab jetzt wird alles anders! So erging es mir, als ich mein erstes Kind erwartete und eine Freundin mir das Buch *Green Babies, Sage Moms* in die Hand drückte. Beim Lesen wurde mir bewusst, dass Ärzte im Zuge ihrer Ausbildung nicht lernen, Frauen bei der Optimierung von Gesundheit und Wohlbefinden zu helfen. Ich musste also selbst Mittel und Wege finden, meinen Haushalt und meinen Körper zu entgiften, Schritt für Schritt.

Ich sehe noch heute den Abfalleimer in meinem Badezimmer vor mir, der nach dem Großreinemachen vollgestopft war mit Produkten, die ich plötzlich als biologisches Risiko ersten Grades einstufen musste. Ich schüttelte den Kopf angesichts der verführerischen Macht, die das Wort *natürlich* in der Werbung ausübt. Seit dieser Erkenntnis sehe ich meine Aufgabe in der Weitergabe von Informationen, die Frauen helfen, ihre Kaufkraft einzusetzen, um für die Verbesserung ihrer eigenen Gesundheit und die ihrer Kinder zu stimmen. Wir sollten genau wissen, welche Schritte dazu erforderlich sind.

Denjenigen, die befürchten, dass wir mit unseren Aktivitäten angesichts der anhaltenden Umweltbelastung keinen Unterschied bewirken, möchte ich entgegenhalten, dass wir einem Schneesturm im Freien besser trotzen, wenn wir ein paar Kleiderschichten mehr anziehen, als wenn wir uns den Elementen nackt aussetzen!

Die Aufgabe, fragwürdige Produkte aus dem Haushalt zu verbannen und durch bessere Alternativen zu ersetzen, mag überwältigend erscheinen, muss aber nicht in Stress ausarten. Nehmen Sie sich ein Produkt und einen Raum nach dem anderen vor; wie Sie dabei genau vorgehen, ist im 10. Kapitel erklärt. Das Ziel besteht darin, Ihr Bestes zu tun, auf der Grundlage dessen, was Sie sich leisten können und zu ändern bereit sind. Machen Sie es sich einfach, indem Sie von jetzt an Erzeugnisse kaufen, die so naturbelassen wie möglich und nicht mit Chemikalien in Berührung gekommen sind, gleich ob während der Anbau- oder der Herstellungsphase.

Informieren Sie sich im Internet über die sichersten Produkte und die besten Lebensstil-Tipps. Es kann mehr als ein Jahrzehnt dauern, bis Studien genug Daten zusammengetragen haben, um neue Richtlinien und Verordnungen auf den Weg zu bringen, oder gefährliche Produkte vom Markt genommen werden. Eine Metaanalyse, die 2014 im *Journal of Hazardous Material* veröffentlicht wurde, untersuchte 143 000 von Experten begutachtete Berichte, um die Spur toxischer Chemikalien vom Aufstieg bis zum Niedergang zu verfolgen.[14] Dabei wurde erschreckenderweise festgestellt, dass im Schnitt vierzehn Jahre zwischen dem Auftauchen der ersten Sicherheitsbedenken und dem Höhepunkt der Besorgnis und der Einleitung entsprechender Maßnahmen vergehen. Typische Beispiele für dieses Muster sind DDT, Perchlorate, 1,4-Dioxan, Triclosan, Nanomaterialien und Mikroplastik, die immer noch in die Umwelt und in die Haushalte gelangen. Darin spiegelt sich die Zeitverzögerung von siebzehn Jahren wider, mit der wissenschaftlich fundierte Daten Eingang in die Arztpraxis finden.

Was einmal mehr nahelegt, dass wir unsere Gesundheit selbst in die Hand nehmen müssen.

Am besten verlassen wir uns dabei auf unseren gesunden Menschenverstand und unser Urteilsvermögen, untermauert durch die aktuellen wissenschaftlichen Erkenntnisse. Anders ausgedrückt: Warten Sie nicht, bis ein Produkt offiziell als »gefährlich« eingestuft wird, um es aus Ihrem Leben zu verbannen oder extrem einzuschränken; im Zweifelsfall: Weg damit! Die folgenden Tipps erleichtern Ihnen das Großreinemachen.

IN DER KÜCHE

- Vermeiden Sie Dosenprodukte, was Sie ohnehin tun sollten, wenn Sie sich an mein Ernährungsprogramm halten, und bleiben Sie bei frischen vollwertigen Lebensmitteln. Die Beschichtung der Dosen enthält oft BPA in großer Menge.
- Verzichten Sie auf Pfannen und Töpfe mit Antihaftbeschichtung. Mit Teflon beschichtetes Kochgeschirr enthält Perfluoroctansäure (PFOA), die als krebserregend eingestuft wurde. Produkte aus Gusseisen, Keramik oder Glas sind am besten. Man kann auch online gebrauchte Töpfe und Pfannen aus diesen Materialien kaufen.
- Mustern Sie die Mikrowelle aus und bewahren Sie Lebensmittel nie in Plastikbehältnissen auf, weil sie schädliche chemische Substanzen absondern können, die in die Nahrung eindringen.
- Benutzen Sie keine Plastikwasserflaschen mehr (oder meiden Sie zumindest Kunststoffflaschen, die mit PC für Poly-

carbonat oder der Recycling Nummer 03, 06 und 07 in dem kleinen Dreieck gekennzeichnet sind. Schaffen Sie sich wiederverwendbare Trinkflaschen aus Edelstahl oder Glas in Lebensmittelqualität an. Das gute alte Glas ist auch für Zubereitungen im Backofen und zum Aufbewahren heißer Gerichte bestens geeignet. Glasbehältnisse haben eine lange Lebensdauer und sind für wenig Geld im Set zu haben.

IM BADEZIMMER

- Beim Kauf von Toilettenartikeln, Deodorants, Seife, Kosmetika und Schönheitsprodukten generell sollten Sie daran denken, dass unsere Haut das größte Eingangstor ins Körperinnere darstellt, und was mit Haut oder Lippen in Berührung kommt, erreicht möglicherweise die empfindlichsten Körperregionen. Halten Sie daher nach organischen Produkten Ausschau, die als »biologisch« oder »ökologisch« gekennzeichnet sind.

Vermeiden Sie Produkte mit folgenden Inhaltsstoffen, von denen viele endokrin aktive Substanzen (EAS) enthalten könnten:

- Triclosan und Triclocarban (antibakterielle Handwaschmittel und einige Zahncremes)
- Formaldehyd und Formalin (Nagelpflegeprodukte)
- Toluen und Dibutylphtalat (DBP; Nagellack)
- TEA (Triethanolamin)
- »Duftstoffe« und Parfüm

- Parabene (Methyl-, Propyl-, Isopropyl-, Butyl- und Isobutyl-Parabene)
- PEG/Ceteareth/Polyethylenglykol
- Diethylphthalate
- Sodiumlaurylsulfate (SLS), Sodiumlaurethsulfate (SLES) und Ammoniumlaurylsulfate (ALS)
- Aluminiumchlorohydrate (Deodorants)

Es gibt inzwischen immer mehr Firmen, die Naturkosmetik auf den Markt bringen, obwohl Sie auch hier einen Blick auf die Inhaltsstoffe werfen sollten. Als Sonnenschutzmittel sind Produkte mit nicht mikronisiertem Zink und ohne Oxybenzon zu empfehlen. Natürliche Insektenabwehrsprays enthalten Alternativen zum schädlichen DEET, beispielsweise ätherische Öle.

Legen Sie sich eine Bürste für die Trockenmassage im Badezimmer zu, eine Methode, um das Lymphsystem anzuregen, zu reinigen und die Haut zu entgiften. Der Lymphfluss ist unmittelbar mit dem Immunsystem und den Entgiftungssystemen des Körpers verbunden. Die Technik ist einfach, aber wirkungsvoll. Benutzen Sie eine Bürste mit veganen Naturborsten oder einen Luffaschwamm, Produkte, die man in Naturkost- oder Bioläden, Kaufhäusern und online findet. Fahren Sie mit der trockenen Bürste oder dem Schwamm in einer weit ausholenden, fließenden Bewegung über die trockene Haut – in der gleichen Richtung und ohne zu rubbeln: Bearbeiten Sie Beine und Arme aufwärts in Richtung Unterleib, den Hals und Rumpf abwärts, alle Stellen des Körpers, wobei Sie das Gesicht auslassen. Führen Sie die Bürstenmassage zwei Mal und in Zeiten intensiver Schadstoffbelastung bis zu vier Mal täglich durch.

Entsorgen Sie Ihre Tampons; wählen Sie biologische Produkte für den Intimbereich

2013 offenbarte der »Chem Fatale«-Bericht der Umweltschutzorganisation Women's Voices for the Earth Schlupflöcher in der Gesetzgebung, die zur Folge haben, dass toxische Chemikalien unkontrolliert und unbemerkt in Frauen-Pflegeprodukte gelangen.[15] Diejenigen, die immer einen Vorrat an Intimhygiene-Produkten im Haus haben, hören es vielleicht nicht gerne, aber die meisten handelsüblichen Tampons und Binden enthalten Dioxin, Furan und Pestizide, die mit Krebs und endokrinen sowie reproduktiven Störungen in Verbindung gebracht werden.[16] Reinigungstücher, Waschlotionen, Intimduschen und Intimdeodorants enthalten Parabene, Farbstoffe und unbekannte chemische Substanzen, die sich hinter dem Begriff *Duftstoffe* verbergen. Diese Produkte kommen in engen Kontakt mit dem Schleimhautgewebe von Mädchen und Frauen, angefangen bei der Pubertät bis hin zu den Wechseljahren.

Wir sollten uns nicht auf den Gesetzgeber verlassen, der die Unbedenklichkeit von Produkten bescheinigt, die als »medizinische Erzeugnisse« (Tampons) und »Kosmetika« (Reinigungstücher) angepriesen werden.

Weg mit den Händedesinfektionsmitteln

Der Titel der Studie sagt bereits alles: »Kassenbelege auf Thermopapier in der Hand halten und essen nach dem Gebrauch von Händedesinfektionsmitteln führt zu einer hohen Konzentration von bioaktivem Bisphenol-A (BPA) in Blut und Urin«. So ist es. Diese Entdeckung machte eine Arbeitsgemeinschaft der University of Missouri 2014, die in der Zeitschrift *Public Library of Science* veröffentlicht wurde.[17] Wie sich herausstellte, enthalten die allgegenwärtigen Händedesinfektionsmittel und viele andere handelsübliche Hautpflegeprodukte eine hochwirksame Chemikalienmischung, die bewirkt, dass die Haut für das Eindringen bestimmter Substanzen durchlässiger wird, teilweise bis zu zweihundert Mal. Die meisten dieser Erzeugnisse, oft auf Alkoholbasis, bieten keinen ausreichenden Schutz und töten vermutlich auch gesundheitszuträgliche Bakterien ab, unsere schlagkräftigsten Verbündeten. Deshalb sollten Sie ganz darauf verzichten oder zumindest ein Produkt auf der Basis eines ätherischen Öls verwenden, das zu hundert Prozent naturrein ist.

Waschen Sie sich die Hände auf altmodische Weise mit Wasser und Seife. Und verzichten Sie darauf, Kassenbelege auf Thermopapier in die Hand zu nehmen, das toxische Substanzen wie Bisphenol A (BPA) und seinen gleichermaßen giftigen Verwandten Bisphenol S (BPS) bis zu einer Menge von 3 Prozent des Gewichts enthält.

HAUSHALTSWAREN

- Sorgen Sie für frische Luft im Haus und installieren Sie, wenn möglich, HEPA-Luftfilter. Wechseln Sie Ihre Filter an Klimaanlagen und Heizkörpern alle drei bis sechs Monate aus und säubern Sie einmal im Jahr die Rohrleitungen.

Meiden Sie Raumsprays und elektrische Duftlampen. Die Raumluft enthält in der Regel mehr Schadstoffe als die Außenluft wegen der Feinstaubpartikel, die von Möbeln, elektronischen Geräten und Haushaltswaren ausgedünstet werden. Bitten Sie Besucher, beim Betreten Ihres Hauses oder Ihrer Wohnung die Schuhe auszuziehen.

- Reduzieren Sie toxische Partikel und Schadstoffrückstände in Möbeln, elektronischen Geräten und Textilien, die Sie weder sehen noch riechen können, mithilfe eines Staubsaugers mit HEPA-Filter.

- Stellen Sie so viele Grünpflanzen wie möglich in Ihren Räumen auf, da sie die Umwelt auf natürliche Weise entgiften. Spinnenkraut, Aloe Vera, Chrysanthemen, Gerbera, Gänseblümchen, Efeu und Philodendron sind eine gute Wahl. Ideal wären eine oder zwei Pflanzen je 10 Quadratmeter Wohnfläche.

- Vorsicht bei Spielzeug, das vor 2009 hergestellt wurde, da es gefährliche Kunststoffe und chemisch behandelte Materialien enthalten könnte. Meiden Sie alles, was nach »neuem Plastik« riecht, beispielsweise aufblasbare Produkte für den Strand.

- Wenn Sie sich derzeit keine organische Matratze zulegen möchten oder können, kaufen Sie gut passende, zu 100 Prozent naturreine Matratzenbezüge, um zu verhindern, dass chemische »Ausdünstungen« durch die Bettlaken gelangen. Und benutzen Sie hypoallergene Kopfkissen, die mit Naturfasern wie Baumwolle, Wolle oder Federn gefüllt sind.

- Wenn Sie die Anschaffung einer neuen Couch oder eines neuen Betts in Erwägung ziehen, wählen Sie ein Fabrikat, das keine giftigen Klebstoffe und Leime (beispielsweise Formaldehyd), toxische Kunststoffe, Spanplatten, synthetisches oder chemisch behandeltes Holz enthält.

- Beim Kauf von Kleidung, Stoffen und Polstermöbeln sollten Sie darauf achten, dass sie frei von Flammschutzmitteln und schmutz- und wasserabweisenden Beschichtungen sind. Verzichten Sie darauf, Schaumstoffsofas und Sessel neu zu beziehen.

- Beauftragen Sie einen Fachmann mit dem Auswechseln alter Teppichböden; die Dämmung kann polybromierte Diphenylether (PDBE) enthalten. Bei der Renovierung von Räumen sollten Sie mit dem Fußboden beginnen, weil insbesondere Teppichböden Staub und giftige Chemikalien magnetisch anziehen. Wählen Sie natürliches Hartholz, Kork oder Teppichböden aus Naturfasern, die nicht mit Flammschutzmitteln oder schmutzabweisenden Chemikalien behandelt wurden. Synthetische Teppichböden können noch jahrelang Chemikalien »ausdünsten« und die Gesundheit von Menschen gefährden, die allergisch dagegen sind.

- Haushaltsreiniger, Waschmittel, Desinfektionsmittel, Bleiche, Fleckentferner und dergleichen sollten keine synthetischen Substanzen enthalten; dazu gehören fast alle, die Ihnen auf der Liste mit den Inhaltsstoffen verdächtig erscheinen. Diese Liste ist bei den meisten handelsüblichen Reinigungsprodukten ellenlang, und zu wissen, welche man meiden sollte, erfordert fast ein abgeschlossenes Chemiestudium. Glasreiniger und Bleichmittel, die Ammoniak enthalten, sondern beispielsweise Toxine ab. Verlassen Sie sich nicht auf Etiketten, die besagen, ein Produkt sei »sicher«, »nicht giftig«, »Bio« oder »natürlich«, denn diese Bezeichnungen haben keine rechtsverbindliche Bedeutung. Lesen Sie die Etiketten sorgfältig durch und achten Sie besonders auf die Warnungen. Kaufen Sie keine Produkte, die auf »Gift«, »Gefahr« oder »fatale« Folgen hinweisen, wenn sie geschluckt oder eingeatmet werden. Und vermeiden Sie alle Produkte mit folgenden Inhaltsstoffen: Diethylenglykolmonobutylether, 2-Butoxethanol (EGBE) und Methoxydiglycol (DEGME). Bleiben Sie bei vertrauten Marken mit einer minimalen Anzahl an Inhaltsstoffen. Oder machen Sie Ihre Reinigungsmittel selbst: Scheuerpaste aus Borax, Backnatron und Wasser; Essig und Wasser zum Wischen; und Zitrone. Der einfachste Allzweckreiniger besteht aus 1 TL Essig auf zwei Tassen Wasser. Geben Sie einen oder zwei Tropfen ätherisches Öl dazu, beispielsweise Pfefferminzöl, wenn Sie einen anderen Duft bevorzugen.

- Wischen Sie Böden und Fensterbretter einmal wöchentlich.
- Erkundigen Sie sich in einem Gartenzentrum oder in einer Gärtnerei nach Produkten ohne Pestizide oder Herbizide, um Pflanzenschädlingen Einhalt zu gebieten. Benutzen Sie keine bleihaltigen Pflanzgefäße; in Baumärkten gibt es Testsets, mit denen Sie überprüfen können, ob Ihr Lieblingsblumentopf Blei enthält.

WAS IHRE WASSERHÄHNE ANGEHT …

In den USA ist kommunales Trinkwasser verunreinigt: Es enthält Rückstände von pharmazeutischen Erzeugnissen, Industrieschadstoffen, Mikroben und ungefähr sechshundert verschiedenen desinfizierenden Nebenprodukten mit toxischer Wirkung.[18] Dazu kommt, dass es mit neurotoxischen Fluoriden und Chlor behandelt wurde, die durch eine Veränderung des endokrinen Systems die Gesundheit schädigen. Die Environmental Working Group hat 316 Schadstoffe im Wasser ermittelt, von denen 202 weder gesetzlich reguliert sind noch in ihrer Wirkungsweise vollumfänglich verstanden werden. Und glauben Sie nicht, Sie wären »sicher«, weil die Trinkwasserqualität in Ihrer Umgebung kontrolliert wird. 2013 stellten die Forscher der Princeton University, der Columbia University und der University of California in San Diego in einer Gemeinschaftsstudie fest, dass Schwangere, die in Regionen mit kontaminiertem Trinkwasser lebten, häufiger eine Frühgeburt erlitten oder Kinder mit niedrigem Geburtsgewicht (unter 2500 Gramm) zur Welt brachten.[19]

Die Forscher durchforsteten die Geburtsregister und Daten, die von 1997 bis 2007 im Zusammenhang mit der Trinkwasserqualität im US-Bundesstaat New Jersey gesammelt worden waren. Sie entdeckten in 488 Distrikten Verstöße gegen die Trinkwasserverordnung; in mehr als einem Viertel der betroffenen Wohngebiete handelte es sich um Verunreinigungen, denen über 30 000 Menschen ausgesetzt waren.[20] Das Wasser war sowohl chemisch als auch bakteriell kontaminiert, unter anderem mit Dichlorethan, einem Lösungsmittel, das häufig für Kunststoffe oder als Entfettungsmittel verwendet wird, mit radioaktivem chemischen Radon und coliformen Bakterien, zu denen beispielsweise Salmonellen zählen. Wenn ein ganzer Bezirk betroffen ist, muss das Umweltministerium eigentlich allen Bewohnern eine entsprechende Mitteilung zukommen lassen, doch diese landet oft unbemerkt mit der unerwünschten Werbung im Müll.

Es ist also wichtig, sich einen Wasserfilter anzuschaffen, um das Trink- und Kochwasser zusätzlich zu reinigen. (Anm. d. Ü.: Wenn Sie außerhalb der USA leben, erkundigen Sie sich bei Verbraucherschutzorganisationen nach der Qualität Ihres Trinkwassers.) Heute sind viele Technologien für die Wasseraufbereitung verfügbar, von einfachen Kannenfiltern, die man von Hand befüllt, bis hin zu Vorrichtungen unter dem Spülbecken oder Anlagen, die an der Hauptabnahmestelle installiert werden. Ich bin ein großer Fan von Systemen, die mit Umkehrosmose und Kohlefilter arbeiten, erhältlich in Spezialgeschäften und online. Entscheiden Sie sich für ein System, das den örtlichen Gegebenheiten und Ihrem Budget am besten entspricht. Vergewissern Sie sich, dass der Wasserfilter, den Sie kaufen, Fluoride, Chlor und andere potenzielle Schadstoffe entfernt. Viele Anlagen, selbst die unter dem Spülbecken installierten, können Sie bei einem Umzug mitnehmen.

Ungeachtet dessen, welchen Wasserfilter Sie wählen, sollten Sie sich unbedingt nach den Wartungsanweisungen des Herstellers richten, um die Funktionstüchtigkeit zu gewährleisten. Wenn sich Schadstoffe ansammeln, wird die Leistungsfähigkeit der Aufbereitungsanlage beeinträchtigt, sodass eine Rückführung chemischer Substanzen in das gefilterte Wasser erfolgen kann. Vielleicht möchten Sie auch im Duschkopf Wasserfilter einbauen. Duschfiltersysteme, preisgünstig und in Baumärkten erhältlich, reduzieren die Belastung durch verdampftes Chlor und Chloroform, ein natürliches Nebenprodukt, das Krebs erzeugen oder fördern kann.

KLINGELING: UND NUN ZU IHREM HANDY …

Das Mobiltelefon ist für viele Menschen in unserer modernen Welt unverzichtbar geworden. Aber es kann auch ein Fluch sein, und nicht nur, weil wir dadurch überall und jederzeit erreichbar sind oder das Gefühl haben, wir müssten auf jede eingehende Mitteilung und SMS so schnell wie möglich reagieren. Über die Frage, ob diese elektronischen Geräte, die unsere Ohren in Beschlag nehmen, physischen Schaden anrichten, müssen die Geschworenen nicht länger hinter verschlossenen Türen beraten. Neuere Daten zeigen, dass Ihr Handy nicht nur Strahlen aussendet und Krebs fördert, sondern auch Hirnstrukturen und Funktionen verändern kann, einschließlich der Gehirnwellenaktivität, die in enger Verbindung mit kognitiven Fähigkeiten, Stimmung und Verhalten steht.

2015 tauchte eine beunruhigende klinische Studie von Forschern aus den Niederlanden und vom King's College in London auf; sie wies darauf hin, dass die Mobilfunktechnologie der dritten Generation (3G) bereits bei einer »Sprechzeit« von fünfzehn Minuten, in der das Handy ans Ohr gehalten wird, eine großflächige Gehirnwellenaktivität auslöst.[21]

Unser Körper setzt fein aufeinander abgestimmte elektrische Impulse ein, um sein Überleben zu sichern. Das Gehirn sendet Botschaften an Muskeln, Drüsen und alle betroffenen Regionen, wobei es sich nicht nur chemischer Substanzen, sondern auch elektrischer Strömungen bedient, die sich beispielsweise mit einem Elektroenzephalogramm messen lassen. Die Aktivitäten in jeder einzelnen Zelle des Körpers werden von kaum wahrnehmbaren elektrischen Impulsen gesteuert.

Die Frage, ob Mobiltelefone ein Gesundheitsrisiko darstellen, haben sich die Forscher nicht zum ersten Mal gestellt. In früheren Untersuchungen wurde herausgefunden, dass sie die Alpha-Hirnwellenaktivität beeinträchtigen und infolgedessen Schlafstörungen und Verhaltensprobleme fördern.[22] Doch die zuvor erwähnte Studie war die erste Placebo-kontrollierte Doppelblindstudie ihrer Art, die belegte, dass die moderne Mobilfunktechnologie binnen Minuten mit »erhöhter Aktivität von Alpha-, Beta- und Gamma-Frequenzbändern in fast jeder Hirnregion in Zusammenhang steht«. Mit anderen Worten: Die typischen Verwendungsmuster von Handys führten zu elektrophysiologischen Veränderungen, die so groß waren, dass sie in nahezu allen Hirnstrukturen und -funktionen gemessen werden konnten. Wir wissen alle, dass die Handystrahlung bestimmte technische Ausrüstungsgegenstände stören kann, deshalb müssen Mobilfunkgeräte im Flugzeug auf »Flugmodus« umgestellt werden; dass sie auch die Aktivitäten unseres Gehirns beeinträchtigen könnte, ein Organ, das hochempfindlich auf elektrische Impulse reagiert, scheint uns jedoch entgangen zu sein.

Wie bereits gesagt, sichert unser Körper sein Überleben nicht nur mithilfe chemischer Botschaften an Muskeln und Drüsen, sondern auch mit fein aufeinander abgestimmten elektrischen Impulsen, die bis in jede Zelle hineinwirken. Kinder sind besonders anfällig für die Strahlung, die von Tablets, Mobiltelefonen und WLAN-Standorten ausgeht. In einigen europäischen Ländern ist die Benutzung von WLAN-fähigen Geräten in der Schule verboten.

Warum hat es so lange gedauert, bis wir die möglicherweise bewusstseinsverändernden Eigenschaften der Handystrahlung erkannt haben? Die elektrisch basierten Technologien, die im Lauf der letzten sechzig Jahre entwickelt wurden, könnten die Vorgänge im Inneren des Körpers in einer Weise stören, die wir noch gar nicht messen können. Viele Hirntumor-Arten treten beispielsweise erst nach vielen Jahren intensiver Handynutzung sichtbar in Erscheinung.

Dass Mobiltelefone die kognitiven Fähigkeiten beeinträchtigen, wurde in den Hirnwellenstudien, die sich mit den Auswirkungen der hochfrequenten elektromagnetischen Strahlung auf Zellebene befasst haben, so gut wie gar nicht erwähnt, was kein Wunder ist, da 87 Prozent von der Mobiltelefonindustrie finanziert wurden.[23] Seit 2011 wird die Handystrahlung von der International Agency for the Research of Cancer als »möglicherweise karzinogen« eingestuft. Und da man davon ausgeht, dass Hirnwellen unser Verhalten verschlüsseln, ist die Annahme berechtigt, dass eine Änderung ihrer Aktivitäten einen Kaskadeneffekt auf unser Verhalten und unser Bewusstsein auslösen kann – selbst wenn die Warnungen, die auftauchen, keine eingeschränkte Verwendung nahelegen.

Aber keine Panik: Ich fordere Sie nicht auf, sich von Ihrem Handy zu trennen. Ich weiß, wie unrealistisch ein solches Ansinnen in der heutigen Zeit ist. Sie können die Strahlenbelastung jedoch reduzieren, indem Sie es beispielsweise nicht mit dem Kopf in Berührung bringen, sondern Kopfhörer benutzen und es, wenn möglich, auf Armeslänge vom Körper entfernt halten. Und stellen Sie Ihr Mobiltelefon auf Flug- oder Offlinemodus um, wenn Sie oder Ihr Kind es benutzen möchten, aber keine drahtlosen Kommunikationsfunktionen brauchen. Einfache Vorsichtsmaßnahmen wie diese können das Risiko negativer Auswirkungen auf die Gesundheit durch die Strahlenbelastung erheblich mindern.

Auch vor der Kraftwirkung von Magnetfeldern, einer unsichtbaren, noch viel zu wenig erforschten Form der Umweltbelastung, sollten wir uns so weit wie möglich abschirmen. Aus diesem Grund wäre es empfehlenswert, wenn die Passagiere bei den Sicherheitskontrollen in Flughäfen nur per Hand abgetastet würden, statt sie durch den Ganzkörperscanner zu schicken und ihre DNA schon vor der unvermeidlichen Strahlung während des Fluges der Ionenstrahlung auszusetzen.

Tipps für werdende und frischgebackene Mütter

Was für ein Baby bedenklich ist, kann auch für einen Erwachsenen ein Gesundheitsrisiko darstellen, deshalb gelten meine Empfehlungen für alle meine Patientinnen, nicht nur für die werdenden Mütter. Die Warnungen und Informationen in diesem Kapitel sind jedoch besonders relevant für Frauen, die eine Schwangerschaft planen, schwanger sind oder stillen. Naturbelassene Produkte und naturreines Wasser ohne Chemikalien sind ein absolutes Muss, wenn Sie alles tun wollen, was in Ihrer Macht steht, um die Gesundheit Ihres Kindes zu schützen, eine zentrale Aufgabe jeder Mutter. Es lohnt sich, auf Gesundheit und Wohlbefinden zu achten, sowohl bei sich selbst als auch bei Ihrem Kind.

Wenn Sie ein Kind erwarten, sollten Sie wissen, dass die Forscher fieberhaft daran arbeiten, wichtige Aspekte des natürlichen Geburtsvorgangs, die bei einem Kaiserschnitt verloren gehen, durch medizinische Interventionen zu ersetzen. Dr. Maria Gloria Dominguez-Bello vom Human Microbiome Project der New York University hat Forschungsergebnisse vorgelegt, die darauf hindeuten, dass man die Bakterien des mütterlichen Geburtskanals mit Gaze auffangen und auf Kaiserschnitt-Babys übertragen kann, indem man damit Mund und Nase einreibt; auf diese Weise lassen sich die Bakterienstämme denen eines vaginal geborenen Kindes angleichen.[24] Das Verfahren ist kein Ersatz für eine Vaginalentbindung, aber besser als ein steriler Kaiserschnitt. Solche und andere in diesem Kapitel geschilderte Strategien rüsten Ihr Kind mit einer »kugelsicheren Weste« als Schutz vor Angriffen aus, denen es jetzt und in Zukunft ausgesetzt ist.

9. LABORUNTERSUCHUNGEN UND NAHRUNGSERGÄNZUNGSMITTEL
Den Heilungsprozess unterstützen

∼

Zwölf einfache Laboruntersuchungen,
die Ihr Arzt vermutlich nicht anordnet

S tellen Sie sich folgendes Szenario vor, das ich in meiner Praxis häufig zu Gesicht bekomme: Eine Frau, sagen wir zwischen dreißig und vierzig Jahre alt, leidet unter einer lebensbeeinträchtigenden schweren Depression, ist völlig antriebslos und unfähig, klar zu denken und sich zu konzentrieren. Beim Gehen machen sich sogar Gleichgewichtsstörungen bemerkbar. Bei der Erhebung der medizinisch relevanten Informationen erfahre ich, dass sie seit zwei Jahren säurehemmende Medikamente gegen Sodbrennen nimmt. Sie konsumiert viele zucker- und glutenhaltige Erzeugnisse, Milchprodukte und »bequeme« frittierte Nahrungsmittel, die vom Hersteller vorgefertigt sind und vermutlich zum Säurerückfluss beitragen. Es ist sowohl in der Forschungsliteratur als auch in der klinischen Praxis bekannt, dass die langfristige Unterdrückung der Magensäure die Aufnahme von Vitamin B_{12} blockiert.[1]

Vitamin B_{12} ist, wie Sie inzwischen wissen, einer der Grundbausteine des Lebens. Und er gehört zur ersten Liga der natürlichen Antidepressiva. Jeder Mensch braucht Vitamin B_{12} für die Produktion der roten Blutkörperchen, für den Aufbau der Nervenzellenmembran, zur Regulierung der DNA-Expression und für zahlreiche weitere Vorgänge, die im Gehirn und im Körper stattfinden. Vitamin B_{12} schützt Gehirn und Nervensystem, beeinflusst Ruhe- und Stimmungszyklen und sorgt für angemessene Reaktionen des Immunsystems. Ein schwerwiegender Mangel kann unter anderem zu Depressionen, Paranoia und Wahnvorstellungen, Gedächtnisverlust, Inkontinenz und zum Verlust des Geschmacks- und Geruchssinns führen. Die medizinische Fachliteratur ist angefüllt mit Fallbeispielen von Patienten, deren gesundheitliche Probleme mit einer einzigen Vitamin-B_{12}-Spritze beseitigt wurden. Bei Neugeborenen von Müttern mit Vitamin-B_{12}-Mangel besteht ein hohes Risiko, neurologische Symptome zu entwickeln, beispielsweise Lethargie, Entwicklungsstörungen oder eine Verzögerung in der kognitiven und motorischen Entwicklung.[2]

Ein Mangel an Vitamin B_{12} hat also weitreichende Folgen. Er beeinträchtigt die Fähigkeit der Nerven, miteinander zu kommunizieren und Botschaften weiterzuleiten, und kann schlussendlich ein Schrumpfen des Gehirns, Desorientiertheit und Demenz auslösen.[3] In meiner Praxis ist es deshalb üblich, eine einfache Blutuntersuchung durchzuführen, um Aufschluss über den Vitamin-B_{12}-Spiegel zu gewinnen. Das ist für mich selbstverständlich, weil ich weiß, dass ich die Gesundheit vieler Patientinnen mit dieser einfachen Maßnahme erheblich fördern kann. Der Vitamin-B_{12}-Mangel lässt sich mit einer verschreibungspflichtigen Injektion oder einer rezeptfreien Tablette, die sich unter der Zunge auflöst, beheben. Jetzt fragen Sie sich vielleicht: Besteht bei Ihnen nur ein Mangel an Vitamin B_{12} oder auch an anderen Vitalstoffen, die der Körper für ein gedeihliches Wachstum braucht? Ist es möglich, einer Depression mit einem Nahrungsergänzungsmittel ein Ende zu setzen?

Zu den allgemeinen Leitlinien, die es im Vorfeld meines dreißigtägigen Selbsthilfeprogramms zu beachten gilt, gehören zwei Schlüsselelemente: bestimmte Tests, die ich noch genauer beschreiben werde, und einige Nahrungsergänzungsmittel. Sie sollten also schon vor Programmbeginn Laboruntersuchungen durchführen lassen, um Ihre Ausgangswerte zu bestimmen, grundlegende medizinische Probleme und Mangelerscheinungen auszuschließen und Informationen darüber zu sammeln, welche Zusatzpräparate und nicht invasiven Behandlungsmethoden ratsam wären. Obwohl Sie mit den Zusatzpräparaten erst nach der zweiten Woche des Programms anfangen werden, kann es nicht schaden, schon vorab zu wissen, welche überhaupt in Betracht kommen. Sie werden erst später eingeführt, weil die Vorteile der Ernährungsumstellung auf Vollwertkost, die eine Herausforderung darstellen kann, erst zu diesem Zeitpunkt sichtbar werden. Ich möchte hinzufügen, dass die Tests und Nahrungsergänzungsmittel eine Empfehlung aufgrund aktueller Erkenntnisse, aber keine absolute Notwendigkeit darstellen, weil sich unser heutiges Wissen schon morgen verändern oder veraltet sein kann. Dogmatische Standpunkte wie »Vitamin D ist für jedermann gut« und »Folsäure ist immer schädlich« sollte man mit Vorsicht genießen. Denken Sie also daran, wenn Sie dieses Kapitel lesen, und trauen Sie sich ruhig, das Selbsthilfeprogramm an Ihre individuellen Bedürfnisse und Lebensumstände anzupassen.

Nachfolgend finden Sie eine Kurzbeschreibung der medizinischen Tests und Laboruntersuchungen, auf die Sie Ihren behandelnden Arzt vielleicht bei Ihrem nächsten Besuch hinweisen könnten. Die meisten können auf Ihre Bitte hin gleich nach Erhalt eines entsprechenden Termins durchgeführt werden.

Test, Test: Auf die Plätze, fertig, los!

Die folgenden zwölf Tests werden in meiner Praxis am häufigsten durchgeführt. Ich habe dafür, sofern angemessen, auch die optimalen Zielwerte angegeben.

SCHILDDRÜSENFUNKTIONSTESTS

Obwohl herkömmlichen Blutuntersuchungen bei der Entdeckung einer Schilddrüsenunterfunktion Grenzen gesetzt sind, zeigen sie an, wie gut Ihre Schilddrüse arbeitet, ob das Gehirn den Hormonspiegel registriert, wie hoch dieser Hormonspiegel ist und ob das Immunsystem fälschlicherweise die Schilddrüse angreift. Um noch einmal zusammenzufassen: Die Produktion der Schilddrüsenhormone wird von einer Rückkopplungsschleife zwischen Schilddrüse, Hirnanhangdrüse und Hypothalamus gesteuert. Das TRH-Hormon (Thyreotropin Releasing Hormon) ist eine Signalsubstanz, die Synthese und Ausschüttung von TSH (Thyreoidea-stimulierendes Hormon) in der Hirnanhangdrüse fördert. Die TSH lösen wiederum die Produktion und Freisetzung der peripheren Schilddrüsenhormone T3 und T4 aus. Werden genug T4 gebildet, senden sie Signale an die TRH und TSH, dass sich genügend Hormone im Umlauf befinden und die Produktion eingestellt werden kann. Ungefähr 85 Prozent der Hormone, die von unserer Schilddrüse erzeugt werden, sind T4, eine relativ schwach aktive Form des Hormons. Ein kleiner Teil der T4 wird in die aktive Form des Schilddrüsenhormons namens T3 umgewandelt. Dieses Molekül wird ebenfalls umgewandelt, entweder in das freie T3 (FT3) oder in das Reverse-T3 (RT3).

Das freie T3 ist das wichtigste Schilddrüsenhormon, weil es sich an einen Rezeptor binden und direkten Einfluss auf physiologische Vorgänge nehmen kann. T3 gehört zu den Master-Molekülen des Körpers. Sie steuern den Stoffwechsel und die Energienutzung des Körpers, regulieren die Körpertemperatur und die Darmbewegungen und halten die Hormone in Schach. Obwohl wir nicht genau wissen, welche Aufgabe die Reverse-T3 haben, treten diese vermehrt bei Menschen auf, die unter körperlichem Stress stehen; hier dienen sie als Mittel, einen Gang herunterzuschalten und Energie für die Erholungsphase zu speichern. Die meisten Schulmediziner wenden nur zwei Tests an (TSH- und T4-Test), um Probleme auf die Spur zu kommen. Die freien T3 (FT3) und die Reverse-T3 (RT3) oder Schilddrüsenantikörper werden nicht überprüft. Wie bereits gesagt, ist die Immunkrankheit Hashimoto-Thyreoiditis die am weitesten verbreitete Form der Schilddrüsenunterfunktion bei Frauen. Ich halte bei meinen Patientinnen immer danach Ausschau, beispielsweise nach erhöhten Antikörpern gegen Thyreoperoxidase (TPO-AK) und Thyreoglobulin (Tg-AK). Die Behandlung einer Schilddrüsenunterfunktion mit *Zoloft* ist keine gute Alternative, denn sie schädigt die Schilddrüse. Die Bestimmung der nachfolgenden Werte trägt dazu bei, die Funktionsfähigkeit Ihrer Schilddrüse zu beurteilen (Referenzwerte inbegriffen; jedoch können Referenzwerte sowie ermittelte Werte von Labor zu Labor stark schwanken. Bitten Sie daher Ihren Arzt, Ihnen Ihre persönlichen Daten zu erklären):

TSH: weniger als 2,0 mU/l
Freies T4: mehr als 1,1 ng/dl
Freies T3: mehr als 3,0 pg/ml
Reverses-T3: 90 bis 350pg/ml
TPO-AK: weniger als 35 lu/ml
Tg-AK weniger als 100 U/ml

Nehmen Sie bereits *Synthroid,* oder hat man es Ihnen als Mittel gegen Ihre Schilddrüsenunterfunktion empfohlen? Wenn die Diagnose Schilddrüsenunterfunktion gestellt wurde, werden Sie aufgrund der Laborwerte mit synthetischem T4 – Synthroid – behandelt, um den TSH-Wert in den Referenzbereich zu bringen, wobei die Symptome trotz »Behandlung« bestehen bleiben, weil die Umwandlung des aktiven Schilddrüsenhormons T3 beeinträchtigt und die natürliche T3-Produktion aufgrund des niedrigen TSH-Wertes unterdrückt wird. Meist wird den Frauen erklärt, alles sei nun »in bester Ordnung«, trotz der immer noch vorhandenen Symptome, wie mein Kollege Datis Kharrazian in seinem Buch *Why Do I Still Have Thyroid Symptoms When My Lab Tests Are Normal* beschreibt. Wenn sie rechtzeitig entdeckt wird, lässt sich die Autoimmunerkrankung der Schilddrüse umkehren, wie ich aus eigener Erfahrung weiß. Auch nach jahrelangen synthetischen Ersatzpräparaten oder einer operativen Entfernung der Schilddrüse lässt sich die Gesundheit mit einem natürlichen gefriergetrockneten Schilddrüsenextrakt (normalerweise vom Schwein) verbessern, das alle Einflussfaktoren des tierischen Schilddrüsengewebes enthält. Wenn Ihr Arzt also ein Schilddrüsenersatz-Medikament empfiehlt, fragen Sie nach Alternativen zu *Synthroid* und ziehen Sie die Empfehlungen in diesem Buch in Betracht. Und denken Sie daran: Die Verbesserung von Lebensstilfaktoren, insbesondere die Ernährungsumstellung, bleibt ein wichtiger erster Schritt zur Beseitigung einer potenziellen Schilddrüsenstörung.

MTHFR (METHYLIERUNG)

Die MTHFR-Gene produzieren MTHFR-Enzyme (Methylentetrahydrofolat-Reduktase), die für mehrere Körpervorgänge von zentraler Bedeutung sind und in unmittelbarem Zusammenhang mit dem mentalen Wohlbefinden stehen. Wenn sie richtig arbeiten, setzen die MTHFR-Gene einen chemischen Abbauprozess in mehreren Schritten in Gang, Methylierung genannt, der letztlich dazu beiträgt, wichtige Proteine zu erzeugen, Antioxidantien zu nutzen, Entzündungen zu bekämpfen, Rückstände von Toxinen und Schwermetallen im Körper zu beseitigen, die Aminosäure Homocystein im Normbereich zu halten, die Hirnfunktion zu verbessern und diejenigen Gene in Ihrem Körper zu dämpfen (DNA-Methylierung), die Schaden anrichten würden, wenn sie zu stark in Erscheinung treten. Ein Defekt der MTHFR-Gene steht in enger Verbindung mit psychiatrischen Symptomen. Es gibt zwei

Genvarianten, bei denen der Ersatz einzelner Nukleotide (DNA-Abschnitte) zu einer Funktionsbeeinträchtigung führen kann. Wir erfahren ständig mehr über die tatsächliche klinische Bedeutung der Varianten an Position 1298 und C677. Eine Mutation bedeutet, dass Ihr Enzym nur noch zu 70 Prozent funktioniert, und bei zwei Defekten sind es möglicherweise nur mehr 30 Prozent. In den acht Jahren, in denen ich meine Patientinnen darauf teste, hatte ich nur fünf Frauen *ohne* Genvariation in meiner Praxis. Sie sind also nicht so selten, wie man meinen könnte. Es besteht daher auch kein Grund zur Panik, wenn eine oder zwei der vererblichen Mutationen bei Ihnen festgestellt werden. Das bedeutet nur, dass Sie auf Mangelerscheinungen achten sollten, ein Risiko, das bei Ihnen höher ist als normal; dieser Mangel lässt sich jedoch mit Nahrungszusatzpräparaten wie aktiver Folsäure und ihrem Partner Vitamin B_{12} beheben. Der Test, der bei einem solchen Defekt durchgeführt wird, heißt MTHFR-Mutationstest.

VITAMIN B_{12}

Dieser Test misst den Vitamin-B_{12}-Serumspiegel. Rund zwei Fünftel der Bevölkerung leiden an einem schweren Mangel an Vitamin B_{12}, beispielsweise aufgrund einer schlechten Ernährung, einer gestörten Darmflora (Dysbiose) oder als Folgewirkung von Medikamenten gegen Sodbrennen und Diabetes. Von einem Mangel spricht man in der Regel, wenn der Wert unter 150 bis 200 pg/ml (Pikogramm/Milliliter) liegt; der Optimalwert beläuft sich auf mehr als 600 pg/ml.

Serumtests zur Aufdeckung eines Mangels geben nicht immer verlässliche Hinweise auf die Vorgänge im Gehirn oder gestörte Körperfunktionen. Deshalb hilft es, sich zusätzlich die Homocystein- und Methylmalonsäure-Werte anzuschauen, zwei Surrogatmarker, die ebenfalls auf einen Vitamin-B_{12}-Mangel hinweisen.

HOMOCYSTEIN UND METHYLMALONSÄURE

Wie bereits oben erwähnt, ist diese Messmethode genauer, wenn es gilt, einen Vitamin-B_{12}-Mangel zu entdecken, vor allem, wenn dieser im Zusammenhang mit den Ergebnissen einer Untersuchung zur Bestimmung der Anzahl an roten Blutkörperchen in Betracht gezogen wird. Sind beide Substanzen im Blut erhöht, weist der Befund auf einen niedrigen Vitamin-B_{12}-Spiegel hin. Homocystein ist ein Protein, das bei Entzündungen reagiert und mithilfe von Vitamin B_{12} und Folsäure weiterverarbeitet wird; Methylmalonsäure, eine chemische Verbindung, ist gemeinsam mit Vitamin B_{12} an der Produktion des Koenzyms A beteiligt, das für eine normale Zellfunktion unerlässlich ist. Der Optimalwert für Homocystein liegt bei 7 bis 10 Mikromol pro Liter Blut (µmol/l), der Normalwert für Methylmalonsäure liegt zwischen 00,8 und 0,56 mmol/l (nach meiner Erfahrung eine weniger genaue Messmethode). In der Regel ist ein Homocystein-Wert über 8 ein Warnzeichen für eine Entzündung, die mit einem Vitamin-B_{12}-Nahrungsergänzungspräparat behoben werden könnte.

HS-CRP (HOCHSENSITIVES C-REAKTIVES PROTEIN)

C-reaktives Protein ist ein Eiweißstoff, der in der Leber gebildet wird, sobald Botenstoffe im Körper auf einen Entzündungsprozess hinweisen. Die Werte können mithilfe eines HS-CRP-Tests gemessen werden. Optimal ist ein Wert zwischen 0,00 und 1,0 mg pro Liter Blut.

NÜCHTERNGLUKOSE, INSULIN UND HBA1C (HÄMOGLOBIN A1C)

Der Zweck dieser Tests besteht darin, den Blutzuckerwert zu überprüfen. Der HbA1C-Test ist der genaueste, weil er den Durchschnittswert der letzten neunzig Tage angeben kann, das ist die durchschnittliche Lebensdauer eines roten Blutkörperchens. Der Zielwert sollte zwischen 4,8 und 5,2 liegen; es gilt zu beachten, dass bei einer Anämie oder einer Dehydrierung fälschlicherweise niedrigere oder höhere Werte ermittelt werden. Der Nüchternglukose-Test ist eine einmalige »Momentaufnahme« und wird, wie der Name besagt, im nüchternen Zustand des Patienten gemacht; der Idealwert liegt bei 70 bis 85 mg/dl, der Referenzbereich für den Nüchternblutzucker unter 6 µIU/ml.

Mithilfe eines oralen Glukosetoleranztests (oGTT) lässt sich ein gestörter Glukosestoffwechsel nachweisen. Bei einer klinisch relevanten reaktiven Hypoglykämie, die durch einen zu niedrigen Blutzuckerspiegel gekennzeichnet ist, sind die Symptome jedoch offensichtlich: Nach dem Aufwachen sind die Patienten voll aktiv, aber nach zwei Stunden fällt der Blutzuckerspiegel plötzlich ab, sodass sie sich »schwach«, zittrig, benommen und im Lauf des Tages zunehmend schlechter fühlen.

VITAMIN D

Der Test misst den Serumspiegel dieses wichtigen Hormon-Vitamins. Ich teste alle meine Patientinnen nicht nur auf Vitamin D (Fachausdruck: 25-OH-Vitamin-D-Spiegel), sondern auch auf den Rezeptor-aktivierenden Vitamin-D-Metaboliten 1,25. Idealerweise sollte der 25-OH-Vitamin-D-Wert zwischen 50 und 80 ng/ml und der Wert für den Vitamin-D-Metaboliten 1,25 im Normbereich liegen. Keine Angst, wenn der Vitamin-D-Wert sehr niedrig ist. Dafür kann es verschiedene Gründe geben, abgesehen vom Mangel an Sonnenlicht, beispielsweise auch die Auswirkungen von Schädlingsbekämpfungsmitteln, die unsere Leber belasten und ihre Fähigkeit beeinträchtigen, Vitamin D herzustellen. Bei vielen Menschen mangelt es an diesem wichtigen Nährstoff, und es kann eine Weile dauern, bis der Körper imstande ist, den Vitamin-D-Spiegel mithilfe von Zusatzpräparaten wieder zu erhöhen (siehe unten).

SPEICHELCORTISOL

Der Körper besitzt zwei Nebennieren, die sich über der paarig angelegten Niere befinden. Hormone, die von dieser endokrinen Drüse freigesetzt werden, tragen zur Regulierung vieler Körpervorgänge bei, die Einfluss auf die mentale Gesundheit haben. Die Untersuchung der Nebennierenfunktion durch die Bestimmung der Nebennierenhormone in Speichel und Urin kann aufschlussreich sein, ist aber nach meiner Erfahrung nur die sichtbare Bestätigung einer bekannten Tatsache: Wir stehen unter chronischem, anhaltendem Stress. Bei den Speichelproben werden vier Mal am Tag die Werte des Stresshormons Cortisol gemessen (normalerweise um 8 Uhr, 12 Uhr, 16 Uhr und zwischen 23 Uhr und 24 Uhr). Obwohl der Test nichts darüber aussagt, wie sich das Hormon am Rezeptor verhält, wie es aufgeschlüsselt wird oder was die Veränderung der Cortisolproduktion ausgelöst hat, ist er nützlich, um die Symptome und den Zeitpunkt ihres Auftretens abzuklären, da sich das Cortisolmuster im Lauf des Tages verändert und morgens höher als abends sein sollte.

Sie müssen dabei nur zu den vorgegebenen Zeiten Speichel in einem Teströhrchen sammeln, das Sie zur Analyse ans Labor zurückschicken; die Probe muss nicht im Kühlschrank aufbewahrt werden. Der Test kann erweitert werden und die Messung von Sexualhormonen wie Progesteron und Östrogen in der Woche vor dem Menstruationszyklus oder auch einen Monat lang täglich einbeziehen. Cortisol ist nicht nur das wichtigste Nebennierenhormon, sondern wird auch aus Progesteron gebildet, sodass jedes Cortisol-Molekül, das Sie in Stresssituationen produzieren, den Progesteron-Spiegel senkt. Das erklärt, warum Dauerstress auch vor Beginn der Wechseljahre Hitzewallungen auslösen kann.

Anmerkung: Diese Tests sollten frühestens dreißig Tage *nach* Programmbeginn durchgeführt werden, insbesondere dann, wenn die schlafbezogenen Symptome andauern.

PCR-Test mittels Stuhlprobe
Dieser Test gibt Aufschluss über die Magen-Darm-Funktion und kann Ungleichgewichte in der Darmflora, Parasitenbefall, Probleme mit der Nährstoffaufnahme und Darmentzündun-

gen nachweisen. Obwohl es uns noch nicht gelungen ist, das »optimale« Mikrobiom zu beschreiben, haben sich wichtige Kenngrößen herauskristallisiert, beispielsweise die Anzahl der gesundheitsförderlichen Bakterien, Anzeichen einer schlechten Verdauung oder erkennbare Infektionen, die in Zusammenhang mit den Entzündungsmarkern in diesem Test stehen könnten. (Falls ein Parasitenbefall vorliegt, bedeutet das aber nicht zwangsläufig, dass die Darmökologie völlig aus den Fugen geraten ist.) Da sich die Ernährung innerhalb von Tagen ändern kann, sollten Sie diesen Test am besten *nach* Beendigung des 30-Tage-Programms durchführen, wenn Sie das Gefühl haben, er sei notwendig.

Harnsäuretest
Dieser Test, bei dem bestimmte Moleküle im Urin gemessen werden, bietet einen Einblick in den Zellmetabolismus. Er kann Störungen im Stoffwechsel des Körpers anzeigen. Ich führe ihn selten durch und spare ihn für Fälle auf, bei denen vielschichtige Erschöpfungs- sowie kognitive Symptome auftreten.

Falls Ihr Arzt diese Tests nicht durchführt, sollten Sie diese anderswo machen lassen. Der MTHFR-Gentest wird von Internisten beispielsweise nicht routinemäßig angeordnet. In Praxen für Naturheilkunde oder funktionelle Medizin kennt man sich vermutlich eher mit solchen Tests und der Deutung der Ergebnisse nach dem aktuellen Wissensstand aus. Machen Sie sich für Ihr Anliegen stark und bestehen Sie auf diesen Untersuchungen zur Bestimmung Ihrer Grundwerte; die meisten werden von den Krankenversicherungen bezahlt oder sind er-

Test-Checkliste

Folgende Tests sollten von Ihrem Arzt angeordnet werden:

Idealerweise dreißig Tage vor Beginn des Selbsthilfeprogramms, um Ihre Ausgangswerte zu bestimmen:

Schilddrüsenfunktionstest: TS, freies T4, freies T3, Reverse-T3, Thyreoperoxidase-Antikörper und Thyreoglobulin-Antikörper

MTHFR-Gentest

Vitamin-B_{12}-Serumspiegel

Homocystein-Blutwerte

Hs-CRP-Test (misst die Konzentration von hochsensitivem C-reaktivem Protein im Blut)

Nüchternglukose/Insulin/HbA1C (Hämoglobin A1C)

Vitamin-D-Spiegel via 25OH und 1,25

Nach dreißig Tagen können Sie die Tests wiederholen und außerdem noch folgende in Betracht ziehen:

Speichelcortisoltest

Stuhluntersuchung, PCR und Proteomik-Test

Harnsäuretest

schwinglich. Mithilfe der richtigen Diagnose können Sie herausfinden, wie Sie den Heilungsprozess am besten unterstützen.

Nach Beendigung des vierwöchigen Selbsthilfeprogramms sollten Sie die Laboruntersuchungen wiederholen, obwohl dramatische Veränderungen in diesen Bereichen oft erst nach mehreren Monaten im Test sichtbar werden. Die C-reaktiven Proteinwerte gehören beispielsweise dazu, die sich unter Umständen erst nach Monaten bessern. Das gilt auch für den Hämoglobin-A1c-Spiegel, der normalerweise im Abstand von drei bis vier Monaten gemessen wird. Positive Veränderungen der Blutzucker- und Insulinwerte machen sich jedoch schon vom ersten Tag an bemerkbar, was Sie zum Durchhalten motivieren wird.

Nahrungsergänzungsmittel[4]

Ich wünschte mir, wir würden in einer Welt leben, in der Nahrungsergänzungsmittel überflüssig sind. Und ich wünschte, wir würden in einer Welt leben, in der Entgiftung nichts weiter als ein Luxus ist, den wir im Rahmen einer Wellnessbehandlung genießen. Doch wenn Sie Ihre biologische Nahrung nicht in einem eigenen Gewächshaus anbauen, das gegen die Übel der modernen industrialisierten Welt hermetisch abgeriegelt ist, sind Nahrungsergänzungsmittel eine unerlässliche und wirksame Strategie, um gesund zu werden und gesund zu bleiben. Meine Liste der Supplemente ist umfangreich, deshalb habe ich sie zwei Bereichen zugeordnet: den grundlegenden und den optionalen Vitalstoffen. Ich empfehle Ihnen, alle grundlegenden Vitalstoffe zu berücksichtigen und den Rest in Erwägung zu ziehen, wenn Ihre Lebensumstände es nötig scheinen lassen. Es ist zweifellos von Vorteil, mit einem Arzt oder Heilpraktiker zusammenzuarbeiten, der Erfahrung mit der Anwendung von Nahrungsergänzungsmitteln hat, und der Beginn der Einnahme sollte für jedes Präparat einzeln festgelegt werden (wobei jeweils mindestens ein Tag dazwischenliegen sollte). Da Nahrungsergänzungsmittel die Entgiftung unterstützen können, sollten sie alle zwanzig Tage für fünf Tage vollständig abgesetzt werden, um dem Körper die Möglichkeit zu geben, sich neu einzustellen.

GRUNDLEGENDE VITALSTOFFE:
B-VITAMINE, MINERALSTOFFE, FETTSÄUREN,
DRÜSEN- UND VERDAUUNGSENZYME

Aktivierter Vitamin-B-Komplex

Die B-Vitamine sind die vorrangigen Moleküle des Körpers, die stimmungsbeeinflussende biochemische Substanzen produzieren. Zu ihnen gehören Thiamin (B_1), Riboflavin (B_2), Niacin (B_3), Pyridoxin (B_6), Folat (B_9), Vitamin B_{12}, Biotin (Vitamin B_7) und Pantothensäure (B_5). Sie helfen dem Körper, Nahrung in Brennstoff umzuwandeln und Fette und Protein zu verstoffwechseln. Sie werden gebraucht, um die Gesundheit von Haut, Haaren, Augen und Leber zu gewährleisten, und tragen zur Funktionsfähigkeit der Nebennieren und des Nervensystems bei. Alle acht B-Vitamine sind wasserlöslich, sodass der Körper sie nicht speichern kann. Obwohl die Darmbakterien die Produktion der meisten B-Vitamine fördern, bieten Nahrungsergänzungsmittel die Gewähr, dass der Bedarf gedeckt ist.

Eine groß angelegte Studie der Rush University an 3500 Erwachsenen belegte, dass bei einer vermehrten Zufuhr von B_6, B_9 und B_{12} – gleich ob über die Nahrung oder Supplemente – die Wahrscheinlichkeit in den darauffolgenden zwölf Jahren geringer war, an einer Depression zu erkranken.[5] Und mit jeder zusätzlichen Dosis von 10 mg Vitamin B_6 und von 10 µg Vitamin B_{12} nahm das Risiko, Symptome einer Depression zu entwickeln, um 2 Prozent pro Jahr ab.

Das A und O bei Nahrungsergänzungsmitteln aus dem Vitamin-B-Komplex besteht darin, die beste Vitalstoffform zu wählen. Einige sind weniger wirksam und können sogar schädlich sein, wenn sie im Übermaß genommen werden. Folat wird beispielsweise Schwangeren empfohlen, um einer Fehlbildung des Neuralrohrs bei ihrem ungeborenen Kind vorzubeugen. Erst in den 1960er-Jahren haben Forscher begonnen, ein Folatdefizit mit einer Depression in Verbindung zu bringen, und seither besteht der Verdacht, dass bei Menschen, die unter Depressionen leiden, ein solcher Mangel besteht. Durch eine Erhöhung der Werte bessern sich die Symptome. Doch die primäre Supplementform ist Folsäure, in B-Komplex-Vitaminen und angereicherten Lebensmitteln vorhanden, ein reines Laborprodukt, das vom Körper nicht in der gleichen Weise wie Folat verarbeitet werden kann. Studien haben gezeigt, dass man Folate nach Möglichkeit in ihrer natürlichen Form nutzen sollte (5-Methyltetrahydrofolat, 5-MTHF), weil sie besser resorbiert werden und einen Vitamin-B_{12}-Mangel nicht so leicht kaschieren. Damit lassen sich auch die Nachteile der synthetischen Folsäureprodukte umgehen, die unverwertet im Körper zirkulieren können und mit einem erhöhten Krebsrisiko in Verbindung gebracht werden.[6]

Vitamin B_{12} ist in verschiedenen Formen erhältlich, mit unterschiedlicher Wirksamkeit und Sicherheit. Cyanocobalamin ist die in Nahrungsergänzungsmitteln am meisten verwendete Form. Sie ist preiswert, kommt aber so in der Natur nicht vor, und bei der Verstoffwechselung können kleine Mengen Cyanid in den Organismus gelangen. Richtig, Cyanid. Obwohl die Menge keinesfalls ausreicht, um eine Cyanid-Vergiftung herbeizuführen, könnte sich das als Problem für Menschen erweisen, deren körpereigene Entgiftungsmechanismen aufgrund genetischer Vorbelastungen, Nährstoffmängel oder chronischer Erkrankungen beeinträchtigt sind. Die beste Vitamin-B_{12}-Form ist Methylcobalamin, was auch von unseren Darmbakterien produziert wird.

Wenn Sie also nach B-Komplex-Präparaten Ausschau halten, sollten Sie sich vergewissern, dass sie neben den anderen B-Vitaminen auch Folat in Form von 5-Methyltetrahydrofolat und B_{12} in Form von Methylcobalamin (oder Hydroxocobalamin oder Adenosylcobalamin) enthalten. Ich bin voreingenommen, was den B_{12}-Ersatz betrifft, und ziehe die Injektion vor, weil es sich um eine absolut sichere Methode handelt. Dabei werden über einen Zeitraum von zwei Wochen ein bis fünf Mal in der Woche 1 bis 5 Milligramm verabreicht, je nach Lebensumständen und Reaktion. Für einige Patientinnen ist diese Injektion das letzte Antidepressivum, das sie jemals brauchen.

Mineralstoffe

Magnesium, Zink, Jod und Selen sind für die Funktionsfähigkeit des Körpers von grundlegender Bedeutung. Jeder dieser Mineralstoffe wurde hinsichtlich seiner Auswirkungen auf die Stimmungslage untersucht. Bei 80 Prozent derjenigen, die unter einer Depression leiden, liegt beispielsweise ein Magnesiummangel vor, der auch bei Angststörungen eine Rolle spielen könnte, weil er die HPA-Achse beeinträchtigt, die Verbindung zwischen Hypophyse, Hypothalamus und Nebennierenrinde, die bei Stress aktiviert wird.[7, 8] Und seit Langem ist belegt, dass bei suizidgefährdeten Patienten der Magnesiumspiegel in der Rückenmarksflüssigkeit sehr niedrig war.[9]

Obwohl wir normalerweise zahlreiche Mineralstoffe mit der Nahrung aufnehmen, sind Mangelerscheinungen heute gang und gäbe, eine Folge der modernen Anbaumethoden in der Landwirtschaft, die dem Boden Mineralstoffe entziehen, sowie der industriellen Verarbeitung der Erzeugnisse. Ein niedriger Mineralstoffspiegel kann auch durch einen hohen Zuckerkonsum verursacht werden. Das macht die einfachen Kohlenhydrate in Brot, Kuchen und Keksen doppelt problematisch: Sie sind nicht nur schlechte Nährstofflieferanten, sondern bringen auch den Blutzucker aus dem Gleichgewicht und entziehen dem Körper weitere Vitalstoffe. Halten Sie nach einem Multimineralpräparat Ausschau, das mehrere der sogenannten Mikronährstoffe enthält. Nehmen Sie es zusammen mit einer Mahlzeit ein, um Magenverstimmungen vorzubeugen. Ich empfehle folgende Mineralstoffe:

Magnesium

Die Dosierung rangiert in der Regel zwischen 150 bis 800 Milligramm pro Tag. Bei Patientinnen mit ausgeprägten Angststörungen, Schlafstörungen und prämenstruellem Syndrom empfehle ich eine Tagesdosis von mehr als 300 Milligramm. Meistens gebe ich Magnesiumglycinat den Vorzug gegenüber anderen Magnesiumverbindungen, außer bei einer Neigung zu Verstopfungen. Magnesiumcitrat und Magnesiumoxid haben eine angenehm abführende Nebenwirkung.

Zink

Dieser Mineralstoff, der die »Widerstandskraft« stärkt, spielt eine zentrale Rolle bei der Steuerung der Gehirn- und Körperreaktion auf Stress; rund dreihundert oder mehr Enzyme in unserem Körper brauchen Zink, um ihren Aufgaben nachzukommen, einschließlich DNA-Produktion, Proteinsynthese und Zellteilung. Zink ist außerdem wichtig für die Übermittlung von Signalen an die Zellen. Die höchste Zink-Konzentration findet man im Gehirn, insbesondere im Hippocampus, in dem das Gedächtnis verortet ist. Ein Zinkmangel führt nachweislich zu Symptomen, die mit einer Depression, ADHS, Lern- und Gedächtnisproblemen, Krampfanfällen, Aggressionen und erhöhter Gewaltbereitschaft in Zusammenhang gebracht werden. Die optimale Tagesdosis beträgt 15 bis 30 Milligramm, und Zinkgluconat gilt als optimale Form. Ein wichtiger ergänzender Nährstoff ist Kupfer mit einer empfohlenen Tagesdosis von 1 bis 3 Milligramm.

Jod

Jod ist ein wichtiges Spurenelement, das der Körper braucht, um Schilddrüsenhormone aufzubauen. Der Rückgang des Elements im Erdreich und die Belastung durch Chemikalien, von Bromiden in industriell verarbeiteten Lebensmitteln und Flammschutzmitteln bis hin zu Chlor und Fluor im Trinkwasser, beeinträchtigen die Einlagerung von Jod im Körper und rufen einen Mangel hervor. Jod kommt in unkontaminierten, essbaren Meeresalgen, Eiern und Nahrungsergänzungsmitteln in den Mengen 200 Mikrogramm bis 3 Milligramm vor. Ich empfehle, mit einem Supplement zu beginnen, das atlantischen Seetang (Kelp) enthält.

Selen

Selen ist ein essenzielles Spurenelement und an der Wiederauffüllung von Glutathion beteiligt, einem der wichtigsten Antioxidantien im Körper; es ist als Kofaktor für das Enzym Glutathionperoxidase unerlässlich, das die Produktion von Glutathion unterstützt. Aufgrund der Bodenerosion fehlt es bekanntermaßen in den heutigen Nahrungsmitteln. Formen, die auf dem Massenmarkt angeboten werden, wie Natriumselenit, können giftig sein, deshalb sollten Sie sich stets für eine Chelatverbindung entscheiden, vorzugsweise Selenomethionin oder Selenglycinat.

Selen unterstützt neurologische Funktionen, hilft dem Körper bei der Bereitstellung stimmungsaufhellender Neurotransmitter und ist besonders wichtig für die Umwandlung des Schilddrüsenhormons Thyroxin (T4) in seine aktivere Form Triiodthyronin (T3). Bei einer Analyse von fünf Primärstudien wurde festgestellt, dass eine niedrige Selenzufuhr mit einem Stimmungstief in Verbindung stehen könnte.[10] Wurde Selen als Ergänzungsmittel eingenommen, verbesserte sich die Stimmung, und die Angstzustände ließen nach.[11] Das sind bemerkenswerte Ergebnisse, wenn man bedenkt, wie verschwindend gering eine therapeutische Dosis ist. Schon mit 200 Mikrogramm gelingt der Zaubertrick, dem Fünftel eines Milligramms (das wiederum 0,001 Gramm entspricht)!

Die empfohlene Tagesdosis liegt bei 100 bis 200 µg. Selen ist ideal bei Menschen mit Angststörungen, Depressionen, Schilddrüsenunterfunktion und/oder einem niedrigen T3-Spiegel.

Fettsäuren

Fettsäuren sind für die Struktur und Funktion der Zellmembran unerlässlich. Ohne sie würden die Zellen einfach auseinanderfallen. Die Zellmembranen sind flüssige Hüllen, die das innere Milieu der Zelle umschließen und schützen. Der menschliche Körper enthält mehr als 100 Billionen Zellen, alle mit der grundlegend gleichen Membranstruktur; das gilt auch für die Nervenzellen im Gehirn, die für die Übermittlung von Botschaften zuständig sind. Die Zellmembran ist notwendig für die Energieproduktion in den Mitochondrien, denn ohne die doppelte Membranstruktur gäbe es keinen Speicherplatz für die Trennung der positiven und negativen Überschussladungen – also keine Möglichkeit, chemische Reaktionen herbeizuführen, um Energie zu erzeugen. Das Volumen der Zellmembranen im Körper ist verblüffend: Allein die Leber verfügt über mehr als 27 000 Quadratmeter Zellmembran, das ist fast vier Mal so groß wie ein Fußballfeld!

Aufgrund meiner persönlichen Nachforschungen und der klinischen Arbeit mit meinen Patientinnen denke ich, dass man am besten auf natürliche Fette zurückgreift und bei Nahrungsergänzungsmitteln vor allem darauf achtet, Omega-3- und Omega-6-Fettsäuren zuzuführen. Fisch- und Dorschleberöl-Präparate enthalten die beiden Superstars unter den Omega-3-Fettsäuren – Eicosapentaensäure (EPA) und Docosahexaensäure (DHA). Diese Fettsäuren verringern nachweislich Entzündungen und fördern die Regeneration des Gehirns. Eine Reihe von Studien befürworten die Einnahme von Fischöl bei Depressionen und Angststörungen.[12] Eine typische therapeutische Dosis beträgt 1 bis 2 Gramm EPA plus DHA in einem

Verhältnis 3 : 2. Lesen Sie sich die Beschreibung des Fischöl-
präparats genau durch – nehmen Sie nur ein Produkt, das Angaben über den Reinheitsgrad enthält. Da wir Raubbau mit
unseren Meeren betreiben, besteht das Risiko, dass die Fische
mit großen Mengen Quecksilber und anderen Schwermetallen, Dioxin, PCB und weiteren Schadstoffen belastet sind. Kaufen Sie Fischöl-Kapseln von einem Hersteller Ihres Vertrauens.
Die besten Hersteller benutzen eine Filtermethode, molekulare
Destillation genannt; sie verhindert, dass das Öl ranzig wird,
und garantiert, dass es keine Schadstoffe enthält. Es gibt auch
Fischöle, die mit nicht giftigem Kohlendioxid unter Hoch-
druck oder bei Niedrigtemperatur mit der sogenannten super-
kritischen Flüssigkeitsextraktion (SFE) gewonnen werden.

Nachtkerzenöl

Aus dem Samen der gleichnamigen wild wachsenden Pflanze
gewonnen, ist Nachtkerzenöl reich an Omega-6-Fettsäuren; es
enthält vor allem Omega-6-Gamma-Linolensäure (GLA), die
entzündungshemmend wirkt und sich nur schwer über die
Nahrung zuführen lässt. Seit fast hundert Jahren wird Nachtkerzenöl bei der Behandlung verschiedener Beschwerden und
Gesundheitsprobleme eingesetzt, von brüchigen Nägeln und
Haaren bis hin zu Ekzemen, prämenstruellem Syndrom, Wech-
seljahrsymptomen, rheumatoider Arthritis, multipler Sklerose
und neurologischen Störungen. Halten Sie nach einem hochwertigen Produkt Ausschau, das als biologisch ausgewiesen ist,
und beginnen Sie mit einer Dosierung von 500 Milligramm
zwei Mal täglich.

Dorschleberöl

Öl aus der Leber von Atlantik-Dorschen hat der Menschheit schon seit Jahrhunderten gute Dienste geleistet. Es wurde als Lampenöl, zum Färben von Fellen, in flüssigen Seifen, als Grundsubstanz für Anstrichfarben und vor allem als Nahrung und Naturheilmittel verwendet. Dorschleberöl ist ein hochwirksamer Vitalstofflieferant, der früher in traditionell geprägten europäischen Gesellschaften als Nahrungsergänzung üblich war. Der Ernährungswissenschaftler Weston Price empfahl, es gemeinsam mit Vitamin-K_2-haltigem Butteröl einzunehmen, um die natürlich vorkommenden fettlöslichen Vitamine im Dorschleberöl zu ergänzen. Dorschleberöl ist nicht nur reich an Omega-Fettsäuren wie EPA und DHA, sondern enthält auch die natürlich vorkommenden Vitamine A und D und kann eine hervorragende Alternative zu Fischöl sein, dem diese Vitamine fehlen. Es ist bekannt, dass es einem Vitamin-D-Mangel vorbeugt, der schlimme Folgen haben kann: Rachitis. Sie sollten nach einem Dorschleberöl-Präparat Ausschau halten, das seine Vitamine bewahrt hat und Vitamin A und D im Verhältnis 5 : 1 aufweist. Diese Supplemente werden einem Filterprozess unterzogen, der die natürlichen Vitamine erhält, und idealerweise in ein mit flüssigem Stickstoff behandeltes Glasbehältnis abgefüllt. Nehmen Sie ein Nahrungsergänzungsmittel, das mindestens 2500 IU Vitamin A und 250 IU Vitamin D pro Teelöffel enthält.[13]

Nebennieren- und Hypothalamus-Glandulare

Drüsenkonzentrate als Nahrungsergänzung, auch Glandulare genannt, werden aus verschiedenen Organen und Geweben von Säugetieren hergestellt. Sie wurden im neunzehnten und zu Beginn des zwanzigsten Jahrhunderts erfolgreich bei der Behandlung verschiedener Krankheiten angewendet. Seit geraumer Zeit feiern sie ein Comeback, dank neuer Studien, die ihre positiven Auswirkungen auf geschädigte Organe und Gewebe nachwiesen; das Gewebe wurde Wachstumsfaktoren ausgesetzt – Proteinen, die Signale von einer Zelle auf eine zweite übertrugen und damit die körpereigenen Reparatur- und Regenerationssysteme aktivierten. Da Glandulare neben dem Drüsengewebe auch noch ein komplexes Gemisch aus Enzymen, Vitaminen, Fettsäuren, Aminosäuren, Mineralien, Neurotransmittern und eine Fülle von Nährstoffen enthalten, lassen sie sich nur schwer auf herkömmliche Art analysieren. Man weiß jedoch, dass diese Vielschichtigkeit sie zu einem Nahrungsmittel macht, das noch positivere Auswirkungen auf unsere Physiologie hat als die Summe seiner Einzelteile.

Ein Adrenal-Cortex-Glandular ist sehr hilfreich bei den Symptomen einer Depression, zusätzlich zu einem allgemeinen Adrenal- oder Nebennieren-Glandular. Die Nebennieren-Glandulare sollten von Weidetieren stammen. Beginnen Sie mit einer Kapsel zwei Mal täglich.

Ein Hypothalamus-Glandular wirkt beruhigend und trägt dazu bei, die Kommunikation zwischen Gehirn und Drüsen zu verbessern. Nehmen Sie zwei Mal täglich eine Kapsel des Konzentrats, bei hochgradiger Erregung oder Angstzuständen zusätzlich eine bis vier Kapseln. Im Lauf der Zeit werden Sie weniger brauchen.

Verdauungsenzyme

Wenn Ihr Körper zu wenige Verdauungsenzyme produziert, kann die Nahrung nicht in ihre Einzelteile zerlegt werden, um sie für den Stoffwechsel verwertbar zu machen, sodass wichtige Vitalstoffe verloren gehen, auch wenn Sie sich gut ernähren. Außerdem bürden Sie den vorhandenen Enzymen, die sich mit dem Verdauen der Nahrung befassen müssen, eine zusätzliche Last auf und halten sie von ihrer Aufgabe ab, für Erhalt und Heilung des Körpers zu sorgen. Hier kommen Nahrungsergänzungsmittel ins Spiel, die Verdauungsenzyme enthalten und vor allem bei der Darmsanierung und Wiederherstellung einer optimalen Verdauungsfunktion wichtig sind. Die Enzymbehandlung basiert auf der Forschungsarbeit von Dr. Edward Howell in den 1920er- und 1930er-Jahren. Er gelangte zu der Überzeugung, dass Enzyme aus Nahrungsmitteln im Magen aktiv werden, um die Nahrung bereits im Vorfeld zu spalten. Durch den Kochvorgang werden viele dieser Enzyme denaturiert, das heißt die Struktur ihrer Biomoleküle verändert und die Verdaulichkeit erhöht. Nahrungsergänzungsmittel mit pflanzlichen Enzymen können durch tierische Enzyme ergänzt werden, die beispielsweise in Bauchspeicheldrüsen-Glandular enthalten sind.

Es gibt zahlreiche Präparate mit Verdauungsenzymen im Handel. Halten Sie nach pflanzenbasierten Präparaten Ausschau, die eine Mischung aus verschiedenen Enzymen enthalten, zum Beispiel Protease (die Proteine spalten), Lipase (die Fette spalten) und Amylase (die Kohlenhydrate abbauen). Einige Produkte enthalten Enzymarten, die in verschiedenen pH-Bereichen aktiv sind, sodass sie bei jedem Menschen und bei verschiedenen Nahrungskombinationen wirken. Dr. Nicholas Gonzales machte auf die Bedeutung der Bauchspeicheldrüsenenzyme bei der Behandlung chronischer Erkrankungen aufmerksam und empfahl Pankreas-Glandular von extrem hoher Qualität als Nahrungsergänzung; das ist meine bevorzugte Methode, pflanzliche Enzyme zur Unterstützung der Verdauung einzusetzen. Nehmen Sie eine halbe Stunde vor der Mahlzeit eine bis drei Kapseln eines hochwertigen Verdauungsenzym- und Pankreas-Glandulars.

Betain HCL

Um die Fähigkeit des Magens zu unterstützen, Nahrung zu verdauen, sind Betain-HCL-Kapseln ein guter Partner – vor allem, wenn der Magen nicht genug Säure produziert, was häufig vorkommt. Betain HCL ist eine Säureform von Betain, einer vitaminähnlichen Substanz, die man in Nahrungsmitteln findet. Es erhöht den Chlorwasserstoffsäuregehalt im Magen, der für eine gute Aufnahme und Verdauung von Vitalstoffen aus der Nahrung unerlässlich ist. Wer unter Sodbrennen, Verdauungsbeschwerden, Blähungen und Reflux leidet, bekommt oft zu hören, dass der Magen zu viel Säure produziert. Doch das ist eine Fehlauffassung, unterstützt von Schulmedizinern, die häufig schon beim kleinsten Anzeichen einer Magenverstimmung Magensäure-hemmende Medikamente zu verordnen pflegen. Die eigentliche Ursache des Problems, die sich oft als das genaue Gegenteil erweist, wird dadurch nämlich nicht beseitigt: zu wenig Magensäure. Das führt zu einer Zersetzung der Nahrung, ein Prozess, bei dem Gase wie Hydrogensulfid freigesetzt werden, die die Magenschleimhaut reizen und Magengeschwüre verursachen können. Dadurch entsteht ein scheinbarer HCL-Überschuss, obwohl in Wirklichkeit ein Mangel besteht. Nehmen Sie im Normalfall bei jeder proteinhaltigen Mahlzeit eine bis drei Kapseln ein (eine enthält in der Regel ca. 500 mg). Nach einem Monat oder zwei können Sie die Dosis wahrscheinlich verringern. Wenn Sie schon bei der Einnahme einer einzigen Kapsel Sodbrennen verspüren, ist dieses Nahrungsergänzungsmittel nichts für Sie.

ZUSÄTZLICHE NAHRUNGSERGÄNZUNGSMITTEL, DIE SIE IN BETRACHT ZIEHEN KÖNNEN

SAMe

SAMe (S-Adenosylmethionin) ist eine stoffwechselaktive Form der Aminosäure Methionin. Sie entsteht im Rahmen des kurzfristigen Kohlenstoffkreislaufs, der von Vitamin B_{12} und Folat abhängig ist, und gehört zu den Vorstufen vieler wichtiger Biomoleküle, einschließlich Kreatin, Phosphatidylcholin, den Koenzymen Q10, Carnitin und Myelin. Diese körpereigenen chemischen Substanzen spielen bei Schmerzen, Depression, Lebererkrankungen und anderen Gesundheitsproblemen eine Rolle. SAMe ist auch an der Produktion von Neurotransmittern beteiligt; in den 1990er-Jahren wurde es als Nutrizeutikum zugelassen und in Europa seit drei Jahrzehnten als medizinisch wirksames Nahrungsergänzungsmittel bei Depressionen verordnet. Zahlreiche Doppelblindstudien haben die Wirksamkeit bei Depression und Angststörungen nachgewiesen.[14] Empfehlenswert sind 400 bis 1600 mg täglich; halten Sie nach Kapseln mit magensaftresistenter Hülle in einer Blisterverpackung Ausschau.

L-Theanin

L-Theanin ist eine Aminosäure mit beruhigender Wirkung, die man vor allem in Tee findet. Sie kann die Erzeugung von Alphawellen im Gehirn fördern, Ängste abbauen und einen entspannten, aber fokussierten Bewusstseinszustand unterstützen. Eine Kapsel mit Meditationseffekt! Beginnen Sie mit 100 bis 200 Milligramm zwei Mal täglich.

N-Acetylcystein (NAC)

N-Acetylcystein ist eine leicht veränderte Version der Aminosäure Cystein, die Schwefel enthält. Als Nahrungsergänzungsmittel füllt NAC das natürlich vorkommende Antioxidans Glutathion auf, das in den Zellen gespeichert wird, und verbessert damit die Fähigkeit der Zellen, Schäden durch freie Radikale abzuwehren. Die gesundheitsfördernde Aktivität von NAC ist darauf zurückzuführen, dass es die Genexpression in Bezug auf die Entzündungsreaktion steuert; darüber hinaus hat sich gezeigt, dass es die Insulinsensitivität – die Empfindlichkeit der Körperzellen bzw. Rezeptoren gegenüber Insulin – verbessert und bei der Behandlung von Zwangsstörungen erfolgreich ist. Ziehen Sie eine Einnahme von 600 bis 1800 Milligramm am Tag in Betracht. Klinische Studien belegen, dass bis zu 2000 Milligramm täglich wirksam und unbedenklich sind.

Rhodiola

Rhodiola rosea, der Rosenwurz, bisweilen auch »Arktische Wurzel« oder »Goldene Wurzel« genannt, gehört zu den adaptogenen Heilpflanzen – sie unterstützen den Körper bei der Anpassung an Stresssituationen, ohne in die normalen biologischen Abläufe einzugreifen. Studien weisen darauf hin, dass es sich um ein Antioxidans mit der Fähigkeit handelt, die Immunabwehr zu stärken und sowohl die körperliche als auch die sexuelle Energie zu steigern. Die Heilpflanze wächst in großen Höhen in den arktischen Regionen Europas und Asiens, und ihre Wurzel wurde seit Jahrhunderten von der traditionellen Medizin in Russland und den skandinavischen Ländern genutzt. Eine 2007 veröffentlichte Studie belegt, dass bei den Teilnehmern mit einer Depression in milder bis gemäßigter Ausprägung nach der Einnahme eines Rhodiola-Extrakts weniger Depressionssymptome auftraten als bei der Kontrollgruppe, die ein Placebo erhielt.[15] Eine kleine Versuchsanordnung der UCLA (University of California), deren Ergebnisse 2008 veröffentlicht wurden, wies auf erhebliche Verbesserungen der Symptome bei zehn Teilnehmern mit generalisierter Angststörung hin, die zehn Wochen lang mit Rhodiola-Extrakt behandelt wurden.[16] Wenn Sie es ausprobieren möchten, sollten Sie mit 100 Milligramm am Tag beginnen, eine Woche lang, und die Dosis jede Woche um 100 Milligramm erhöhen, bis 400 Milligramm täglich. Achten Sie dabei auf ein Produkt, das 2 bis 3 Prozent Rosavin und 0,8 bis 1 Prozent Salidrosid enthält.

Curcumin

Ich habe in meinen Blogposts viel über Curcumin geschrieben, einen Farbstoff, der in meinen Augen als Nahrungsergänzungsmittel wahre Wunder wirkt. Die medizinische Literatur, die sich mit der Wirksamkeit von Curcumin befasst, der aktivsten aromatischen Verbindung im indischen Gewürz Kurkuma, vermehrt sich weiterhin explosionsartig: Heute gibt es mehr als siebentausend veröffentlichte Studien zu diesem Thema. Curcumin ist ein therapeutisches Mittel, das bei einer breit gefächerten Palette von Gesundheitsproblemen eingesetzt wird. Es ist ein natürliches Mittel gegen Entzündungen, ein hochwirksames Antioxidans und neuroprotektives Mittel, ein hormoneller und neurochemischer Modulator und gut für unser Genom, den Träger aller vererbbaren Informationen einer Zelle.[17] Wenn Sie Kurkuma nur selten als Gewürz verwenden, können Sie es auch als Nahrungsergänzungsmittel einnehmen, in einer Dosierung von 500 bis 1000 Milligramm, zwei Mal täglich.

Probiotika

Obwohl Sie mit der Ernährungsumstellung natürliche Probiotika in ausreichender Menge erhalten – und Präbiotika, die Lieblingsnahrung der gesundheitsfördernden Bakterien, die resistente, durch menschliche Verdauungsenzyme nicht abbaubare Stärke und Ballaststoffe enthalten –, schadet es nicht, dem Körper weitere Probiotika über Nahrungsergänzungsmittel zuzuführen. Zu den probiotischen Bakterienstämmen, die nachweislich das Immunsystem beeinflussen, gehören: *L. paracasei, L. rhamnosus, L. acidophilus, L. johnsonii,*

L. fermentum, L. reuteri, L. plantarum, B. longum und B. animalis. Besonders entzündungshemmend wirken nachgewiesenermaßen *L. paracasei, L. plantarum* und *L. pentosaceus.* Sie haben möglicherweise eine ähnliche Wirkung wie pharmazeutische Produkte, wie einige Studien gezeigt haben.[18] Stämme der Gattungen *Bifidobacterium* und *Lactobacillus* spielen zunehmend eine Rolle in der psychiatrischen Behandlung und sind auch in handelsüblichen Produkten erhältlich. Achten Sie auf hochwertige Präparate, die einige Milliarden probiotische Bakterien verschiedener Stämme enthalten, und halten Sie sich an die empfohlene Dosierung.

WENN SIE SSRI AUSSCHLEICHEN

Einzelheiten zum Absetzen der Antidepressiva finden Sie im 10. Kapitel, aber ich empfehle Ihnen hier schon mal ein Aminosäure-Breitbandpräparat sowie ein hochwertiges Tryptophan- oder 5-HTP-Zusatzprodukt. Da weitere Forschungen erforderlich sind, um Angaben zur Einnahmehäufigkeit und Dosierung zu verbessern, sind 500 mg Tryptophan am Tag für den Anfang empfehlenswert, eingenommen mit einfachen Kohlenhydraten (eine Scheibe Apfel oder ein glutenfreier Cracker) auf leeren Magen; wenn nötig, steigern Sie die Dosis auf 3 Gramm täglich. Beim 5-HTP-Präparat können Sie mit drei Mal täglich 50 Milligramm beginnen und die Dosis auf drei Mal täglich 200 Milligramm steigern, ebenfalls auf leeren Magen eingenommen. Die Aminosäure Tyrosin zusätzlich zu nehmen ist dann wichtig, wenn Sie Tryptophan oder 5-HTP länger als ein paar Wochen einsetzen (1500 Milligramm zwei bis vier Mal täglich vor den Mahlzeiten). *Inositol, pharmaGA-BA* oder *Phenibut* haben in dieser Zeit ebenfalls eine beruhigende Wirkung. Nach meiner Erfahrung sind spezielle Aminosäuren nur während der Zeit nötig, in der Sie Medikamente ausschleichen.

WENN SIE ÜBER BIOIDENTISCHE HORMONE NACHDENKEN

Wenn Sie wissen, dass Ihre Symptome in Zusammenhang mit der Intensität und/oder Häufigkeit Ihrer Periode stehen, fangen Sie mit Maca-Zusatzpräparaten an und gehen Sie dann zu Ergänzungsmitteln über, die Mönchspfeffer enthalten. Die Maca-Pflanze ist eine Nahrungs- und Heilpflanze, die zur Rettich-Familie gehört und im peruanischen Hochland angebaut wird; sie wird auch Peruanischer Ginseng genannt. Ihre heilsame Wirkung ist seit Urzeiten bekannt; die Knolle wurde schon im Reich der Inka wegen ihrer adaptogenen Eigenschaften geschätzt, die dem Körper ermöglichen, das hochempfindliche Hormonsystem zu schützen, auszubalancieren und mit Stress umzugehen. Maca steigert auf natürliche Weise die Energie, ohne die nachteiligen Nebenwirkungen von Koffein, und kann das Reproduktionssystem unterstützen, indem es die Hormone ausgleicht und die Fruchtbarkeit erhöht. Maca ist meistens in Pulverform erhältlich. In meiner Praxis verwende ich mit großem Erfolg ein Produkt in gelierter Pulverform von *Natural Health International*, in der vom Hersteller empfohlenen Dosierung.

Mönchspfeffer (Vitex agnus-castus)

Der Mönchspfeffer wird von vielen europäischen und nord-amerikanischen Naturheilkundeärzten zur Behandlung von Akne, Verdauungsbeschwerden, Menstruationsstörungen, prä-menstruellem Syndrom (PMS), Unfruchtbarkeit und zur Unterstützung des Milchflusses eingesetzt. Vitex agnus-castus ist ein Strauch, der in Europa, im Mittelmeerraum und in zentralasiatischen Ländern beheimatet ist; seine Beeren wurden seit Jahrhunderten für medizinische Zwecke genutzt. Das hormonausgleichende Pulver ist eine ideale natürliche Unterstützung bei der Bekämpfung von Gesundheitsproblemen, die mit dem Menstruationszyklus in Verbindung stehen, angefangen bei Menstruationsstörungen bis hin zu Wechseljahrbeschwerden.[19, 20, 21] Die Standarddosis beträgt 150 bis 250 Milligramm, die 30 bis 40 Milligramm Trockenfruchtextrakt enthalten.

Inositol

Wenn der Menstruationsstörung ein Blutzucker-Ungleichgewicht zugrunde liegt (zum Beispiel beim polyzystischen Ovarialsyndrom, einer Stoffwechselstörung bei Frauen), ist das Kohlenhydrat-Molekül myo-Inositol ein Allround-Talent. Es verbessert die Insulinsensitivität, verringert die männlichen Hormone (bei einer Tagesdosis von 2 bis 4 Gramm) und wurde bereits auf seine Wirkung bei Angststörungen und Zwangserkrankungen getestet (bei einer Tagesdosis von 12 bis 18 Gramm).[22, 23, 24] Einiges deutet darauf hin, dass eine Kombination aus myo-Inositol und D-chiro-Inositol im Verhältnis 40 : 1 am wirksamsten ist, um die Hormone wieder ins Gleichgewicht zu bringen.[25]

Ergänzende Geräte

Obwohl ich mich in erster Linie für die Möglichkeiten interessiere, die grundlegenden Ursachen von Depression und Angststörung zu behandeln, die eine Folge von Nahrungsmittelunverträglichkeiten, Blutzucker-Ungleichgewichten, Schilddrüsen- Autoimmunerkrankungen, Nährstoffmangel und Stress sind, schlage ich meinen Patientinnen oft Alternativen vor, die eine rasche Milderung der Symptome ermöglichen. Dazu gehört beispielsweise die Craniale Elektrostimulation (CES), eine Therapieform, bei der mittels zweier Elektroden ein geringer, nicht spürbarer elektrischer Wechselstrom über die Kopfhaut zugeführt wird. Man könnte sie als Meditation bezeichnen, die apparativ herbeigeführt wird. Das Behandlungsverfahren wurde 1979 von der FDA zugelassen; es stützt sich auf die Erkenntnis, dass wir energetische Lebewesen sind und es viele Möglichkeiten gibt, die Neuausrichtung des Körpers zu unterstützen. Beim Einsatz von CES-Geräten werden zwanzig Minuten empfohlen, zwei Mal täglich, um die Aktivität der Alphawellen zu fördern und eine Modulation von Neurotransmittern, Endorphinen und Cortisol zu erzielen.[26] Meine Patientinnen benutzen das Gerät meistens drei Wochen lang regelmäßig und im Anschluss nach Bedarf.

Angesichts von mehr als 160 veröffentlichten Humanstudien, einschließlich 23 randomisierter kontrollierter Versuche mit positiven Ergebnissen, finde ich es seltsam, dass ich während meiner zehnjährigen Ausbildung nie etwas von dieser Behandlungsoption mit einem extrem geringen Risiko gehört hatte. Eine 2014 veröffentlichte Studie bestätigte die Beweise, die sich inzwischen häufen: Zwei Forscher führten eine fünf-wöchige randomisierte, Placebo-kontrollierte Doppelblindstu-die durch, um die Wirksamkeit der CES-Behandlung bei ver-schiedenen Angststörungen und Depressionen im Rahmen der ärztlichen Grundversorgung zu testen.[27] Bei sage und schreibe 83 Prozent der Patienten wurde innerhalb weniger Wochen eine Minderung der Depressionssymptome um mehr als 50 Prozent im Vergleich zur Kontrollgruppe festgestellt. Und bei 82 Prozent der Patienten mit Angststörungen machte sich die gleiche Besserung bemerkbar.

Ein weiteres raffiniertes Gerät, das ich meinen Patientinnen empfehle, ist die Lichtbox. Da der Körper über seine eigene innere Uhr verfügt, die vom Tag-Nacht-Zyklus gesteuert wird, lässt sich eine aus dem Takt geratene Uhr am besten wieder auf ein Präzisionsmaß bringen, wenn man sie hellem Morgenlicht aussetzt, das sich direkt auf unsere Physiologie und Stim-mungslage auswirkt. Rezeptoren im hinteren Bereich des Au-ges fangen das Licht ein und schicken Botschaften an das Ge-hirn, dass die Uhr neu kalibriert wird. Lichtboxen erzeugen

Die Macht des Gurgelns

Dr. Datis Kharrazian, funktioneller Neurologe und Autor von *Why Isn't My Brain Working?*, hat zahlreiche Forschungsergebnisse zusammengetragen und bahnbrechende Lösungen im Bereich der kognitiven Störungen und de-generativen Erkrankungen entwickelt. Eine seiner Empfehlungen, um den Vagusnerv zu aktivieren, das harmonische Zusammenspiel zwischen Hirn und Darm anzuregen und die Beweglichkeit des Darms zu verbessern, ist ebenso einfach wie wirkungsvoll: Füllen Sie ein Glas mit Wasser und gurgeln Sie kräftig bei jedem Schluck, bis Ihre Augen tränen, am besten mehrmals am Tag.

künstliches Licht, das die Intensität des Sonnenlichts nachahmt, jedoch ohne ultraviolette Strahlung. Sie produzieren perfekte Wellenlängen (die Spitzenwerte liegen im optimalen »blauen« Wellenlängenbereich oder bei 460 Nanometer), wobei das Licht in einem bestimmten Winkel auf die Augen gerichtet wird, um die größtmögliche Wirkung zu erzielen.

Das Unterstützerteam

Ich denke zwar, dass die Aufgabe eines Arztes darin besteht, seine Patienten über Selbstheilungsmethoden aufzuklären, aber ein Team zu finden, das Sie während des Genesungsprozesses unterstützt, ist in meinen Augen genauso wichtig. Ich bin eine leidenschaftliche Befürworterin der bereichsübergreifenden Zusammenarbeit mit Therapeuten, die ich weiterempfehle. Viele meiner Patientinnen konnten mithilfe von Experten in Fachbereichen wie Cranio-Sacral-Therapie, Neurofeedback und Akupunktur sowie durch energiemedizinische Behandlungsmethoden wie Klangheilung, Körperarbeit und Homöopathie rasante gesundheitliche Fortschritte erzielen.

Ich bin überzeugt, dass die Energiemedizin zukunftsweisend ist.

Seit Anbeginn der Geschichte gab es Heilmethoden, die Körper, Geist und Seele gleichermaßen berücksichtigt haben. Nun zieht die Wissenschaft nach, und die Quantenphysik hat ansatzweise begonnen, die Informationskapazität der subatomischen Energie, die Grenzen der Quantifizierungsmethoden und die Bedeutung von Systemen und Netzwerken zu erklären.

Die Energiemedizin geht davon aus, dass unsere Existenz auf dem Planeten Erde unsichtbaren und mit herkömmlichen Verfahren nicht messbaren bioenergetischen Kräften geschuldet ist. Diese bioenergetischen Kräfte können aktiviert und für Selbstheilungsprozesse genutzt werden. Wie Alan Watts, ein Philosoph des zwanzigsten Jahrhunderts, erklärte, bedeutet das chinesische Wort für Natur *was aus sich selbst heraus geschieht*. Die Natur lässt sich weder etwas vorschreiben noch ungestraft zur Zusammenarbeit zwingen. Die Energiemedizin verlässt sich nicht auf fehlbare Annahmen bezüglich biologischer Vorgänge und auch nicht auf die neuesten sensationellen Forschungsberichte oder die vorherrschenden Trends bei der Bekämpfung von Krankheiten. Sie stützt sich auf die Fähigkeit von Therapeuten, die in der Lage sind, die Eigenregulation des Körpers zu verbessern. Diese einfache, harmonische und wirkungsmächtige Methode bringt uns wieder mit unserem grundlegenden Steuermechanismus in Kontakt – dem Chi, Prana, Shakti oder welchen Begriff wir auch wählen, um die Lebenskraft zu beschreiben, die unserem Körper Vitalität und unserem Geist Klarheit und Leichtigkeit verleiht.

Vor dem Start …

Holen Sie tief Luft. Ich habe Ihnen bisher viele Informationen an die Hand gegeben. Sie haben mehr über die Lebensgewohnheiten von Frauen erfahren, die körperlich, geistig und seelisch in Topform sind, als Ärzte und Psychiater in unserer heutigen Zeit. Wenn Sie nicht schon angefangen haben, einige der vorgeschlagenen Veränderungen einzuführen, haben Sie jetzt die Chance, damit zu beginnen. Im nächsten Kapitel finden Sie das vierwöchige Programm, das eine tief greifende Ernährungsumstellung und eine Revitalisierung auf physischer und psychischer Ebene mit sich bringt. Damit werden Sie einen Zustand erreichen, an dem Sie sich wieder energiegeladen und emotional lebendig fühlen. Ein Zustand, von dem wir alle träumen und dem Sie viel näher sind, als Sie denken.

Lebensstilveränderungen, selbst kleine, können zunächst überwältigend erscheinen. Sie stellen sich jetzt bestimmt viele Fragen: Muss ich auf alles verzichten, was mir schmeckt, und darf ich mich nie mehr richtig satt essen? Wie kann ich die neue Lebensweise denn auf lange Sicht oder für immer beibehalten? Kann ich das Programm überhaupt umsetzen angesichts der begrenzten Zeit und der zahlreichen Verpflichtungen, die ich habe? Werde ich jemals den Punkt erreichen, an dem mir diese neuen Leitlinien in Fleisch und Blut übergehen?

Das Programm liefert Ihnen die Antwort. Es stellt eine einfache Strategie dar, die das richtige Gleichgewicht zwischen fester Struktur und Anpassungsfähigkeit beinhaltet, um Ihren persönlichen Vorlieben und der Macht Ihrer Entscheidung Rechnung zu tragen. Sie werden das vierwöchige Programm mit dem Wissen und dem Willen beenden, für den Rest Ihres Lebens auf einem gesunden Weg zu bleiben. Je genauer Sie sich an die Empfehlungen halten, desto schneller werden Sie Ergebnisse sehen. Denken Sie daran, dass dieses Programm zahlreiche Vorteile bietet, die über die offensichtlichen physischen hinausgehen. Schluss mit der Depression, mag Ihr erster und wichtigster Gedanke sein, aber damit enden die Belohnungen

nicht. Sie werden einen tief greifenden Wandel in allen Lebensbereichen erfahren. Ihr Selbstvertrauen und Ihre Selbstachtung
werden gestärkt. Sie werden sich jünger und imstande fühlen,
mehr Einfluss auf Ihr Leben und Ihre Zukunft zu nehmen. Sie
werden stressreiche Zeiten mit innerer Gelassenheit meistern,
werden motiviert sein, aktiv zu bleiben, Ihre sozialen Beziehungen zu pflegen und Ihre Leistungsfähigkeit sowohl am Arbeitsplatz als auch im häuslichen Bereich zu steigern. Mit anderen
Worten: Sie werden ein produktives und erfülltes Leben führen.
Und der Erfolg programmiert weitere Erfolge geradezu vor.
Wenn Ihr Leben infolge Ihrer Bemühungen mehr Tiefe erhält,
facettenreicher und energievoller wird, werden Sie kein Bedürfnis mehr verspüren, zu Ihrer alten ungesunden Lebensweise
zurückzukehren. Ich weiß, dass Sie es schaffen können. Sie
müssen es schaffen, sich selbst und den Menschen zuliebe, die
Ihnen nahestehen. Die Vorteile sind gewaltig – ebenso wie die
Nachteile, wenn Sie es gar nicht erst versuchen.

Rüsten Sie sich also für das nächste Kapitel Ihres Lebens.
Für den Neubeginn, den Sie nicht mehr für möglich gehalten
haben. Für die vielschichtigen Erfahrungen im Leben, die alle
bisherigen Grenzen sprengen. Machen Sie sich bereit für den
Wandel und die sichtbaren Veränderungen, die auf Sie warten.

Zum Einstimmen sollten Sie sich am Abend vor Beginn des
30-Tage-Selbsthilfeprogramms 19 Minuten Zeit für die folgende
Übung nehmen. Es handelt sich um eine Kriya, eine körperliche
Reinigungstechnik aus dem Hatha-Yoga, mit der Sie Ihren um-
triebigen Geist zur Ruhe bringen und Kraft für Ihren Weg sammeln. Lesen Sie die Anleitung einmal durch und benutzen Sie
einen Zeitmesser für die dreiteilige Übung. Los geht's:

1. Teil: Setzen Sie sich bequem hin (im Schneidersitz auf den Boden oder auf einen Stuhl, die Füße flach auf dem Boden), richten Sie die Wirbelsäule auf und schließen Sie die Augen. Die Hände liegen dabei auf den Knien, die Spitze des Zeigefingers berührt jeweils den Daumen; diese Finger- und Handhaltung nennt man Gyan Mudra. Öffnen Sie den Mund zu einem »O« und atmen Sie einmal tief und lange ein. Dann schließen Sie den Mund und atmen langsam und vollständig durch die Nase aus. Setzen Sie die Übung 7 Minuten lang fort.

2. Teil: Atmen Sie tief ein und halten Sie den Atem locker an; richten Sie Ihre Aufmerksamkeit dabei auf die Null. Sagen Sie sich: »Alles ist null, ich bin null, jeder Gedanke ist null, meine Schmerzen sind null, das Problem ist null, diese Krankheit ist null.« Meditieren Sie über alle negativen oder emotionalen körperlichen und geistigen Zustände und Situationen, und bringen Sie diese auf null, wenn sie Ihnen durch den Kopf gehen – auf einen einzigen kleinen Lichtpunkt, eine kleine unbedeutende Nichtexistenz. Atmen Sie aus und wiederholen Sie die Übung 7 Minuten lang, in Ihrem eigenen angenehmen Atemrhythmus.

3. Teil: Denken Sie an eine Eigenschaft oder Befindlichkeit, die Sie sich am meisten wünschen, um sich erfüllt und jeder Situation gewachsen zu fühlen. Fassen Sie diese in einem einzigen Wort zusammen, beispielsweise »Wohlstand«, »Gesundheit«, »Beziehung«, »Orientierung«, »Wissen« oder »Glück«. Richten Sie Ihre Aufmerksamkeit auf dieses Wort und stellen Sie sich die damit verbundenen Aspekte bildlich vor. Spüren Sie der Empfindung nach, die im Hier und Jetzt mit dieser Eigenschaft oder Befindlichkeit verbunden ist. Atmen Sie tief ein und halten Sie den Atem an, während Sie den Gedanken verinnerlichen. Fokussieren Sie sich darauf. Atmen Sie in Ihrem eigenen Rhythmus wieder aus und setzen Sie die Übung 5 Minuten fort.

Beendigung der Übung:

Atmen Sie ein und schütteln Sie sanft Schultern, Arme und Wirbelsäule aus. Dann strecken Sie die Arme zur Decke, spreizen die Finger und atmen noch ein paarmal tief ein und aus.

Nun sind Sie bereit, an den Start zu gehen …

10. DER NATÜRLICHE WEG ZU OPTIMALER GESUNDHEIT UND WOHLBEFINDEN
Das 30-Tage-Selbsthilfeprogramm

∼

Heißen Sie Ihr neues,
wunderbares Selbst willkommen!

Im vergangenen Juni erhielt ich eine E-Mail von einer Frau namens Jane, die mit ihrem Mann und ihren vier Kindern (unter zehn Jahren!) im Ausland lebt. Sie schrieb:

Ich bin in einem Dilemma … normalerweise mache ich meine Probleme mit mir alleine aus, aber inzwischen stellen sie eine schwerwiegende Belastung dar, die meine Lebensqualität beeinträchtigt. Ich leide seit vielen Jahren unter Hashimoto und noch länger unter Angststörungen. Seit 2011 machen sich nun auch noch erhebliche Magen-Darm-Beschwerden bemerkbar, und ich wurde gegen Helicobacter pylori behandelt. Es wurde eine Glutenunverträglichkeit festgestellt, doch trotz einer Ausschlussdiät halten die Symptome, wie Völlegefühl, Unwohlsein, Erschöpfung usw., an. Ich nehme die Antibabypille, um das prämenstruelle Syndrom besser in den Griff zu bekommen, das sich nach der Geburt meiner Kinder als besonders problematisch erwies. Als die Angstzustände schlimmer wurden und schwere Schlafstörungen auftraten, suchte ich einen Psychiater auf, der mir Zoloft verschrieb,

zwei Jahre lang. Ich nahm ständig zu, obwohl ich mich eigent-
lich genug bewege und 25 bis 30 Kilometer pro Woche jogge,
was mir beträchtlich hilft. Daraufhin wechselte ich das Medi-
kament und versuchte es mit Pristiq, *drei Monate lang, aber*
damit kam ich nicht zurecht. Ich hatte Schweißausbrüche
und fühlte mich tagsüber zittrig und benommen. Ich habe
diese Medikamente inzwischen abgesetzt. Ich weiß nicht, ob
sie überhaupt einen merklichen Unterschied bewirkt haben.

Janes Erfahrung spiegelt wider, was viele Frauen erlebt haben,
die sich an mich wenden und verzweifelt nach einer Lösung
ihrer Probleme suchen. Wenige Wochen nach der E-Mail kam
sie in meine Praxis, und innerhalb eines Monats konnte sie
sichtbare Ergebnisse erzielen. Ich verordnete ihr das Selbsthilfeprogramm, das Sie in diesem Kapitel genau beschrieben
finden. Die Anleitungen werden Ihnen helfen, während der
nächsten vier Wochen jeden einzelnen Schritt in die Praxis
umzusetzen, ungeachtet der psychiatrischen Diagnose, die bereits gestellt wurde oder die Sie zu vermeiden hoffen. Sie werden damit lernen, die Veränderungen in Ihrer Ernährungs-
und Lebensweise einzuführen und fest in Ihrem Alltag zu
verankern.

Vielleicht geraten Sie nun in Panik bei dem Gedanken, dass
Sie nicht mehr alles essen dürfen, was Ihnen schmeckt. Ich gebe
zu, dass es einigen Frauen schwerfallen könnte, unter anderem
auf Brot, Pasta, Pizza, Kuchen und Desserts zu verzichten. Veränderung ist nun mal kein Kinderspiel. Und schlechte Gewohnheiten auszuhebeln, die sich seit Ewigkeiten eingenistet haben,
kann eine echte Herausforderung sein. Oft werde ich anfangs

gefragt: »Was darf ich denn überhaupt noch essen?« Auch ohne sich vorzustellen, nach den ersten dreißig Tagen des Programms noch mit dem Absetzen der Medikamente zu beginnen, bereitet Ihnen vielleicht schon der Gedanke Kopfzerbrechen, wie es Ihnen nach dem Entzug von Zucker und Weizenprodukten wohl gehen mag. Was ist, wenn Sie ein unstillbares Verlangen nach Kohlenhydraten verspüren? Vielleicht rechnen Sie mit gewaltigen Heißhungerattacken, denen Sie nicht widerstehen können, und haben Angst vor der Reaktion Ihres Körpers auf die Ernährungsumstellung, die eine Kehrtwende um 180 Grad mit sich bringt. Wenn der Begriff *Willenskraft* bisher in Ihrem Wortschatz fehlte, fragen Sie sich möglicherweise, ob Sie eine solche Radikalkur überhaupt durchstehen.

Ich kann Ihnen diese Frage mit einem klaren Ja beantworten – ja, Sie schaffen das! Alles, was Sie brauchen, ist die Bereitschaft, den Sprung ins kalte Wasser zu wagen. Ich versichere Ihnen, dass Ihre Gedanken innerhalb weniger Wochen oder sogar Tage nicht mehr ständig um Ängste und Sorgen kreisen, dass Sie besser schlafen und mehr Energie haben werden. Sie werden klarer denken, sich leichter fühlen und widerstandsfähiger auf Stresssituationen in Ihrem Alltag reagieren. Zu gegebener Zeit werden auch die Ergebnisse der empfohlenen Laboruntersuchungen nachhaltige Verbesserungen in vielen Bereichen Ihrer Biochemie anzeigen, und als Dreingabe werden Sie auch noch mühelos Ihr Wunschgewicht erreichen.

Sprechen Sie vor Beginn des Selbsthilfeprogramms mit Ihrem behandelnden Arzt, vor allem, wenn Sie unter schwerwiegenden Gesundheitsproblemen wie Diabetes leiden. Das ist insbesondere dann ratsam, wenn Sie einen der »Turbo-Energiebooster« ausprobieren möchten, wie den Einlauf mit Kaffee oder die Einnahme von Bentonit-Mineralerde zur Entgiftung. Falls Sie derzeit Medikamente nehmen und hoffen, sie in eigener Regie absetzen zu können, finden Sie im Anschluss an das 30-Tage-Programm, das Sie absolviert haben sollten, zusätzliche Anleitungen, wie Sie dabei vorgehen.

Im Verlauf des kommenden Monats werden Sie vier wichtige Ziele erreichen:

1. Ihren Körper durch die Ernährungsumstellung mit allen erforderlichen Vitalstoffen versorgen.
2. Ihren Haushalt auf natürliche Produkte umstellen, um die unheilvolle Allianz mit Gift- und Schadstoffen in Ihrem unmittelbaren Umfeld aufzukündigen.
3. Die tägliche Meditationspraxis in Ihrem Leben verankern, um die natürliche Entspannungsreaktion des Körpers zu fördern und den Weg für einen dauerhaften Wandel zu ebnen.
4. Gesunden Schlafgewohnheiten und körperlicher Bewegung einen hohen Stellenwert einräumen, und zwar an allen Wochentagen.

Das Selbsthilfeprogramm ist in vier Wochenabschnitte unterteilt, wobei die Aufmerksamkeit in jeder Woche auf ein bestimmtes Ziel gerichtet ist, damit Sie den neuen Rhythmus schrittweise integrieren und die gesundheitsfördernden Gewohnheiten ein Leben lang beibehalten können.

Kurz vor Beginn der ersten Woche sollten Sie einen Besuch bei Ihrem behandelnden Arzt in Betracht ziehen, um die im 9. Kapitel empfohlenen Laboruntersuchungen durchführen und Ihre Ausgangswerte bestimmen zu lassen. Sie können die Zeit außerdem nutzen, um Ihre Küchenvorräte zu sichten und Zucker und Weizenprodukte auszumustern, da die ungesunden Nahrungsmittel ausgeschlossen und durch naturbelassene vollwertige ersetzt werden.

In der ersten Woche, in der die »Entgiftung des Körpers« auf dem Programm steht, beginnen Sie mit meinem Menüplan und folgen den Ernährungsempfehlungen, an die Sie sich in den kommenden dreißig Tagen halten sollten.

In der zweiten Woche ist die »Entgiftung des Haushalts« an der Reihe. Sie sind aufgefordert, Ihren Lebensraum umweltfreundlicher zu gestalten, natürlichen Produkten den Vorzug zu geben und Entgiftungsstrategien wie die Bürstenmassage oder einen Einlauf mit Kaffee auszuprobieren.

In der dritten Woche geht es um Ihren »Seelenfrieden«; hier wenden Sie Ihre Aufmerksamkeit der Einführung einer täglichen Meditationspraxis zu, um die natürliche Entspannungsreaktion des Körpers in Gang zu bringen. Sie sollte zu einer lebenslangen Gewohnheit werden.

In der vierten Woche rücken »Bewegung und Schlaf« in den Vordergrund: Sie beginnen mit einem regelmäßigen Fitnesstraining, falls Sie darauf bisher verzichtet haben. Außerdem erhalten Sie Tipps, wie Sie sich auch im Verlauf des Tages mehr Bewegung verschaffen. Darüber hinaus sollen Sie sich auf Ihre Schlafgewohnheiten konzentrieren und einige einfache Regeln beachten, um einen erholsamen Schlaf zu gewährleisten, jede Nacht, die Wochenenden eingeschlossen.

Wenn Sie die einzelnen Elemente des Programms zusammenfügen, haben Sie wirksame Strategien zur Hand, um die neuen gesundheitsfördernden Verhaltensweisen dauerhaft in Ihr Leben zu integrieren. Zweifeln Sie keine Sekunde an Ihrer Fähigkeit, dieses Ziel zu erreichen, denn das Programm ist so aufgebaut, dass es sich gut und leicht in die Praxis umsetzen lässt.

Auftakt zur 1. Woche: Vorbereitungen

BESTIMMUNG DER AUSGANGSWERTE

Bevor Sie mit dem Ernährungsprogramm beginnen, sollten Sie einen Blut- und Urintest und nach Möglichkeit noch zusätzlich folgende Laboruntersuchungen durchführen lassen. Im 9. Kapitel finden Sie Informationen über die Zielwerte und Ergebnisse.

- TSH, freie T3, freie T4 – Leiden Sie unter einer Schilddrüsenerkrankung?
- Schilddrüsen-Autoantikörper, Reverse-T3
- MTHFR, Genvarianten – Liegt eine Genmutation vor?
- Vitamin B_{12}, Homocystein – Besteht ein Mangel an Vitamin B_{12}?
- Hochsensitives C-reaktives Protein – Welche Entzündungswerte haben Sie?
- Hämoglobin A1c – Ist Ihr Blutzucker im Gleichgewicht?
- Vitamin D – Fehlt Ihnen Vitamin D?

Nach Beendigung des Vier-Wochen-Programms können Sie eine Stuhluntersuchung durchführen lassen, um zu überprüfen, ob noch Ungleichgewichte im Mikrobiom Ihres Darms bestehen. Auch ein Speichelcortisol-Test und ein Harnsäuretest könnten hilfreich sein, je nach persönlicher Situation. Falls die Untersuchungsergebnisse ergeben, dass ein Mangel an den Vitaminen besteht, für die ein Nahrungsergänzungsmittel empfohlen wird, sollten Sie gleich am ersten Tag des Programms mit der Einnahme beginnen. Ansonsten warten Sie damit bis zum Beginn der dritten Woche, in der Sie auch die nachfolgend aufgelisteten Grundnahrungsmittel in Ihre tägliche Kost einfügen. Nach den dreißig Tagen können Sie Ihre Ernährung mit den zusätzlichen, ebenfalls aufgeführten Ergänzungsmitteln auf Ihre persönlichen Bedürfnisse abstimmen.

KÜCHENVORRÄTE INSPIZIEREN

In den Tagen vor Beginn der Ernährungsumstellung sollten Sie eine Bestandsaufnahme in Ihrer Küche machen und alle Lebensmittel entsorgen, die Sie künftig nicht mehr essen werden. Sortieren Sie Folgendes aus:

- Alle glutenhaltigen Produkte (eine Liste finden Sie im 6. Kapitel), einschließlich Vollkorn- und Weizenvollkornerzeugnisse wie Brot, Nudeln, Backwaren und Zerealien.
- Alle Produkte mit verarbeiteten Kohlenhydraten oder Zucker sowie abgepackte Waren: Chips, Cracker, Kekse, Gebäck, Muffins, Kuchen, Donuts, Pizzateig, zuckerhaltige Snacks, Energieriegel, Eiscreme, Frozen Joghurt, Marmeladen, Gelees, Eingemachtes, Ketchup, frittierte Gerichte, vorgefertigte Käseaufstriche, Säfte, Energie- und Erfrischungs-

getränke, Mineralwasser, Trockenobst, Zucker (weiß und braun) und Maissirup.

- Margarine, Backfett und handelsübliche Speiseöle (Sojaöl, Maisöl, Baumwollsamenöl, Rapsöl, Erdnussöl, Färberdistelöl, Traubenkernöl, Sonnenblumenöl, Reiskleieöl und Weizenkeimöl) – auch wenn sie aus biologischem Anbau stammen.

- Milchprodukte (einschließlich Milch, Butter, Joghurt, Käse, Sahne und Eiscreme) und Sojaprodukte (einschließlich Sojamilch, Sojakäse, Sojaburger, Soja-Hotdogs, Soja-Eiscreme, Soja-Joghurt, Sojasoße und alles mit dem Vermerk »Sojaproteinisolat« auf der Liste der Ingredienzien).

Und nun füllen Sie Ihre Vorräte wieder auf. Die folgenden Produkte dürfen Sie freizügig konsumieren (wählen Sie nach Möglichkeit Vollwertprodukte aus lokalem, biologischem Anbau):

- **Gesunde Fette:** Olivenöl Extra Vergine, Virgin-Kokosöl aus biologischem Anbau, Palmöl, biologisches Ghee von grasgefütterten Tieren oder Tieren aus Weidehaltung, Leinsamenöl, Makadamia-Nussöl, Avocado, Kokosnuss, Oliven, Nüsse und Nussbutter, Schmalz, Talg und Samen (Leinsamen, Sonnenblumenkerne, Kürbiskerne, Sesamsamen und Chiasamen).

- **Kräuter, Gewürze und Würzmittel:** Bei Kräutern und Gewürzen gibt es praktisch keine Einschränkungen, solange sie frisch, aus biologischem Anbau und frei von naturidentischen und künstlichen Farbstoffen sind. Entsorgen Sie Ihr

Ketchup und alle Würzmittel, die mit Gluten, Soja und Zucker angereichert sind oder von Pflanzen stammen, die gemeinsam mit Weizen und Soja verarbeitet wurden. Gegen Senf, Meerrettich, Tapenade, Guacamole und Salsa ist nichts einzuwenden, sofern sie keine industriell verarbeiteten Bestandteile enthalten.

- **Ganze Früchte und Gemüse:** Im 6. Kapitel finden Sie die entsprechenden Listen.
- **Protein:** Eier von Hühnern aus Freilandhaltung, Wildfisch, Meeresfrüchte und Weichtiere, Fleisch von Weidetieren, Perlhühner, Geflügel und Schwein; Wild (siehe Listen im 6. Kapitel).

1. Woche: Entgiftung des Körpers

Da Sie jetzt nur noch die zulässigen Lebensmittel in der Küche haben, können Sie mit der Ernährungsumstellung beginnen. Nachfolgend finden Sie einen Menüplan für die erste Woche; er sollte als Vorlage für die täglichen Mahlzeiten in den nächsten drei Wochen dienen. Im Gegensatz zu anderen Diäten müssen Sie weder Kalorien zählen noch auf Fett verzichten oder sich den Kopf über die Größe der Portionen zerbrechen. Es ist nicht nötig, sich an bestimmte Mengenangaben zu halten, Ihr Körper zeigt Ihnen an, wann er genug hat. Sie werden feststellen, dass sich »der kleine Hunger zwischendurch« nicht mehr melden wird, da sich auch Ihr Appetit in den nächsten Wochen verändert. Die gute Neuigkeit ist, dass sich diese Form der Ernährung von alleine reguliert – Sie essen nicht zu viel, und das Sättigungsgefühl hält mehrere Stunden an, bevor Sie die nächste Mahlzeit brauchen.

Wenn Sie Ihrem Körper bisher überwiegend Zucker als Energiequelle zugeführt haben, wird er vom Glukose-Insulin-Achterbahneffekt angetrieben, der intensive Hungergefühle auslöst, sobald der Blutzucker sinkt, gefolgt von einer kurzfristigen Sättigung. Bei einer Ernährung mit wenig Zucker und einem höheren Fettanteil tritt die entgegengesetzte Wirkung ein. Da Sie dem Körper eine weniger belastende und nachhaltigere Energie zuführen, entfallen sowohl die Heißhungerattacken als auch die mentalen Abschaltphasen in den Nachmittagsstunden, die bei einer zuckerreichen Kost auftreten können. Mit der Ernährungsumstellung halten Sie die Kalorienzufuhr unter Kontrolle, ohne ständig darüber nachdenken zu müssen, Sie verbrennen mehr Fett und schieben dem achtlosen Essen einen Riegel vor – den 500 zusätzlichen Kalorien oder mehr, die viele im Lauf des Tages gedankenlos konsumieren, um das Blutzuckerchaos zu beseitigen –, und Sie steigern wie von selbst die Leistungsfähigkeit des Körpers. Und da sich Ihre Bauchspeicheldrüse nicht ständig genötigt sieht, Insulin am Fließband zu produzieren, können Sie zuschauen, wie die Pfunde dahinschmelzen, wenn Sie unter Gewichtsproblemen leiden sollten. Verabschieden Sie sich von Ihren Stimmungstiefs, Ihrer Benommenheit, der Antriebslosigkeit und der Erschöpfung, die Sie den ganzen Tag begleitet haben. Und heißen Sie Ihr neues Selbst willkommen.

Der einzige Unterschied zwischen diesem Monat und der darauffolgenden Zeit besteht darin, dass Sie zunächst alle Milch- und Getreideprodukte (außer Quinoa und Buchweizen), weißen Reis, weißschalige Süßkartoffeln, Mais und Bohnen ausschließen. Später dürfen Sie diese dann in Maßen wieder in Ihre Kost einfügen. Es kann hilfreich sein, während des Programms ein Ernährungstagebuch zu führen. Machen Sie nach der Einführung einen Vermerk hinter den Rezepten, die Ihnen zusagen oder die noch problematisch sein könnten (wenn beispielsweise jedes Mal, wenn Sie Paprika essen, Symptome wie Gelenkschmerzen oder Benommenheit auftreten).

Vermeiden Sie während der ersten beiden Wochen, etwas zu essen, was Sie nicht selbst zubereitet haben, damit Sie sich mit der neuen Ernährungsweise vertraut machen können. Danach sind Sie besser gerüstet, eine gute Wahl zu treffen, wenn Sie im Restaurant bestellen. Da die ersten beiden Wochen dazu beitragen, Heißhungerattacken zu dämpfen, werden die Gerichte auf der Speisekarte, die als Balsam für die Seele gelten, weniger verführerisch sein.

In der ersten Woche konzentrieren Sie sich darauf, die neuen Essgewohnheiten zu verinnerlichen. Probieren Sie die Rezepte, einschließlich des Wochenplans, aus oder lassen Sie Ihrer Kreativität freien Lauf; wichtig ist nur, dass Sie sich an die Leitlinien halten. Wenn Sie den Menüplan für die erste Woche befolgt haben, sollte es ein Kinderspiel sein, in Zukunft Ihre eigenen Mahlzeiten zusammenzustellen.

Wenn Sie wenig Zeit und keine Möglichkeit haben, mittags zu kochen, packen Sie sich Essen ein. Bewahren Sie vorgekochte oder vorab zubereitete Gerichte – beispielsweise gebratenes oder gegrilltes Huhn, gedünsteter Lachs, Fleischbrühe oder gegrillte Lendensteak-Streifen –, die Sie dann mitnehmen können, im Kühlschrank auf. Sich einen Vorrat an Nüssen, Samen und Kernen oder Dosensardinen zuzulegen ist ebenfalls hilfreich. Füllen Sie ein Behältnis mit grünem Salat und rohem zerkleinerten Gemüse, das sich durch Fleisch, Fisch oder Eier ergänzen und mit ein wenig Olivenöl verfeinern lässt, dann halten Sie jederzeit eine schmackhafte und gesunde Mahlzeit bereit. Und vergessen Sie nicht, die Reste zu verwerten. Viele Rezepte lassen sich am Wochenende zubereiten (auch die doppelte Portion, für zwei Tage), um während der Woche für Abwechslung zu sorgen.

WAS SIE TRINKEN DÜRFEN: WÄHREND DER NÄCHSTEN DREISSIG TAGE NUR REINES, GEFILTERTES WASSER

Trinken Sie jeden Tag genug Wasser (kein Leitungswasser!), mindestens 2 Liter am Tag. Keinen Alkohol, Kaffee oder Tee, keine Limonade und keine Fruchtsäfte gleich welcher Art. Wenn Sie sich koffeinhaltige Getränke abgewöhnen müssen, können Sie diese eine Woche vor Beginn des Programms nach und nach durch biologische koffeinfreie Sorten ersetzen. Danach ist Wasser, Wasser und nur noch Wasser angesagt, denn alle anderen Getränke, einschließlich Tee, haben abführende Wirkung und würden die Wasseraufnahme unter dem Strich verringern. Nach dreißig Tagen steht Ihnen dann frei, Alkohol, Kaffee und Tee wieder einzuführen, wie an späterer Stelle beschrieben. Ich empfehle, den Tag mit 2 Gläsern Wasser auf nüchternen Magen zu beginnen; geben Sie einen Esslöffel Apfelessig hinzu, wenn Sie möchten, wegen des Säureeffekts – außerdem ein wichtiger Nährstofflieferant bei Depressionen, laut Dr. Gonzales. Danach trinken Sie jeweils ein volles Glas Wasser zwischen den Mahlzeiten.

Im letzten Jahrzehnt hat sich das Lebensmittelangebot erheblich verändert. Wenn Sie in einem städtischen Einzugsbereich wohnen, können Sie wahrscheinlich alles, was das Herz begehrt, in Ihrer Nähe kaufen, gleich ob in Supermärkten, die inzwischen ebenfalls biologische Produkte im Sortiment haben, oder auf einem Wochen- oder Bauernmarkt. Kaufen Sie in einem Lebensmittelgeschäft Ihres Vertrauens, wo Ihnen das Personal Auskunft darüber geben kann, wie frisch die Ware ist und woher sie stammt. Wählen Sie saisonale Erzeugnisse und probieren Sie auch einmal neue aus, beispielsweise fermentiertes Gemüse und Sardinen (die genauso gut schmecken wie Thunfisch aus der Dose, das verspreche ich Ihnen!). Und entscheiden Sie sich, wenn möglich, für Produkte aus biologischem Anbau oder Wildfisch – Qualität hat ihren Preis, zugegeben, aber die Mehrkosten zahlen sich auf der Gesundheitsebene aus. Im Zweifelsfall fragen Sie Ihren Lebensmittelhändler.

Wenn Sie Alkohol, Zucker, raffinierte Kohlenhydrate und Milchprodukte ausschließen, die allesamt süchtig machen können, werden Sie eine völlig neue Einstellung zur Nahrung gewinnen. Sie sind nicht länger Ihren Heißhungerattacken ausgeliefert, benutzen Nahrung nicht mehr als Belohnung oder Strafe, denken nicht mehr den ganzen Tag ans Essen. Sie nehmen den Geschmack der einzelnen Bestandteile wahr, stillen Ihren Hunger nachhaltig und sorgen für ein stabiles Gefühlsleben. Und genau das sollte Nahrung im Idealfall bewirken!

Welche Fallstricke könnten den Erfolg des Programms untergraben? Vermutlich begegnen Sie ihnen während der ersten

Etappe, wenn der Weg vor Ihnen noch lang und das Ergebnis noch unklar ist. Vielleicht haben Sie keine Lust, sich einen Monat lang durch eine Diät zu quälen, ohne zu wissen, ob Sie durchhalten und am Ende in den Genuss sämtlicher Vorteile gelangen werden. Doch geben Sie sich dieses Zeitfenster von dreißig Tagen, um das gesetzte Ziel zu erreichen. Ziehen Sie die Monate zwischen Januar und April in Betracht oder eine andere Jahreszeit, in der Sie weniger soziale Verpflichtungen haben. Einige Fallstricke erfordern einen Neustart des Programms, vor allem Gluten und Milchprodukte wie Sojasoße und Butter. Um ihnen zu entgehen, sollten Sie sich bei einem Restaurantbesuch wie eine Patientin mit entzündlicher Darmerkrankung und Lactose-Intoleranz verhalten und sich beim Ober nach Gerichten erkundigen, die weder Gluten noch Milchprodukte enthalten. Die meisten Restaurants sind heute mit solchen Einschränkungen vertraut, die zudem einen Lackmustest darstellen, weil man hier in der Regel mehr auf die Qualität und Frische der Produkte achtet. Nach meiner Erfahrung ist bei Mais, Soja, Bohnen, Reis oder Alkohol in kleinster Menge kein Neustart geboten, aber tun Sie Ihr Bestes, um den Körper konsequent zu entgiften.

Snacks

Da jede Mahlzeit des Menüplans hochgradig sättigt und den Blutzucker stabilisiert, werden Sie schon nach den ersten zehn bis vierzehn Tagen keinen Bedarf mehr an Zwischenmahlzeiten haben. Aber es ist sicher beruhigend zu wissen, dass Sie sich im Notfall einen kleinen, gesunden Snack gönnen dürfen. Hier einige Vorschläge:

- eine Handvoll unbehandelter Nüsse und/oder Samen, vorzugsweise gekeimt und luftgetrocknet, keine Erdnüsse
- ein paar Stückchen Bitterschokolade, die keinen weißen Zucker enthält, mit einem Kakaoanteil von 70 Prozent und mehr
- zerkleinertes rohes Gemüse (zum Beispiel Paprika, Brokkoli, Salatgurke oder Radieschen) mit Guacamole, Tapenade oder Nussbutter zum Dippen
- gebratene Truthahn-, Rindfleisch- oder Hühnerbrustscheiben mit Senf
- eine halbe Avocado mit Olivenöl, Zitrone, Salz und Pfeffer,
- zwei weich gekochte Eier
- Beeren mit Kokosmilch (ungesüßt, Vollfett)
- Knochenbrühe (Kraftbrühe aus Rinderknochen)
- Rauchfleisch von Tieren aus Weidehaltung
- Lacto-fermentiertes Gemüse (beispielsweise Sauerkraut)
- Meeresalgen (vorzugsweise aus dem Atlantik)

Wochenplan

So sieht der Speiseplan für eine typische Woche aus. Die Rezepte, die Sie am Ende des Buches finden, sind fett gedruckt. Sie können auch organisches Olivenöl Extra Vergine, Ghee von Tieren aus Weidehaltung oder Virgin-Kokosnussöl zum Dünsten verwenden und sollten auf industriell verarbeitetes

Öl sowie Sprühfett verzichten, es sei denn, es besteht aus biologischem Olivenöl. In den ersten dreißig Tagen ist besonders wichtig, sämtliche Getreideprodukte, vor allem glutenhaltige Erzeugnisse, Milchprodukte, raffinierten Zucker, Soja und Mais vollständig auszuschließen. Sie sollten in dieser Zeitspanne auch weißschalige Süßkartoffeln und weißen Reis meiden. Später erfahren Sie, wie Sie einige dieser Nahrungsmittel wieder in Ihre Kost einführen können.

Denken Sie daran, vor jeder Mahlzeit zwei Gläser gefiltertes oder naturbelassenes Quellwasser und im Verlauf des Tages zwischen den Mahlzeiten ebenfalls Wasser zu trinken. Ich persönlich beginne den Tag am liebsten mit einem Glas Himalaya-Salzwasser, wegen des Mineralstoffgehalts. Die Zubereitung finden Sie im Rezeptteil. Probieren Sie es mal aus!

Anmerkung: Die Zubereitung der fett gedruckten Gerichte finden Sie im Rezeptteil.

Die Mengen sind teilweise in Tassen angegeben. Verwenden Sie hierfür eine normale Kaffeetasse mit einem Fassungsvermögen von etwa 200 ml.

Alle pflanzlichen Produkte sollten aus biologischem Anbau und die tierischen Produkte von Tieren aus Freiland- bzw. Weidehaltung stammen.

MONTAG:

Frühstück: 2 weich gekochte Eier auf Spinat, in Olivenöl gedünstet und mit einer Prise Salz gewürzt, dazu 2 Streifen Bacon und 1 Tasse gekochtes Wurzelgemüse (zum Beispiel rotschalige Süßkartoffeln, Karotten oder rote Rüben) mit Ghee, einem Spritzer Zitronensaft und Meersalz

Mittagessen: Brathühnchen oder Wildfisch mit grünem Blattgemüse und Gemüsesorten nach Wahl, in Ghee und Knoblauch gedünstet

Abendessen: Fleischsoße auf rotschaligen Süßkartoffeln, gedünstetem Brokkoli und Spargel, mit Zitrone, Salz und Olivenöl

Dessert: Ganze Früchte, mit einer Spur Honig beträufelt

DIENSTAG:

Frühstück: KB Smoothie

Mittagessen: Rindersteak (medium gebraten) mit frischem Gartensalat

Abendessen: Hühnercurry mit Quinoa und geschmortem Gemüse nach Wahl

Dessert: 2 bis 3 Stückchen dunkle Schokolade

MITTWOCH:

Frühstück: Samen-Müsli, dazu nach Wahl hart gekochte Eier und Olivenöl mit Zitrone und Meersalz zum Dippen

Mittagessen: Sardinen ohne Haut und Gräten (oder Frischfisch) mit Sauerkraut oder Kimchi und Avocado, mit Sonnenblumenkernen, Olivenöl, Apfelessig und Salz abgerundet

Abendessen: Gedünsteter Lachs mit **Blumenkohlreis** und Zucchini, in Kokosnussöl mit Knoblauch und Koriander gedünstet

Dessert: Schokoladen-Avocado-Mousse mit Zimt, Honig oder Ahornsirup abgerundet

DONNERSTAG:

Frühstück: Paleo-Pfannkuchen mit Ghee
Mittagessen: Frischer Gartensalat, dazu gegrillter Fisch oder Hühnchen
Abendessen: Gegrilltes Steak und geschmortes Wurzelgemüse
Dessert: Kokosriegel

FREITAG:

Frühstück: Zucchini mit Hackfleisch und Kurkuma
Mittagessen: Kellys Chefsalat
Abendessen: Lammkoteletts mit Rosmarinsenf, dazu gedünsteter Blattkohl und Quinoa
Dessert: Tee mit Kokosmilch

SAMSTAG:

Frühstück: KB Smoothie
Mittagessen: Schinkenröllchen (Rucola-Salat, in einem Dressing aus Zitronensaft und Olivenöl gewendet und in Schinkenscheiben eingewickelt)
Abendessen: Nonnas »Backhähnchen« mit Kokos-Blumenkohl-Reis
Dessert: Honig-Nuss-Riegel

SONNTAG:

Frühstück: 2 weich gekochte Eier auf Spinat, in Olivenöl gedünstet und mit einer Prise Salz gewürzt, dazu 2 Streifen Bacon und 1 Tasse gekochtes Wurzelgemüse (zum Beispiel rotschalige Süßkartoffeln, Karotten oder rote Rüben) mit Ghee, einem Spritzer Zitronensaft und Meersalz
Mittagessen: Butternutkürbis-Lasagne ohne Nudeln
Abendessen: Hackbraten, dazu **gedünsteter Rotkohl mit Kapern**
Dessert: 2 Stückchen dunkle Schokolade und 1 EL Mandelbutter zum Dippen

Die wichtigste Lektion bei der Umstellung Ihrer Ernährungs- und Lebensweise lautet: Beginnen Sie, auf Ihren Körper zu hören. Er weiß, was er braucht. Wenn wir alle industriell verarbeiteten Lebensmittel ausschließen, die unser Gehirn ködern und uns abhängig machen, lernen wir von alleine, den Weg zu unserer bestmöglichen Ernährung einzuschlagen. Seit Jahrhunderten wissen wir aus Erzählungen, dass unser Körper über eine angeborene innere Intelligenz verfügt, und seit 1939 gibt es dafür sogar einen wissenschaftlichen Nachweis. Die Chicagoer Kinderärztin Clara M. Davis legte die verblüffenden Ergebnisse eines Experiments vor, die zeigten, dass der Körper instinktiv weiß, was er braucht. Er sagt uns, was, wann und wie viel wir essen sollten. Dieser Instinkt ist nicht nur wild lebenden Tieren, sondern auch dem Menschen zu eigen. Davis wies ihre Theorie an Kindern nach, die aus einem breit gefächerten Angebot an gesunden Nahrungsmitteln instinktiv diejenigen auswählten, die ihrem ganz spezifischen Nährstoffbedarf entsprachen. Ihre Entdeckungen, die im *Canadian Medical Association Journal* veröffentlicht wurden, wirkten sich auf die Ernährungsempfehlungen von Kinderärzten in ganz Nordamerika aus.[1] Mit dem gefühlsgesteuerten oder zwanghaften Überessen – dem Essen also, obwohl man eigentlich keinen Hunger hat, nur um emotionale Bedürfnisse oder Heißhungerattacken zu befriedigen – und dem Verzehr industriell verarbeiteter Nahrungsmittel, die in die Regelmechanismen der körpereigenen Intelligenz eingreifen und uns verleiten, zu viel und ungesund zu essen, schaden wir der instinktiven Weisheit des Körpers am meisten.

Angenommen, Sie fühlen sich nach dem 30-Tage-Programm wie neugeboren, doch dann werden Sie rückfällig und essen ein Croissant, einer alten Gewohnheit entsprechend; prompt bekommen Sie Kopfschmerzen und können sich nicht mehr an Ihre Geheimzahl erinnern, als Sie Geld am Automaten abheben wollen. Jetzt kennen Sie die lineare Beziehung zwischen Ursache und Wirkung und können die einzelnen Bausteine zu einem Gesamtbild zusammenfügen. Die neue Ernährungsweise hat noch einen weiteren Vorteil: Sie fördert die Selbstregulation und die Achtsamkeit.

Im Verlauf des Programms werden Sie anfangen, Ihren Gelüsten und Vorlieben mehr Aufmerksamkeit zu schenken. Wie oft haben Sie Lust auf rotes Fleisch? Zwei oder drei Mal in der Woche oder jeden Tag? Was ist mit Grüngemüse? Essen Sie es nur, weil es gut für Sie ist oder weil es Ihnen schmeckt? Wenn Sie auf Ihren Körper hören, geben Sie ihm instinktiv das, was er braucht, entscheiden sich für eine Ernährung, die das Nervensystem unterstützt und physiologische Prozesse ins Gleichgewicht bringt.

Achtsam essen

Da wir ein Teil der Nahrungskette sind, bei der Energie übertragen wird, sollten wir achtsam mit der Nahrung umgehen, die wir dem Körper zuführen. Schließen Sie vor jeder Mahlzeit die Augen und atmen Sie ein paarmal tief ein und aus. Verleihen Sie Ihrer Dankbarkeit Ausdruck, indem Sie sich den Weg bewusst machen, den die Nahrung genommen hat, um zu Ihnen zu gelangen und Ihr Dasein zu bereichern.

2. Woche: Entgiftung des Haushalts

Im 8. Kapitel finden Sie zahlreiche Anregungen, wie Sie Ihren Haushalt und Ihre Umgebung umweltfreundlicher gestalten können. In der zweiten Woche des Programms sind Sie aufgefordert, noch einmal auf das Kapitel zurückzugreifen und mit dem Großreinemachen zu beginnen. Fangen Sie klein an: Tauschen Sie Reinigungsmittel, Toilettenartikel, Schönheits- und Kosmetikprodukte gegen natürliche Alternativen aus. Überlegen Sie, wie und wann Sie teure Anschaffungen wie Matratzen, Möbel und Fußbodenbeläge aus Naturmaterialien einplanen könnten. Und legen Sie sich Grünpflanzen zu, beispielsweise Gerbera, Gänseblümchen oder Efeu, um die Luft auf natürliche Weise zu entgiften. Kaufen Sie sich einen Wasserfilter.

Versuchen Sie in dieser Woche, die eine oder andere Empfehlung umzusetzen, wie:

- eine Trockenbürstenmassage
- ein täglicher Kaffee-Einlauf und zwei Bäder mit Epsomsalz, wie nachfolgend beschrieben, oder
- Bentonit-Mineralerde (siehe unten)

Bentonit, auch Montmorillonit nach seinem wichtigsten Inhaltsstoff genannt, besteht aus vulkanischer Asche und gehört zu den wirkungsvollsten Heilerden. Der Name geht auf die größte bekannte Betonit-Lagerstätte in Fort Benton im US-Bundesstaat Wyoming zurück. Bentonit-Mineralerde besitzt die einzigartige Fähigkeit, bei Kontakt mit Flüssigkeit Energie zu erzeugen, sodass Toxine, Schwermetalle, Verunreinigungen und chemische Substanzen absorbiert und entfernt werden. Betonit-Mineralerde ist ein weit verbreiteter Bestandteil von Entgiftungs- und Reinigungsprodukten; sie kann äußerlich als Umschlag oder Fangopackung, als Badezusatz und als Hautpflegeprodukt verwendet werden. Sie fühlt sich feinkörnig und samtig an, ist geruchlos und hinterlässt keine Flecken. Bentonit ist auch in flüssiger Form erhältlich und von gleichermaßen guter Qualität. Für die innere Reinigung des Körpers rühren Sie 1 Esslöffel der Flüssigkeit in ein Glas Wasser ein.

Kaffee-Einläufe

Das mag ungewöhnlich klingen, aber Kaffee-Einläufe sind keineswegs neu. Ärzte und Naturheilpraktiker benutzen sie schon seit Langem zur Behandlung der verschiedensten Probleme, von der Verstopfung bis zur Leberentgiftung, bei chronischer Erschöpfung, Schlafstörungen und Krebs. Als mich Dr. Gonzales über die Wirksamkeit der Kaffee-Einläufe aufklärte, zeigte er mir einen Bericht, der 1932 im *New England Journal of Medicine* erschienen war; dort hieß es, dass die Symptome von Patienten, die unter Depressionen und Psychosen litten, mit diesem einfachen Mittel so weit zum Abklingen gebracht wurden, dass sie aus der Klinik entlassen werden konnten.[2] Kaffee ins Rektum einzuführen hat eine völlig andere Wirkung, als Kaffee zu trinken. Ein Vorteil des Kaffee-Einlaufs besteht darin, dass die Inhaltsstoffe einen Reflex im Dickdarm anregen, der Entgiftungsprozesse in der Leber und die Produktion von Gallensaft unterstützt, der wiederum die Verdauung verbessert. Dieser Reflex wird vom parasympathischen und nicht vom sympathischen Nervensystem gesteuert, das nämlich stimuliert wird, wenn Sie Kaffee trinken.

Und so bereiten Sie den Einlauf vor:

Herstellen der Kaffee-Einlauf-Flüssigkeit: Geben Sie 2 Esslöffel Kaffeepulver aus biologischem Anbau in eine Pressstempelkanne und übergießen Sie es mit ca. 1 Liter abgekochtem heißen Wasser; 5 Minuten ziehen lassen, dann drücken Sie den Stempel nach unten. Lassen Sie die Einlaufflüssigkeit auf Körpertemperatur abkühlen (ungefähr 2 bis 3 Stunden). Füllen Sie diese dann in einen Einlaufbecher (Irrigator) aus Plastik- oder Edelstahl mit Absperrhahn.

Luft aus dem Schlauch entfernen: Halten Sie den Absperrhahn niedriger als den Irrigator-Becher ins Waschbecken, öffnen Sie ihn und drücken Sie die Luftblasen aus dem Schlauch, bis die Einlaufflüssigkeit herauszufließen beginnt. Den Absperrhahn schließen. Nun gelangt keine Luft mehr in den Schlauch.

Gleitmittel: Das Klistierrohr oder die flexible Einlaufhilfe mit ein wenig Kokosöl einfetten.

Lage: Legen Sie sich auf die linke Seite.

Das Behältnis positionieren: Hängen Sie das Gerät mit geschlossenem Absperrhahn ungefähr 30 cm über Ihrem Unterleib auf oder stellen Sie es auf ein höher gelegenes Waschbecken.

Einführen: Führen Sie das Klistierrohr oder die flexible Einlaufhilfe behutsam in den Darmausgang ein, ungefähr 30 cm tief.

Absperrhahn öffnen: Öffnen Sie den Absperrhahn und halten Sie das Einlaufbehältnis ungefähr 30 cm über dem Unterleib. Es könnte ein paar Minuten dauern, bis die Einlaufflüssigkeit zu fließen beginnt. Falls Sie einen Krampf bekommen, schließen Sie den Absperrhahn, drehen sich auf die andere Seite und atmen ein paarmal tief durch. Der Krampf vergeht für gewöhnlich schnell.

Halten Sie die Hälfte der Flüssigkeit etwa zehn Minuten im Darm, dann den Darm entleeren und den Vorgang noch einmal wiederholen.

Eine Schritt-für-Schritt Anleitung finden Sie auf meiner Website unter www.kellybroganmd.com.

Während der Entgiftungsphase sind tägliche Einläufe in Kombination mit einem Bad besonders wirksam, dem Sie 1 Tasse Backnatron und 1 Tasse Epsomsalz zugegeben haben, am besten zweimal wöchentlich für jeweils 15 Minuten.

3. Woche: Seelenfrieden

Wenn Sie sich strikt an das Selbsthilfeprogramm gehalten haben, werden Sie sich inzwischen schon ein wenig besser fühlen. Hat das Verlangen nach Zucker nachgelassen? Haben Sie das Gefühl, ein bisschen leichter durchs Leben zu gehen? Mit einem klareren Kopf? Sind die Symptome der »Depression« im Schwinden begriffen?

In dieser Woche habe ich zwei Ziele für Sie. Das eine ist die Einnahme der Nahrungsergänzungsmittel, die nun beginnt, das andere die Einführung einer regelmäßigen Meditationspraxis. Kehren Sie noch einmal zu den Strategien im 7. Kapitel zurück und wählen Sie eine Methode aus, die Ihnen zusagt, ganz gleich ob Sie sich morgens und abends jeweils drei Minuten Zeit für ein paar tiefe Atemzüge nehmen oder elf Minuten in achtsamem Schweigen dasitzen und ein Gefühl der Dankbarkeit heraufbeschwören. Vielleicht haben Sie ja irgendwann in dieser Woche Lust, eine Probestunde in einem Kundalini-Yogakurs zu absolvieren oder sich ein Video zu besorgen, um die Übungen zu Hause zu machen. Sorgen Sie dafür, dass diese wichtigen Praktiken zu einer festen Größe in Ihrem Leben werden.

BEGINNEN SIE MIT DEN NAHRUNGSERGÄNZUNGS-MITTELN

In dieser Woche fangen Sie mit der Einnahme der Zusatzpräparate an. Die unten aufgelisteten bekommen Sie in Reformhäusern, Apotheken, Drogerien, Supermärkten und online. Achten Sie beim Kauf auf Produkte mit Inhaltsstoffen von guter Qualität.

Weitere Einzelheiten finden Sie im 9. Kapitel. Falls Sie Fragen zur Dosierung haben, sprechen Sie mit Ihrem Arzt, um entsprechende Anpassungen vorzunehmen.

- Vitamin-B-Komplex (er sollte Folat in Form von 5-Methyltetrahydrofolat und B_{12} als Hydroxocobalamin oder Adenosylcobalamin enthalten)
- ein Multimineral-Präparat, das Magnesium, Zink, Iod und Selen enthält
- Fettsäure, die EPA und DHA enthält, und eine weitere mit GLA (aus Nachtkerzenöl)
- Adrenal-Glandular-Kapseln
- Verdauungsenzyme, Bauchspeicheldrüsenenzyme

GEHEN SIE IHREN WEG: TAUCHEN SIE IN DEN KONTINUIERLICHEN FLUSS DES LEBENS EIN

Im 7. Kapitel habe ich erwähnt, welch unauslöschlichen Eindruck das Buch *Die unbändige Seele* des Yoga- und Meditationslehrers Michael Singer bei mir hinterlassen hat. Hätte ich es nicht geschenkt bekommen, wäre ich wohl nie auf die Idee gekommen, einen Blick hineinzuwerfen. Seine Worte wirkten wie ein Sesam-öffne-dich auf mich. Es geht dabei nicht um eine abgehobene Heilslehre – das Buch ist ein sachlicher Ratgeber, der Wege zu Erfüllung und innerer Freiheit aufzeigt. Jeder Mensch hat die Wahl: in den kontinuierlichen Fluss des Lebens einzutauchen und sich von ihm tragen zu lassen oder in chronischem Leiden zu verharren, gefesselt von den akuten Erfahrungen der Opferrolle und Traumatisierung.

In seinem zweiten Buch *Die Seele will frei sein: Eine Reise zu sich selbst* beschreibt Singer die bewusstseinserweiternden Erkenntnisse, die an die Oberfläche gelangen, wenn man beschließt, Ängste und Zwänge loszulassen, wenn man das Leben so nimmt, wie es ist, statt krampfhaft zu versuchen, es nach den eigenen Vorstellungen zu formen. Herausfordernde Situationen weckten in ihm die Kraft, die er brauchte, um nachhaltige Veränderungen einzuleiten. Er beklagt, dass wir die Energie, die wir aufbringen könnten, um den Wandel herbeizuführen, im Allgemeinen damit vergeuden, uns dem Wandel zu widersetzen. Infolgedessen lernte er, in stürmischen Zeiten still zu sitzen und zu sehen, welche konstruktiven Aktivitäten von ihm gefordert waren.[3]

Als hitzköpfige Frau mit irischen und italienischen Wurzeln lehrten mich seine Worte, woran ich jetzt und in den kommenden Jahren arbeiten sollte, um meine persönliche Entwicklung voranzubringen – ich muss aufmerksam sein, das Geschehen beobachten und abwarten, bis sich der Ansturm der Gefühle gelegt hat, bevor ich handle. Für einige meiner Patientinnen bedeutet das, den Blick auf Stress, Hoffnungslosigkeit und emotionale Höhen und Tiefen zu richten, alle Gefühle zuzulassen, um sich von ihnen wie von einer aufsteigenden und abfallenden Welle tragen zu lassen. Es bedeutet, eine wertneutrale Einstellung zu gewinnen – ähnlich einem unbeteiligten Zuschauer, der eine Situation leidenschaftslos betrachtet.

Wie das geht? Indem Sie beschließen, sich nicht länger selbst im Weg zu stehen, dem pausenlosen Dialog in Ihrem Kopf Einhalt zu gebieten, die frustrierende Stimme zu ignorieren, die fortwährend Mutmaßungen anstellt, kritisiert, in Panik gerät, Intrigen spinnt.

Sie sind nicht Ihre Gedanken. Sie sind der Mensch, der diese Gedanken zur Kenntnis nimmt. Ihre Aufgabe auf dieser Welt besteht darin, offen zu sein für alles, was Ihren Weg kreuzt und in Ihre Hände gegeben wurde. Lassen Sie sich auf den Fluss des Lebens ein. Lernen Sie, Herausforderungen als unerwartete Wachstums- und Entwicklungschancen zu erkennen. Wenn Sie sich in einer Situation befinden, in der Sie sich angespannt, unbehaglich oder am Ende Ihrer Kräfte fühlen, versuchen Sie es mit folgender Übung:

- Nehmen Sie Ihr Unbehagen zur Kenntnis; lassen Sie es zu.
- Entspannen Sie sich und lassen Sie das Gefühl los, auch wenn Sie den Drang verspüren, umgehend zu handeln. Lassen Sie sich von der Energie durchströmen, die Sie damit freisetzen, bevor Sie Anstalten machen, das Problem zu lösen.
- Stellen Sie sich bildlich vor, dass Sie hoch aufgerichtet dasitzen und einen empathischen, aber leidenschaftslosen Blick auf Ihre Gedanken, Gefühle und Verhaltensweisen werfen.
- Erden Sie sich nun. Verbinden Sie sich mit dem gegenwärtigen Augenblick – spüren Sie den Boden unter Ihren Fü-

ßen, nehmen Sie den Geruch der Luft wahr, malen Sie sich aus, wie von Ihrer Wirbelsäule Wurzeln in die Erde hineinwachsen.

Diese Übung sollten Sie in dieser Woche immer wieder machen, sie nimmt nur ein paar Minuten in Anspruch. Ich erwarte nie von meinen Patientinnen, dass sie den Stress in ihrem Leben abbauen, das ist oft illusorisch. Ich erwarte jedoch, dass sie an einer Veränderung der Haltung arbeiten, mit der sie ihn betrachten – dass sie ihre persönliche Realität ungeschminkt wahrnehmen und akzeptieren, denn sobald sie aufhören, dagegen anzukämpfen, wird sie sich von selbst ändern. Ich erwarte von ihnen, dass sie ihre Fixierung auf Ergebnisse loslassen. Dass sie sich jeden Tag aufs Neue bemühen, das Ego in seine Schranken zu verweisen, das der Spiritualität den Weg versperrt.

Ich bitte meine Patientinnen, dieser Übung am Anfang wenigstens drei Minuten Zeit zu widmen. Auch Sie können diese drei Minuten erübrigen. Die Minuten summieren sich, sodass Sie die Ziele der vierten Woche mühelos erreichen.

4. Woche: Körperliche Bewegung und Schlaf

Es ist Zeit, körperlich fit zu werden, wenn Sie nicht bereits irgendeine Sportart betreiben. Wenn Sie Ihr Leben überwiegend im Sitzen verbringen, sollten Sie mit fünf bis zehn Minuten Intervalltraining beginnen (dreißig Sekunden Höchstbelastung, neunzig Sekunden Erholungsphase) und sich bis zu zwanzig Minuten vorarbeiten, mindestens drei Mal in der Woche. Sie können draußen trainieren, indem Sie flott spazieren gehen, walken oder laufen und die Geschwindigkeit und Intensität je nach Streckenführung variieren, Sie können im Fitnessstudio an den klassischen Geräten oder zu Hause mit Videos trainieren, die Ihnen die entsprechende Anleitung bieten.

Diejenigen, die sportliche Aktivitäten bereits in ihr Leben integriert haben, könnten in Betracht ziehen, das Training auf dreißig Minuten am Tag und mindestens fünf Tage in der Woche zu erweitern. Vielleicht möchten Sie in dieser Woche einmal etwas Neues ausprobieren, beispielsweise Yoga, Ballett oder Zumba; falls Ihnen nichts einfällt, rufen Sie eine Freundin an, die Fitness-Freak ist, vielleicht kann sie Ihnen mit Rat und Tat zur Seite stehen. In unserer heutigen Zeit geht das Angebot an sportlichen Aktivitäten weit über die Gymnastikstunden nach althergebrachtem Muster hinaus, Sie haben also keine Ausrede! Es spielt keine Rolle, wofür Sie sich entscheiden – Hauptsache, Sie entscheiden sich, mehr Bewegung in Ihr Leben zu bringen. Tragen Sie Ihre Fitnessaktivitäten als feste Größe in Ihren Kalender ein.

Sobald Sie sich das Fitnesstraining zur Regel gemacht haben, steht es Ihnen frei, verschiedene Formen auszuprobieren. Für einige ist die Wiederholung wichtig, andere brauchen die Abwechslung. Ich persönlich liebe die Abwechslung und das Kraft-Ausdauer-Training. Bei mir steht jeden Tag eine kurze Kundalini-Yoga-Übungsreihe, ein oder zwei Mal in der Woche eine volle Kundalini-Yoga-Übungsstunde, einmal in der Woche zwanzig Minuten Intervalltraining auf dem Crosstrainer, einmal in der Woche eine Hip-Hop-Stunde und ein oder zwei Mal pro Woche Spinning auf dem Programm. Das brauche ich, um mich topfit zu fühlen!

An Tagen, an denen ich absolut keine Zeit für das volle Trainingsprogramm erübrigen kann, versuche ich, mich zwischendrin mehr zu bewegen. Studien belegen, dass man mit mehreren kurzen Fitnessübungen von drei Minuten Dauer ähnliche Gesundheitseffekte erzielen kann wie mit einem einzigen halbstündigen Work-out. Wenn Sie also irgendwann wenig Zeit haben, teilen Sie Ihr Trainingsprogramm in kleine Einheiten auf. Vielleicht können Sie diese ja mit anderen Aufgaben kombinieren, beispielsweise eine Besprechung mit einer Arbeitskollegin bei einem Spaziergang abhalten oder abends beim Fernsehen eine Stretching-Übungsreihe absolvieren. Vertreten Sie sich die Beine beim Telefonieren, nehmen Sie die Treppe anstelle des Aufzugs und parken Sie in geraumer Entfernung von Ihrem Arbeitsplatz. Je mehr Sie sich tagsüber bewegen, desto mehr profitiert Ihr Körper – und Ihre Stimmung.

Abgesehen von den sportlichen Aktivitäten, die Sie sich zur Gewohnheit machen sollten, haben Sie in dieser Woche die Aufgabe, Ihre Schlafgewohnheiten unter die Lupe zu nehmen. Wenn Sie nachts weniger als sechs Stunden schlafen, sollten Sie die Anzahl mindestens auf sieben Stunden erhöhen. Das ist das Mindestmaß, wenn Sie Wert auf einen ausgeglichenen Hormonhaushalt legen. Zusätzlich zu den Empfehlungen im 7. Kapitel hier meine drei Top-Tipps für eine erholsame Nachtruhe:

Führen Sie ritualisierte Schlafgewohnheiten ein

Gehen Sie jeden Abend zur gleichen Zeit zu Bett und stehen Sie morgens stets zur gleichen Zeit auf, komme, was da wolle. Führen Sie eine feste Schlafroutine ein; dazu kann Zeit zum Abschalten, ein heißes Bad oder alles gehören, was Sie brauchen, um zur Ruhe zu kommen und Ihrem Körper zu signalisieren, dass es an der Zeit ist, zu Bett zu gehen. Wir führen Schlafrituale bei unseren Kindern ein, aber bei uns selbst vergessen wir sie. Rituale können wahre Wunder wirken, wenn es gilt, sich auf das Einschlafen vorzubereiten. Und achten Sie darauf, dass Ihr Schlafzimmer ruhig, dunkel und frei von elektronischen Geräten ist.

Planen Sie Ihre letzte Mahlzeit mit Bedacht ein

Es sollten mindestens drei Stunden zwischen dem Abendessen und der Bettgehzeit liegen, sodass sich der Magen entspannen und auf den Schlaf vorbereiten kann. Vermeiden Sie es, spätabends zu essen. Wenn Sie unbedingt ein »Betthupferl« brauchen, wählen Sie eine Handvoll Nüsse.

Vergewissern Sie sich, dass Sie nicht mogeln

Sie wissen, dass Kaffee anregend wirkt, genau wie Lebensmittelfarbstoffe, Aromastoffe, Zucker und andere raffinierte Kohlenhydrate. Wenn Sie sich an mein Ernährungsprogramm halten, werden Sie nicht mehr damit in Berührung kommen. Sollten Sie mogeln, müssen Sie mit Konsequenzen rechnen: Schlafstörungen.

Am Ende der ersten dreißig Tage sollten Sie mit dem neuen Kurs vertraut sein und sich erheblich besser fühlen als noch vor einem Monat. Keine Panik, wenn Sie noch nicht ganz dort angekommen sind, wo Sie hinwollten. Die meisten von uns haben mindestens einen Schwachpunkt im Leben, der besonderer Aufmerksamkeit bedarf. Vielleicht gehören Sie zu den Menschen, die sich nur schwer abgrenzen und Nein sagen können, wenn Freunde bei einem Fest versuchen, Sie von Ihrem Weg abzubringen, beispielsweise mit Alkohol und entzündungsfördernden Nahrungsmitteln, oder es fällt Ihnen angesichts Ihrer vielfältigen persönlichen Aufgaben und Verpflichtungen schwer, Zeit für das Fitnessprogramm zu erübrigen. Nutzen Sie die vierte Woche, um im Rahmen Ihrer neuen Lebensweise Ihren eigenen Rhythmus zu finden. Forschen Sie nach, in welchen Lebensbereichen Sie kämpfen müssen, um dem Selbsthilfeprogramm zu folgen, und überlegen Sie, welche Korrekturmaßnahmen Sie auf diesem Gebiet vornehmen könnten. Fragen Sie sich am Ende der vier Wochen: *Und wie geht es jetzt weiter?*

Nach Ablauf der dreißig Tage: Wiedereinführung bestimmter Nahrungsmittel in eine ausgewogene, gesunde Ernährung

Jetzt dürfen Sie einige der Lebensmittel, die während der ersten dreißig Tage ausgeschlossen wurden, wieder in Ihre Kost einführen.

Getreideprodukte, weißer Reis, weißschalige Süßkartoffeln und Bohnen

Nach den dreißig Tagen suchen Sie sich einen Tag aus, an dem Sie weißschalige Süßkartoffeln als Beilage zu einer Mahlzeit essen dürfen – gekocht oder gedünstet und abgekühlt, sodass mehr resistente Stärken entstehen. Essen Sie eine große Portion und beobachten Sie, wie es Ihnen danach geht. Achten Sie auf Anzeichen von Erschöpfung, Blähungen, Völlegefühl oder Benommenheit. Nach drei Tagen probieren Sie weißen Reis – er sollte abgekühlt sein, bevor Sie ihn essen. Zu diesem Zeitpunkt nehmen die meisten meiner Patientinnen merkliche Verbesserungen in ihrem mikrobiellen Ökosystem wahr, und resistente Stärken werden gut vertragen. Viele weichen die Bohnen vor dem Kochen ein, was ebenfalls gut bekömmlich ist. Wenn sie Blähungen oder ein Völlegefühl verursachen, dürfte es kein Problem sein, in Zukunft ohne sie auszukommen. Bei der Wiedereinführung eines Nahrungsmittels sollten Sie sich auf jeweils eine Sorte beschränken, sie in einer signifikanten Menge konsumieren (zwei bis drei Portionen am Tag) und Soja wegen der negativen Auswirkungen auf Schilddrüse und Bauchspeicheldrüse weiterhin meiden.

Milchprodukte
Viele meiner Patientinnen verzichten ganz auf Milchprodukte. Wenn Sie die Reaktion austesten möchten, beschränken Sie sich bei der Wiedereinführung zunächst auf Erzeugnisse, die wahrscheinlich keine Probleme verursachen (siehe unten); essen Sie diese mindestens zwei Mal am Tag und beobachten Sie drei Tage lang die Wirkung. Bei den meisten meiner Patientinnen, die unter einer Unverträglichkeit leiden, stellen sich wieder Erschöpfung, Blähungen, Völlegefühl oder Übelkeit ein. Führen Sie die Milchprodukte in folgender Reihenfolge ein:

1. Fermentierter Ziegenkäse oder Schafmilchprodukte
2. Ziegenkäse oder Schafskäse
3. Butter von Kühen aus Weidehaltung (niedriger Kaseingehalt)

Die Wiedereinführung von Kuhmilch oder Kuhmilchkäse ist nicht ratsam, weil es schwierig sein dürfte, A2-Milch (mit der besser verträglichen Milchproteinvariante Beta-Casein A2) zu finden, und »stille« Entzündungsreaktionen auftreten können. Wenn Sie wissen möchten, ob Sie Kuhmilch vertragen, sollten Sie bei der Wiedereinführung diese Reihenfolge beachten:

1. Crème double
2. Fermentierte Kuhmilchprodukte
3. Kuhmilch-Hartkäse
4. Kuhmilch

Denken Sie daran, naturbelassene Milchprodukte von Kühen aus Weidehaltung zu wählen, was bei vielen eine logistische Hürde darstellen könnte.

Alkohol

Meine Praxis befindet sich in New York, wo Alkohol genauso ein Teil der Kultur ist wie zu Fuß gehen. Einem Umfeld also, das in vielerlei Hinsicht der Gesundheit alles andere als zuträglich ist. Deshalb sollten Sie Ihre Beziehung zum Alkohol überdenken. Viele meiner Patientinnen haben nach Ablauf der dreißig Tage verblüfft festgestellt, dass der Ausschluss der wichtigste Schritt auf dem Weg zur Genesung war. Wenn Sie beschließen, ihn nach dreißig Tagen wieder einzuführen, sollten Sie sich für Wein aus biologischem Anbau oder Spirituosen wie Gin oder Tequila mit Zitrone entscheiden und die Folgen im Blick behalten. Wie wirkt sich der Alkohol auf Ihre Stimmung aus? Was ist mit Ihrem Schlaf? Macht sich plötzlich wieder Herzrasen bemerkbar? Haben Sie noch zwei Tage später das Gefühl, Ihr Gehirn sei umnebelt? Solche Beobachtungen tragen dazu bei, sich ein genaues Bild von den Auswirkungen zu machen und die Verbindung zwischen Ursache und Wirkung auch künftig im Auge zu behalten.

Der Balanceakt

Wie in so vielen Bereichen des Lebens ist die Entdeckung und Verankerung neuer Gewohnheiten ein Balanceakt. Selbst wenn Sie Ihre Ernährung umgestellt und Ihre Wahrnehmung beim Einkauf und bei der Zubereitung von Lebensmitteln oder beim Bestellen im Restaurant geändert haben, gibt es Augenblicke, in denen sich alte Gewohnheiten wieder einschleichen. Da Sie nun wissen, was auf dem Spiel steht, hoffe ich, dass Sie auch weiterhin auf die tatsächlichen Bedürfnisse Ihres Körpers achten und ihnen bestmöglich entsprechen. Immer wenn Sie das Gefühl haben, aus der Spur zu geraten, sollten Sie alles auf Anfang zurücksetzen und sich vier Wochen lang wieder strikt an das Programm halten. Das kann die Rettungsleine sein, die Sie zu einer gesünderen Lebensweise befähigt und Ihre ganz persönliche Zukunftsvision unterstützt. Nach meiner Erfahrung können sich schon zwei Wochen danach die Symptome mildern, die sich durch kleine Mogeleien im Urlaub oder bei einer Einladung zum Essen verschlimmert haben.

EINE METABOLISCH AUSGEWOGENE ERNÄHRUNG

Fleisch
Geflügel & Fisch, 2–3 × pro Woche
Rotes Fleisch, 3–5 × pro Woche
Rind, Lamm und Schwein, Innereien wie Leber, Herz oder Nieren
Rohmilch oder Joghurt: täglich, sofern verträglich
Eier, 1–2 × täglich

Gemüse
Optimal mit Wurzelgemüse
Rote Rüben, Karotten, Kartoffeln, Süßkartoffeln, Steckrüben und Yamswurzeln
Akzeptable Gemüsesorten
Spinat (Blattgemüse < 1× am Tag), Spargel, Artischocken, Avocado, Brokkoli, Pilze, Nachtschattengewächse, Zwiebeln, Erbsen, Meeresalgen, Kürbis, fermentierte Gemüsesorten

Nüsse und Samen
Optimal
Mandeln, Paranüsse, Cashewkerne, Kokosnuss, Haselnüsse, Pekannüsse und Walnüsse, Chiasamen, Pinienkerne, Pistazien, Kürbiskerne, Sesam und Sonnenblumenkerne

Obst
Optimal
Bananen, Cranberrys, Pflaumen und tropische Früchte
Minimal
Äpfel, Bananen, Beeren, Cantaloupe-Melonen, Kirschen, Zitrusfrüchte (Orangen, Grapefruit, Limonen, Zitronen, Mandarinen), Kokosnuss, Weintrauben, Kiwi, Melonen, Nektarinen, Birnen, Pfirsiche, Pflaumen, Granatäpfel und tropische Früchte wie Mango, Papaya und Ananas

Getreide
3–4 × pro Woche
Reis, Quinoa, Buchweizen, Hafer, Hirse

Bohnen
Optimal
Adukibohnen, schwarze Bohnen, Kichererbsen (auch Garbanzobohnen genannt), grüne Bohnen, Kidneybohnen, Linsen, Limabohnen, Navy Bohnen, Erbsen und Pintobohnen

Honig, Ahornsirup und Melasse sind in Ordnung
50 Prozent gekocht

Dr. Nicholas Gonzales

Sie wissen, dass das Leben eine endlose Abfolge von Entscheidungen ist. *Soll ich dies oder lieber das essen? Soll ich dies oder lieber das anziehen? Heute oder morgen? Plan A oder B?* Dieses Buch möchte Ihnen helfen, bessere Entscheidungen zu treffen, die Ihnen letztendlich ermöglichen, in vollem Umfang am Leben teilzunehmen. Ich hoffe, dass ich Ihnen genug Ideen an die Hand gegeben habe, um einen nachhaltigen Wandel in Ihren Lebensgewohnheiten einzuleiten. Ich sehe jeden Tag in meiner Praxis, wie wichtig es ist, sich gesund und vital zu fühlen. Ich sehe auch, was chronische Erkrankungen und Depressionen anrichten können, ungeachtet dessen, was meine Patientinnen geleistet haben und wie sehr sie geliebt werden.

Wenn wir still dasitzen und den Blick nach innen richten, erkennen wir, was das Leben für uns bereithält. Manchmal sind Herausforderungen genau das, was uns der Arzt verordnet hat. Tragödien können Teil unseres Weges zu Wachstum und Entwicklung sein, während sich Glücksfälle als kolossale Bürde erweisen können. In der Welt der Psychiatrie gilt negativer Stress als Ursache mentaler Erkrankungen, die durch bewusstseinsverändernde Medikamente unterdrückt werden, statt sie als Möglichkeit der Veränderung zu betrachten, als eine Aufforderung, sich genau anzuschauen, was im Leben falsch läuft oder aus der Balance geraten ist, und für Abhilfe zu sorgen. Was immer Sie auch bewogen haben mag, dieses Buch in die Hand zu nehmen, es ist ein Grund, dankbar zu sein. Es war genau das, was Sie gebraucht haben, um Ihre Wahrnehmung zu schärfen und sich bereit zu machen, die Schwelle zu einem neuen Leben zu überschreiten. Ich hoffe, dass ich mit meiner Botschaft und meinen Empfehlungen dazu beitragen konnte, das Tor zu diesem Wandel zu öffnen.

Besondere Umstände: Das Ausschleichen von Medikamenten nach Ablauf des 30-Tage-Programms

Eva nahm seit zwei Jahren Antidepressiva, wollte sie nun aber absetzen, weil sie Familienzuwachs plante. Strikt nach Lehrbuch erhielt sie von ihrem behandelnden Arzt den Rat, sie unbedingt weiter zu nehmen, was sie auf der Suche nach einer Alternative in meine Praxis brachte. Ihre Leidensgeschichte hatte mit PMS begonnen. Jeden Monat war sie vor Einsetzen ihrer Periode eine Woche lang hochgradig reizbar und hatte extrem nah am Wasser gebaut. Ihr Arzt hatte ihr die Antibabypille verschrieben (eine weit verbreitete Indikation), doch bald darauf fühlte sie sich noch schlechter, litt unter Schlafstörungen, Erschöpfung, Libidoverlust und einer generell gedrückten Stimmung, ein Zustand, der nun den ganzen Monat anhielt. Daraufhin wurde ihr *Wellbutrin* verordnet, zum »Aufmuntern«, wie ihr Arzt es nannte, um ihre vermeintliche Depression in den Griff zu bekommen. Eva hatte zwar das Gefühl, dass dieses Antidepressivum ihrem Energiespiegel zugutekam, aber die positive Wirkung auf ihre Stimmungslage und Reizbarkeit war äußerst begrenzt. Und wenn sie es nach Mitternacht einnahm, verschlimmerten sich die Schlafstörungen. Sie gewöhnte sich bald daran, sich einigermaßen stabil, aber alles andere als optimal zu fühlen, und war überzeugt, ihren Alltag nur dank des Medikaments bewältigen zu können.

Die gute Neuigkeit war, dass Eva mittels sorgfältiger Vorbereitung die Medikamente ausschleichen, ihre Energie wiederaufbauen, ihr Gleichgewicht wiederherstellen und ihre Gefühle und Empfindungen wieder unter Kontrolle bringen konnte. Der erste Schritt dazu war das 30-Tage-Selbsthilfeprogramm. Der zweite Schritt bestand darin, die Pille abzusetzen und den Hormonspiegel testen zu lassen. Kurz vor der Periode waren ihre Cortisol- und Progesteron-Werte niedrig, vermutlich die Ursache des prämenstruellen Syndroms, mit dem ihre Probleme überhaupt erst begonnen hatten. Bei weiteren Untersuchungen wurde eine grenzwertige Schilddrüsenunterfunktion festgestellt, möglicherweise eine Folge der oralen Empfängnisverhütungsmittel – und der Auslöser für die zunehmenden Depressionssymptome.

Beim Ausschleichen der Medikamente hielt sich Eva strikt an meine Anweisungen. Als sich Körper und Gehirn daran gewöhnt hatten, ohne die Wirkung von SSRI auf den Organismus auszukommen, verbesserten sich ihr Energiespiegel, ihr Schlafmuster und ihre Angstzustände. Innerhalb eines Jahres war sie gesund, nahm keine verschreibungspflichtigen Medikamente mehr, ihre Schilddrüsenfunktion hatte sich normalisiert, sie fühlte sich gut – und wurde schwanger.

Angesichts der vielen Besucher auf meiner Website, die Artikel zu diesem Thema lesen, und der Fragen, die mir in meiner Praxis immer wieder gestellt werden, gehe ich davon aus, dass dieser Abschnitt des Buches für viele der wichtigste ist. Es ist nicht leicht, von Psychopharmaka loszukommen, wenn man erst einmal damit begonnen hat. Es ist auch nicht leicht, Informationen darüber zu finden, wie man sie unbeschadet in eigener Regie absetzt. Meistens bekommen Sie zu hören: »Sprechen Sie mit Ihrem Arzt, bevor Sie einen solchen Schritt in Erwägung ziehen«, und erhalten dann den Rat, das Medikament nach und nach auszuschleichen, was zunächst ganz vernünftig klingt. Aber die Informationen reichen oft nicht annähernd aus, um den Erfolg dieses Unterfangens zu gewährleisten.

Niemand hat ein größeres Interesse daran, Psychopharmaka sicher und wirksam abzusetzen, als Schwangere – oder genauer gesagt, als Frauen, die eine Schwangerschaft planen. Darauf habe ich mich in meiner Praxis spezialisiert. Die Vorbereitung des Körpers auf die Entwöhnung ohne negative Folgen gleicht in vieler Hinsicht der Vorbereitung des Körpers auf eine Schwangerschaft. In beiden Fällen werden optimale Ergebnisse erzielt, wenn man sich bereits im Vorfeld bestmöglich in Form bringt, bevor man sich auf die neue spannende Reise einlässt. Ich will ehrlich sein: Einige Frauen, die derzeit Antidepressiva nehmen, können sie nicht problemlos absetzen und sind unter Umständen gezwungen, sie zeitlebens zu nehmen oder zumindest so lange, bis die Medizin mit besseren Lösungen aufzuwarten vermag. Doch auch ihnen werden die Empfehlungen in diesem Buch Erleichterungen bringen, und ihnen wird es besser gehen, als wenn sie sich ausschließlich auf Antidepressiva verlassen, ohne Veränderungen in ihrer Lebensweise vorzunehmen.

Was mich an der verantwortungslosen Verschreibung von Psychopharmaka am meisten erbost, ist die Tatsache, dass beim Absetzen in vielen Fällen schwere körperliche und psychische Entzugserscheinungen auftreten. Sie halten unter Umständen monate- oder jahrelang an, eine Folge der Instabilität des Nervensystems, die sich nach dem Ausschleichen bemerkbar macht. Das Absetzen der Antidepressiva ist kein einmaliger Vorgang, sondern ein Prozess. Wenn Sie länger als zwei Monate damit behandelt wurden, muss dieser Entzugsprozess langsam erfolgen, mit einer schrittweisen geringfügigen Verringerung der Dosierung und dem Einsatz flüssig zubereiteter Substanzen, wenn niedrigere Dosierungen im Handel nicht erhältlich sind. Das erfordert die Hilfe eines Arztes – der Ihre Bereitschaft unterstützt, den Entzug verantwortungsvoll und sicher in die Wege zu leiten. Sie sollten vorher jedoch das 30-Tage-Programm hinter sich gebracht und Ihre Ernährung umgestellt haben, um den Körper widerstandsfähiger zu machen und die Anpassung an die Veränderungen zu erleichtern. Dahinter steht der Gedanke, den Eimer zu leeren, bevor er überläuft, wenn die »Wo-sind-meine-Medikamente?«-Bombe im Gehirn einschlägt.

Der Entzugsprozess verläuft bei jedem Menschen anders. Bedauerlicherweise habe ich im Zuge meiner schulmedizinischen Ausbildung gelernt, die Besorgnis von Patienten, die befürchten »abhängig« zu werden, zu zerstreuen, die Möglichkeit eines lang andauernden Entzugs zu leugnen und die dabei auftretenden Symptome als eindeutiges »Bedürfnis« nach einer fortgesetzten medikamentösen Behandlung zu beschreiben. Wie man Psychopharmaka ausschleicht, gehörte nicht zum Lehrplan. In der ersten systematischen Überprüfung der Berichte über SSRI-Entzugserscheinungen nahmen die Forscher

23 Primärstudien und 38 Fallberichte unter die Lupe und gelangten zu der Schlussfolgerung, dass der beschönigende Begriff *SSRI-Absetzsyndrom* gestrichen und durch den treffenderen Begriff *Entzug* ersetzt werden sollte, denn zu den Eigenschaften von Antidepressiva gehört, dass sie die Abhängigkeit fördern. Richtig, sie können süchtig machen, genau wie *Xanax*, *Valium*, Alkohol und Heroin. Chouinard und Chouinard, zwei Forscher im Bereich Psychiatrie und Medizin an der McGill University, erklärten: »Bei den Patienten können neue Entzugssymptome nach klassischem Muster, wiederholte und/oder anhaltende Störungen infolge des Entzugs oder ein Rückfall sowie eine Wiederkehr der ursprünglichen Erkrankung auftreten. Die neuen und wiederkehrenden Symptome können sich noch bis zu sechs Wochen nach dem Absetzen bemerkbar machen, je nach Halbwertszeit des entzogenen Medikaments, während Entzugserscheinungen oder Spätfolgestörungen, die mit langlebigen Rezeptorveränderungen in Verbindung stehen, länger als sechs Wochen nach Absetzen des Medikaments andauern können.«[4]

Die beiden beschreiben ein Horrorszenario, in das ahnungslose Patienten geraten, sowohl beim Auslassen einer Dosis als auch beim Absetzen. Dr. Jonathan Prousky gehört zu den wenigen, die den Entzugsprozess klinisch dokumentiert haben; er berichtet in allen Einzelheiten, wie er in schwierigen Fällen vorgeht. Er unterstützt die Patienten bei der Umdeutung ihrer mentalen Erkrankung, ihren Selbsthilfebemühungen und mit einer sorgfältigen Dosierung, zu der das stufenweise Ausschleichen des Medikaments und der Einsatz natürlicher Substanzen wie Nicotinamid (B$_3$), pflanzliche Heilmittel wie Rosenwurz (Rhodiola rosea) und Aminosäuren wie GABA und L-Theanin gehören. Er geht genau wie ich davon aus, dass es kein Wundermittel gibt, dass Ernährungsstrategien und Supplemente, die bekanntermaßen eine antidepressive Wirkung haben und die Entspannung des Nervensystems fördern, die bestmögliche Option darstellen, die zur Verfügung steht. Genau diese Wirkung ist ja schlussendlich das angestrebte Ziel.

In jedem einzelnen Fall ausführliche Anleitungen zum Absetzen der Medikamente zu geben würde den Rahmen des Buches sprengen. Aber wenn Sie sich an meine Empfehlungen halten und das 30-Tage-Programm erfolgreich beendet haben, befinden Sie sich in der besten Ausgangsposition, um sich an den Ausstieg zu wagen und einen Prozess in die Wege zu leiten, den ein unterstützender Arzt auf Ihre persönlichen Bedürfnisse zuschneiden kann.

Die partnerschaftliche Zusammenarbeit ist dabei von zentraler Bedeutung; in Kombination mit den entsprechenden Lebensstilveränderungen, einer langsamen Herunterdosierung der Medikamente und einer strategischen Unterstützung durch Nutrazeutika, Nahrungsergänzungs- und Lebensmittelprodukte mit gesundheitsfördernder Wirkung lassen sich die besten Ergebnisse erzielen. Die meisten Ärzte und Patienten wissen, dass die von Pharmafirmen bereitgestellten Dosierungen ein erfolgreiches schrittweises Absetzen von Medikamenten nicht gerade erleichtern. Flüssige Zubereitungen, Rezepturarzneimittel, die in bestimmten Apotheken hergestellt werden, oder auch das akribische Entfernen von Wirkstoffkügelchen aus den Kapseln sind Hilfsmittel bei einem sogenannten warmen Entzug, über die Sie mit Ihrem Arzt sprechen sollten.

Denken Sie daran, dass das Risiko eines Rückfalls oft mit der Wirkungsweise des Medikaments auf Gehirn und Körper in Zusammenhang steht. Nach meiner Erfahrung sind Erregungszustände, Ängste und Schlafstörungen die häufigsten Entzugssymptome, die binnen weniger Stunden nach einer Veränderung der Dosierung und manchmal noch mehrere Monate nach der letzten Einnahme auftreten können. Sie können spontan abklingen, aber auch wiederkehren. Die langfristige Schädigung durch solche Psychopharmaka ist ein noch weitgehend unerforschtes Phänomen, abgesehen von den Berichten der Patienten und diese unterstützenden Gruppen. Aber die Patienten irren sich selten bei der Einschätzung der negativen Konsequenzen.

Sie sind nicht die Einzige, die ein Antidepressivum nimmt, auch wenn es sich in vieler Hinsicht so anfühlen mag. Millionen von Menschen haben sich im Netz der psychiatrischen Zauberkünste verfangen, sind unter einen Bann geraten, der möglicherweise ein Leben lang besteht. Man hat diesen Menschen genau wie Ihnen eingeredet, dass ein chemisches Ungleichgewicht im Gehirn die Ursache ihrer Depression ist. Und man legte ihnen dringend nahe, »Medikamente zu nehmen«, und zwar »ein Leben lang«. Wie Dr. Joanna Moncrieff erklärte: »Symbolisch gesehen deutet die medikamentöse Behandlung darauf hin, dass das Problem im Kopf entsteht und Gesundheit und Wohlbefinden von der Aufrechterhaltung des ›chemischen Gleichgewichts‹ durch künstliche Mittel abhängen. Diese Botschaft fordert Patienten auf, sich selber als defekt und verletzlich zu betrachten, was auch die dürftigen Ergebnisse von Depressionstherapien erklären könnte, die in Feldstudien erzielt wurden.«

Doch diesen Patienten mangelte es an Resilienz, an psychischer Widerstandsfähigkeit.

Der Stress ihrer persönlichen Lebenserfahrungen hatte zur Folge, dass ihre physischen Ressourcen schneller verbraucht als wieder aufgefüllt wurden. Diejenigen, die Therapien anbieten, fragen selten, *warum* ihre Patienten krank geworden sind. Sie versuchen nicht, den grundlegenden Ursachen auf die Spur zu kommen. Ich höre mich wahrscheinlich mittlerweile an wie eine zerbrochene Schallplatte, aber da wir uns nun im Endspurt befinden, ist es wichtig, noch einmal darauf hinzuweisen: Wenn Sie ein Antidepressivum nehmen, wird Ihr Arzt höchstwahrscheinlich nicht auf evidenzbasierte Alternativen zur medikamentösen Behandlung eingehen. Und er oder sie wird Sie auch nicht auf die langfristigen Gefahren psychotroper Substanzen aufmerksam machen, beispielsweise auf eine Verschlechterung der Ergebnisse oder ein erhöhtes Rückfallrisiko – ganz zu schweigen davon, dass die Daten, die ihre Wirksamkeit bestätigen und für eine Zulassung dieser Medikamente sprechen, wenig aussagefähig sind, weil sie von der Pharmaindustrie finanziert und manipuliert wurden.

Noch ungeheuerlicher ist, dass man Ihnen vorgaukeln wird, das Medikament sei imstande, Ihre Krankheit zu heilen, obwohl es in Wirklichkeit einen Drogeneffekt herbeiführt, der keinen Deut anders ist als bei Alkohol oder Kokain. Wenn schon eine einzige Dosis von einem Antidepressivum in der Lage ist, die Architektur des Gehirns auf eine Weise zu verändern, die trotz aller Forschungen noch nicht ganz verstanden wird, welche Folgen sind dann mit einer langfristigen Einnahme bei chronischen Verläufen verbunden? Und was passiert, wenn Patienten aussteigen wollen? Wenn sie unzufrieden sind mit der Therapie? Wenn sie ihre Lebensführung ausreichend verändern, um einen neuen Ansatz zu erproben?

Wie der Psychiater und Aktivist Peter Breggin erklärte, sind Programme für den Medikamentenentzug im Psychiatrie-Bereich dringend geboten.[5]

Ich habe wenige gleichgesinnte Kollegen. Das meiste, was ich über Psychopharmaka weiß, habe ich von den Patientinnen in meiner Praxis und im Zuge meiner klinischen Arbeit gelernt. Die Resilienz eines Menschen lässt sich am besten fördern, wenn man Kopf und Körper wieder ein Gefühl der Sicherheit signalisiert. Und dieses Signal sollte in Form einfacher Lebensstilgewohnheiten über die Ernährung, eine schadstofffreie Umgebung, einen idealen Tages- und Nachtrhythmus und ausreichende körperliche Bewegung erfolgen; Belege für die Wirksamkeit dieser alternativen Strategien sammeln sich in der Fachliteratur zunehmend an.

Abgesehen von den grundlegenden Empfehlungen und praktischen Anleitungen in diesem Buch besteht der größte Schritt, der vor Ihnen liegt, in einer Veränderung der inneren Einstellung. Sie müssen bereit sein, Gesundheit und Wohlbefinden in die eigenen Hände zu nehmen, bevor Sie dazu übergehen können, neue Wege zu erforschen. Mit anderen Worten: Haben Sie keine Angst vor Veränderungen. Das ist der wichtigste Rat, den ich meinen Patientinnen mitgebe. Angst ist ein Feind der Gesundheit. Angst bringt Menschen zum Psychiater, bewirkt, dass sie den Notruf betätigen, treibt das überwältigende Gefühl der Hoffnungslosigkeit an. Auch bei Psychiatern ist die Angst eine treibende Kraft, zusätzlich zu dem Bedürfnis, die emotionalen Erfahrungen ihrer Patienten zu kontrollieren und zu regulieren. Wenn wir uns als Heiler verstehen, haben wir die Chance, dieser Angst mit Einfühlsamkeit und Gelassenheit zu begegnen. Wir können die zwanghafte Beschäftigung mit reaktiven Interventionen und einer bevormundenden Fürsorge aufgeben und lernen, das Unbehagen angesichts der Stresssituation eines Patienten zu ertragen. Da die Daten die unleugbare Tatsache untermauern, dass unser derzeitiges medikamentöses Behandlungsmodell versagt, bleibt uns gar keine andere Wahl.

Wenn Sie die ersten dreißig Tage des Programms gemeistert haben, haben Sie die treibende Kraft hinter Ihren Symptomen, das ursprüngliche, grundlegende Problem mit an Sicherheit grenzender Wahrscheinlichkeit in Angriff genommen. Sie werden vermutlich weniger Medikamente brauchen oder feststellen, dass sie Ihnen kaum noch etwas bringen. Nach meiner Auffassung sollte jede Frau für sich selbst entscheiden, wie sie mit ihrer Gesundheit umgeht, in Einklang mit ihren eigenen Überzeugungen. Diese Entscheidung sollte mit offenen Augen und vorzugsweise minimalen Interventionen getroffen werden, denen notfalls drastischere Maßnahmen folgen können. Die Komplexität des Körpers ist ehrfurchtgebietend und die Depression ein Syndrom, hinter dem sich viele Ursachen verbergen können. Werfen Sie einen Blick auf das grundlegende Problem, auf die Möglichkeiten, Abhilfe zu schaffen und echte langfristige Veränderungen herbeizuführen, die eine Heilung fördern. Benutzen Sie die Mittel, die ich Ihnen an die Hand gegeben habe, und greifen Sie auf das Buch zurück, wenn Sie eine Gedächtnisstütze brauchen. Machen Sie sich auch die Macht des Internets zunutze: Besuchen Sie meine Website, wo Sie stets aktuelle Informationen finden, oder Foren zu Depressionen, um Kontakte zu knüpfen und Zugang zu interessanten Quellen zu erhalten.

Ich bin überzeugt, dass Sie genau wie meine Patientinnen in der Lage sind, Ihr Potenzial voll auszuschöpfen. Der Entwicklungsprozess, den Sie durchlaufen, gleicht einer Wiedergeburt – wie Phönix aus der Asche – und ist ein bewusster Schritt auf dem Weg zu einem ganzheitlichen, erfüllten Leben.

Gesundheit – und das Leben schlechthin – beinhaltet viel mehr als die Abwesenheit von Medikamenten und das Verblassen einer endlos langen Diagnoseliste. Gesundheit ist gleichbedeutend mit Befreiung. Und Freiheit ist ein grundlegendes Menschenrecht.

SCHLUSSWORT
Den Körper in Besitz nehmen
und den Geist befreien

Ich bin absolut sicher, dass es niemals einen Arzt gab, zu keiner Zeit, in keinem Land, in keiner geschichtlichen Epoche, der irgendetwas geheilt hätte. Der Heiler jedes Menschen befindet sich in seinem Inneren.

Marlo Morgan, Mutant Message Down Under

Bevor Sie das Buch schließen, möchte ich Ihnen etwas verraten, was mir erst kürzlich selbst bewusst geworden ist und was mein Leben grundlegend verändert hat. Ich habe es nämlich nicht nur geschrieben, um meine Ansichten über neue Wege in der Psychiatrie darzulegen. Es geht dabei auch um neue Wege im Feminismus. Was damit gemeint ist?

Als mir meine Kundalini-Yogalehrerin und spirituelle Wegweiserin Swaranpal Kaur Khalsa von der Kraft des *Adi Shakti* erzählte, einem der ältesten Symbole des Weiblichen, wusste ich, dass ich damit auch meine Patientinnen vertraut machen musste. *Adi Shakti* besteht aus vier symbolischen Waffen; sie repräsentieren die ursprüngliche schöpferische Kraft in einer Tradition, die alles feiert, was die Energie einer Frau unvergleichlich macht.

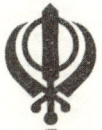

Diese Abbildung zeigt, dass jede Frau die Aufgabe hat, die Frau und die Mutter in ihrem Innern in Einklang zu bringen:

»Als Mutter sollen wir opferbereit, tolerant, äußerst geduldig und sehr rücksichtsvoll gegenüber anderen sein und das Für und Wider in gleich welcher Situation verstehen. Als Frau sind wir nicht verpflichtet zu geben; wir müssen uns in erster Linie selbst schützen, müssen nicht jeden Unsinn hinnehmen. Eine Frau muss in der Lage sein festzustellen, welche Zuordnung für sie die richtige ist – Frau oder Mutter«[1], Schwert oder Schild.

Das Schwert symbolisiert die unerschütterliche Entschlossenheit einer Frau, sich dem Weg der Wahrheit zu verschreiben, sich gegen Angriffe zur Wehr zu setzen und vehement alles zurückzuweisen, was der Intuition und Integrität zuwiderläuft. Sie ist Kriegerin und fürsorgliche Mutter zugleich.

Ich betrachte es als meine Aufgabe, Frauen zu helfen, diesen inneren Kompass wiederzufinden und für ihre Gesundheit zu kämpfen. Ich bin ernsthaft besorgt, dass sie von einem paternalistischen System vereinnahmt werden, das Angst verbreiten und Kontrolle durch Zwang ausüben will, indem es andeutet, die Wissenschaft habe den Code des menschlichen Daseins geknackt. Ein System, das bewusst über all die Male hinwegsieht, in denen sich Wissenschaft und Medizin geirrt haben. Ein System, das wir als Gesellschaft zugelassen haben und das uns auf den beschämenden Weg der Angst führt.

Vielleicht sind Sie der Meinung, dass Sie weder den Freiraum noch die Energie haben, um der wahren Bedeutung von Gesundheit, Seelenfrieden und Erfüllung auf den Grund zu gehen. Ich halte dagegen, dass Sie weder den Freiraum noch die Energie haben, es zu unterlassen. Wenn Sie diese Stelle im Buch erreicht haben, sind Sie vermutlich bereit, für sich selbst einzustehen. Und Sie wissen, dass Sie sich den Freiraum schaffen und die Energie aufbringen müssen, um die Herausforderung mit Entschlossenheit anzugehen.

Ja zu sich selbst zu sagen beginnt damit, Nein zu dem engmaschigen Netz zu sagen, in das uns Medizin, Landwirtschaft und Industrie eingesponnen haben, und stattdessen diejenigen, die Unbehagen angesichts der Umstände verspüren, zu einem *kritischen Blick* anzuregen. Und wir sollten wieder lernen, dankbar zu sein für alles, was ist. Ich bezeichne diesen Standpunkt als »passiven Widerstand«. Wir erheben unser Schwert, nähern uns aber gleichzeitig allem, was auf der Erde geschieht, mit Sanftmut, Nachgiebigkeit und Akzeptanz. Damit balancieren wir die Rolle der Frau und der Mutter aus. Wir kämpfen, um besser, freier und mit weniger Angst leben zu können. Um ein Leben zu führen, das von innerer Gelassenheit und Achtsamkeit geprägt ist.

Beginnen Sie, das gesamte Potenzial auszuschöpfen, das über den Zugriff der allopathischen Medizin hinausgeht. Machen Sie sich Ihr Leben wieder zu eigen und wachsen Sie an den Aufgaben, die ein neuer feministischer Weg mit sich bringt – ein Weg, der Frauen zu einer Gemeinschaft zusammenschmiedet, sie in einen Dialog einbindet, sie anregt, ihrer Intuition zu vertrauen, und so ein Gesundheitsmodell entwickelt, dass die unverkennbar eigennützigen Ziele, Fehltritte und Verstöße des derzeit vorherrschenden Systems bald entlarvt sein werden. Das sind die Bereiche, in denen wir Macht haben. Sobald wir auf den Geschmack gekommen sind, sollten wir den Gedanken in die Welt hinaustragen, und dann wird es nichts mehr geben, was uns aufhalten kann.

Die religiösen Dogmen der Medizin[2]

Früher dachte ich, religiöse Dogmen wären ein Auswuchs der Angst und ungelöster Probleme mit der elterlichen Kontrolle. Zugegeben, ein großer Teil der modernen Religionsgemeinschaften hat die Beziehung zu ihren mystischen Wurzeln verloren, aber was den Durchschnittsamerikaner, genau wie den Durchschnittseuropäer, plagt, ist laut Aussage des britischen Schriftstellers und Journalisten Graham Hancock die verlorene Verbindung zur Spiritualität.

Wenn wir uns von unserer inneren Führung und Intuition lösen, sind wir gezwungen, uns auf äußere Strukturen, auf den blinden Glauben an eine höhere Instanz und auf die sogenannten Experten zu verlassen. Fakt ist, dass Sie Ihre eigene höhere Instanz sind, aber Sie müssen diese Position auch mit Leidenschaft in Besitz nehmen. Sie müssen fest daran glauben, dass sie sich in Ihrem besten Interesse entwickelt, wenn Sie sich entspannt auf das Geschehen einlassen. Mein Mentor Dr. Nicholas Gonzales sagte einmal: »Patienten müssen sich für die Behandlung entscheiden, an die sie glauben. Angst ist eine Infektionskrankheit. Angst kann ansteckend sein, Glaube nicht. Der muss von innen kommen.«

Ich habe mich immer nach diesem ethischen Grundsatz gerichtet. Ich weiß, dass Angst einen Nocebo-Effekt hat (buchstäblich »Ich werde schaden«) und negative Reaktionen infolge der Überzeugung hervorrufen kann, dass etwas schädlich ist und sich nicht mehr rückgängig machen lässt. Er ist das Gegenteil vom Placebo-Effekt, bei dem die gewünschte positive Wirkung erzielt wird, wenn die Erwartungshaltung positiv ist.

Wenn wir an die Selbstheilungskräfte des Körpers glauben und diese angemessen unterstützen, kann er unglaubliche Kräfte entwickeln.

Sobald wir für Nahrung und ein Dach über dem Kopf gesorgt haben, können wir unsere Aufmerksamkeit äußeren Gefahren und im Anschluss den sozialen Beziehungen, der Selbstliebe, der Spiritualität und dem Bestreben zuwenden, uns wieder mit unserer eigenen inneren Kraft zu verbinden. Im klassischen Sinne könnte man diese Aktivitäten mit der Maslow'schen Bedürfnispyramide vergleichen, die der berühmte US-amerikanische Psychologe 1943 in seinem Bericht als »Theorie der menschlichen Motivation« bezeichnet hat.[3]

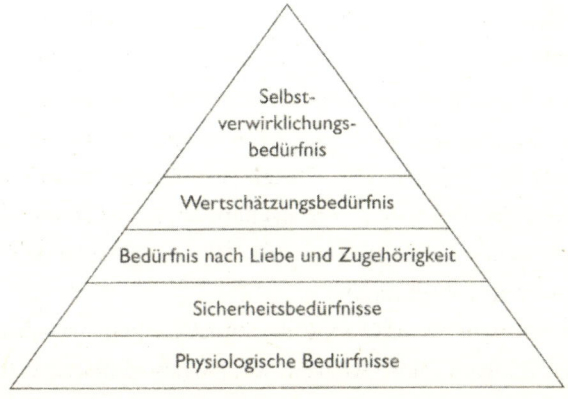

Natürlich bleiben viele von uns zwischen den drei unteren Sprossen der Leiter stecken, pendeln hin und her, schaffen es nie ganz bis zur Spitze der Motivationsagenda. Die Aufgabe, meinen Patientinnen die Lebensstilmedizin nahezubringen, hat die unbeabsichtigte Nebenwirkung, dass sie den Lebensweg radikal verändert, weiterentwickelt und befreit, sodass sich die Möglichkeit bietet, Verhaltensweisen zu entdecken, die auf ein sinnvolles Ziel ausgerichtet sind.

Wir alle haben den Wunsch, den Sinn unseres Lebens zu finden. Wir möchten wissen, wozu wir auf der Welt sind. Doch wie können wir dieser Frage ernsthaft nachgehen, wenn wir von der Angst vor degenerativen Erkrankungen und einer chronisch schlechten Gesundheit geplagt werden und im Morast der schulmedizinischen Etiketten und Diagnosen stecken bleiben?

Wenn der Körper die Chance erhält, ein harmonisches Gleichgewicht zu entwickeln, können nicht nur die Symptome der Depression verschwinden; wir bekommen auch die Gelegenheit, zu uns selbst zu finden und die Sprossen der Leiter zu erklimmen, bis zur Spitze der Pyramide.

Was mich betrifft, so musste ich meinen Körper heilen und meine Autoimmunerkrankung in den Griff bekommen, bevor ich mich für Neues wie Kundalini-Yogaübungen oder die Verbindung mit der Macht der Energiemedizin öffnen konnte. Heute verstehe ich, dass der innere Kompass eine Aufforderung darstellt, mich auf meine innere Stimme zu verlassen. In dieser Hinsicht sind Herausforderungen und Stress eine Einladung, genauer hinzuschauen, was falsch gelaufen oder aus dem Gleichgewicht geraten sein könnte. Das ist eine ganz neue

Sichtweise auf die Komplexität des Lebens, die Frauen in unserer heutigen Zeit bewältigen müssen.

Ich hoffe, dass Sie in diesem Buch das Werkzeug entdeckt haben, das Sie befähigt, Ihren Weg zu finden.

Nehmen Sie die Verantwortung für Ihren Körper wieder in Ihren Besitz. Befreien Sie Ihren Geist. Dann haben Sie mehr als ein »Heilmittel« zur Hand.

REZEPTE

Die folgenden Rezepte sind in der Reihenfolge des Wochenplans aufgeführt. Solange Sie sich an die wichtigsten Leitlinien halten, steht es Ihnen frei, die Rezepte nach Lust und Laune abzuwandeln und an Ihre Bedürfnisse und Vorlieben anzupassen.

Beachten Sie dabei, dass das verwendete Fleisch möglichst aus Weidehaltung, die Eier von Hühnern aus Freilandhaltung und das Gemüse aus organischem Anbau stammen sollten; alle anderen Zutaten sollten naturbelassen sein.

HIMALAYA-SOLESALZWASSER

Füllen Sie ein Glasgefäß mit 500 ml Fassungsvermögen zu einem Viertel mit Himalaya-Kristallsalz oder naturbelassenem Meersalz und füllen Sie es mit gefiltertem Wasser auf. Nehmen Sie einen Teelöffel der Mischung ab und rühren Sie diese in ein Glas gefiltertes Wasser. Trinken Sie die Sole morgens auf nüchternen Magen. Solezubereitungen, Kristallsalze und Schraubverschlussgläser finden Sie auch online.

FLEISCHSOSSE

Für 4 bis 6 Personen
1 Bund Grünkohl, Stiele entfernt und die Blätter in mundgerechte Stücke gerissen
Blätter von einem Bund frischem Koriander

1 Zwiebel, gehackt

3 rote Rüben, gesäubert und klein geschnitten

4 Karotten, klein geschnitten

4 Selleriestangen, klein geschnitten

2 EL Ghee

450 g Bison- oder Rindfleisch, in Stücke geschnitten

600 g stückige Tomaten, im Glas

1 EL Kurkuma, gemahlen

Salz, naturbelassen, und frisch gemahlener Pfeffer

Zubereitung: Grünkohl, Koriander, Zwiebel, Rüben, Karotten und Sellerie in einen Mixer geben; die Mischung zerkleinern, aber nicht pürieren.

Ghee in einem großen Topf bei mittlerer Hitze schmelzen. Gemüse zugeben und dünsten, bis die Zwiebel glasig ist, ca. 3 Minuten. Fleisch zufügen und braten, bis es angebräunt ist, dabei vom Topfboden lösen, ca. 3 bis 5 Minuten. Stückige Tomaten zugeben, mit Kurkuma, Salz und Pfeffer würzen. Aufkochen, danach 20 bis 30 Minuten bei schwacher Hitze garen, bis sich die Aromen verbunden haben. Mit Kürbis, Quinoa oder Brokkoli reichen.

KB SMOOTHIE

Für 1 Person

½ Tasse tiefgefrorene Kirschen oder Beeren

200 ml Kokoswasser oder gefiltertes Wasser

3 EL Collagen-Hydrolysat (als Proteinbase; siehe Anmerkung nach dem Rezept)

1 EL Nussbutter, gekeimt, oder Sonnenblumenkernbutter
3 große Eigelbe
1 EL Virgin Kokosnussöl
1 bis 2 EL Ghee
1 bis 2 EL Kakaopulver

Zubereitung: Alle Zutaten im Mixer cremig pürieren.

Anmerkung: Collagen-Hydrolysat ist ein proteinhaltiges Nahrungsergänzungsmittel mit einem hohen Anteil an den Aminosäuren Glycin, Prolin und Lysin. Es wird in Pulverform angeboten.

HÜHNERCURRY

Für 4 Personen
2 EL Kokosnussöl oder Ghee
ca. 600 g Hühnerschenkel, ohne Haut und Knochen,
in mundgerechte Stücke geschnitten
1 mittelgroße Zwiebel, in große Stücke geschnitten
2 Zucchini, in dicken Scheiben
1 EL Currypulver
½ TL Paprika
2 Knoblauchzehen, fein gehackt
1 TL Meersalz und frisch gemahlener Pfeffer
ca. 400 ml Kokosmilch, ungesüßt (nicht aus der Dose)
1 Tasse Strauchtomaten
¼ Tasse Koriander, gehackt, als Garnitur

Zubereitung: Öl oder Ghee in einem Topf erhitzen; Hühnchen zugeben und anbraten, bis es rundum gebräunt ist, ca. 8 bis 10 Minuten. Hühnchen herausnehmen und beiseitestellen; das restliche Öl im Topf lassen. Zwiebel und Zucchini zufügen und leicht anbräunen, ca. 5 Minuten. Mit Currypulver, Paprika, Knoblauch, Salz und Pfeffer würzen und ½ Minute dünsten. Hühnchen wieder in den Topf geben und Kokosmilch zugeben. Aufkochen lassen, dann die Hitze reduzieren und zugedeckt köcheln lassen, bis das Hühnchen weich ist, ca. 30 Minuten. Tomaten zufügen und weitere 5 Minuten mitgaren. Mit Koriander garnieren.

SAMEN-MÜSLI

Für 1 Person
¼ Tasse naturbelassene Nüsse und/oder Samen nach Wahl (zum Beispiel Walnüsse, Pekannüsse, Mandelblättchen und Kürbiskerne)
1 EL Chiasamen
1 EL Leinsamen
1 EL Hanfsamen (nach Wahl)
½ bis 1 Tasse ganze Beeren oder klein geschnittenes Obst nach Wahl (zum Beispiel Bananen und Nektarinen)
1 Tasse Mandelmilch, ungesüßt

Zubereitung: Nüsse und Samen in eine Schüssel geben. Obst zufügen und mit Mandelmilch übergießen.

GEDÜNSTETER LACHS

Für 2 Personen
2 Atlantiklachsfilets, à 200 g
1 Zitrone
4 Knoblauchzehen, zerdrückt
Meersalz und frisch gemahlener Pfeffer
¼ Tasse Ghee
¼ Tasse frische Petersilie oder Dill, fein gehackt

Zubereitung: Lachs in eine hochwandige Pfanne geben. Mit Zitronensaft beträufeln, Knoblauch zufügen und mit Salz und Pfeffer würzen. Ausgedrückte Zitrone in Scheiben schneiden und darauflegen. Zugedeckt mindestens eine Stunde in den Kühlschrank stellen.

Ghee in die Pfanne mit dem Fisch geben und erhitzen. Zugedeckt bei mittlerer Hitze dünsten, bis der Lachs eine blassrosa Farbe annimmt und in der Mitte weich ist. Mit Petersilie anrichten.

BLUMENKOHLREIS

Für 6 Personen
1 großer Blumenkohl
1 EL Olivenöl Extra Vergine
Meersalz, unbehandelt

Zubereitung: Blumenkohl in große Stücke schneiden und in einen Mixer geben, wenn nötig, portionsweise. Auf Reiskorngröße zerkleinern.

Öl in einem großen Topf bei mittlerer Temperatur erhitzen. Blumenkohl zugeben und, nach Wunsch, mit Salz würzen. Zugedeckt weich kochen, ca. 7 Minuten. Für Kokosnuss-Blumenkohlreis Kokosnussöl statt Olivenöl verwenden und nach dem Garen mit Kokosraspeln bestreuen.

SCHOKOLADEN-AVOCADO-MOUSSE

Für 4 Personen
2 reife Hass-Avocados
2 bis 4 EL Honig oder naturbelassener Ahornsirup
½ Tasse naturbelassenes Kakaopulver
2 EL Mandelmilch, Kokosmilch oder Cashewmilch, ungesüßt
½ TL Vanilleextrakt, naturbelassen

Zubereitung: Fleisch aus den Avocados lösen. In den Mixer geben, Honig, Kakao, Mandelmilch und Vanilleextrakt zugeben und glatt pürieren, ca. 1 Minute. Nach Geschmack mit mehr Honig süßen, falls nötig. In Schälchen füllen und vor dem Servieren mindestens 30 Minuten zugedeckt in den Kühlschrank stellen.

PALEO-PFANNKUCHEN

Für 1 Person
½ Tasse Süßkartoffeln, gekocht, oder Winterkürbis (zum Beispiel Butternut, Eichelkürbis oder Kabocha-Kürbis) oder 1 Banane
3 große Eier

2 EL Hanfsamen, Leinsamen oder Nussbutter
Virgin Kokosnussöl

Zubereitung: Alle Zutaten in einen Mixer geben und glatt rühren. Teig mit einer kleinen Schöpfkelle in eine Pfanne geben und in Kokosnussöl ausbacken. Sie sind schnell gar!

KOKOSRIEGEL

6 bis 8 Portionen
1 Tasse Kokosnuss, ungesüßt und geraspelt
¼ Tasse Ahornsirup
2 EL Virgin Kokosnussöl
½ TL Vanilleextrakt, naturbelassen
⅛ TL Meersalz
¼ Tasse dunkle Schokoladenchips (optional)

Zubereitung: Alle Zutaten außer den Schokoladenchips in den Mixer geben oder gut von Hand verrühren. Schokoladenchips unterheben, falls verwendet. In eine Glas-Auflaufform, 12 × 17 cm, füllen, festdrücken und 1 Stunde in den Kühlschrank oder 15 Minuten ins Tiefkühlfach stellen. In 6 bis 9 Vierecke schneiden. Mit Schokoladenchips bestreuen (optional).

ZUCCHINI MIT RINDERHACK UND KURKUMA

Für 2 bis 3 Personen
2 EL Ghee
½ Tasse gelbe Zwiebel, gewürfelt
2 große oder 4 kleine Zucchini, in Scheiben geschnitten
Prise Meersalz, unbehandelt
Prise Kurkuma, gemahlen
1 Schuss Apfelessig
225 g Rinderhack

Zubereitung: Ghee in einer großen hochwandigen Pfanne bei mittlerer Temperatur erhitzen. Zwiebel und Zucchini zugeben, 5 bis 7 Minuten weich dünsten. Salz, Kurkuma und Essig unterrühren. Rinderhack zugeben, umrühren und 3 bis 5 Minuten anbraten, bis es leicht gebräunt ist.

KELLYS CHEFSALAT

Für 1 Person
1 Beutel vorgewaschene grüne Frühlingsblattsalate (ca. 100 bis 150 g)
2 hart gekochte Eier, halbiert
½ bis 1 Hähnchenbrust, gegart und in Stücke geschnitten
2 Scheiben gebratener Bacon, zerkrümelt
1 große am Strauch gereifte Tomate, klein geschnitten
½ Avocado, in Stücke geschnitten
3 Frühlingszwiebeln, gewürfelt
2 Selleriestangen, gewürfelt
½ Dose Anchovis (optional)

Olivenöl Extra Vergine
Apfelessig
Meersalz, naturbelassen, und frisch gemahlener Pfeffer

Zubereitung: Salat, hart gekochte Eier, Hähnchenbrust, Bacon, Tomate, Avocado, Frühlingszwiebeln, Sellerie und Anchovis, falls verwendet, in einer Salatschüssel mischen. Mit Olivenöl und Essig beträufeln, mit Salz und Pfeffer würzen.

LAMMKOTELETTS MIT ROSMARINSENF

Für 4 Personen
2 EL Dijonsenf
2 Knoblauchzehen, fein gehackt
2 EL frischer Rosmarin, gehackt
8 Prisen Meersalz und frisch gemahlener schwarzer Pfeffer
8 Lammkoteletts
1 EL Ghee

Zubereitung: Senf, Knoblauch, Rosmarin, Salz und Pfeffer in einer kleinen Schüssel verrühren. Lammkoteletts auf beiden Seiten damit einreiben und auf ein Blech legen. Zugedeckt mindestens 30 Minuten marinieren.

Ghee in einer Grillpfanne bei hoher Temperatur schmelzen. Lammkoteletts zugeben und 8 Minuten auf jeder Seite oder nach Geschmack garen.

TEE MIT KOKOSMILCH

Für 1 Person

1 Tasse Kokosmilch

½ TL Kurkuma, gemahlen

1 Scheibe frischer Ingwer, ca. 1 cm dick, geschält und fein gehackt

½ TL Zimt, gemahlen

½ TL (oder nach Geschmack) naturbelassener Honig oder Ahornsirup

Prise Cayennepfeffer (optional)

Zubereitung: Alle Zutaten im Mixer glatt rühren. Mischung in einen kleinen Topf geben und bei mittlerer Temperatur erhitzen, jedoch nicht kochen, ca. 3 bis 5 Min. Sofort trinken.

NONNAS »BACKHÄHNCHEN«

Für 4 Personen

2 EL Ghee oder Olivenöl Extra Vergine

1 Zwiebel, in Scheiben geschnitten

Meersalz, naturbelassen, und frisch gemahlener schwarzer Pfeffer

1 Glas Tomatensoße, ca. 600 g

1 EL Virgin Kokosnussöl

1 Tasse Mandelmehl

2 Eier

450 g Hähnchenschnitzel

Zubereitung: 1 EL Ghee in einer großen hochwandigen Pfanne bei mittlerer Temperatur schmelzen. Zwiebel zugeben und weich dünsten, ca. 5 Minuten. Mit Salz und Pfeffer würzen und Tomatensoße zugeben.

Kokosnussöl und restliches Ghee in einer großen Pfanne bei mittlerer Temperatur erhitzen. Mandelmehl in eine flache Schale geben, leicht mit Salz und Pfeffer würzen. Eier in einer separaten flachen Schüssel verschlagen. Hähnchenschnitzel zuerst in den Eiern, dann im Mehl panieren; in der Pfanne braten, bis sie auf beiden Seiten goldbraun sind, ca. 3 bis 4 Minuten. Hähnchenschnitzel in die Pfanne mit der Tomatensoße geben und noch eine Minute oder zwei mitgaren, bis sich beides verbunden hat, dann anrichten.

HONIG-NUSS-RIEGEL

12 Portionen
1 Tasse Cashewkerne
½ Tasse Mandeln
½ Tasse Pekannüsse
½ Tasse Kokosraspel, ungesüßt
½ Tasse Kakao-Nibs
1 TL Vanilleextrakt, naturbelassen
½ TL Meersalz
9 EL Honig, naturbelassen (etwas mehr als ½ Tasse)

Zubereitung: Backofen auf 175 Grad vorheizen. Backform, ca. 20 × 20 cm, mit Pergamentpapier auslegen.

Nüsse von Hand oder im Mixer grob zerkleinern.

Alle Zutaten außer dem Honig in einer großen Schüssel gründlich vermischen. Honig zufügen und mit einer Gabel unterrühren, bis alle Zutaten damit überzogen sind. Mischung in die Form geben, bis in die Ecken und Kanten, und andrücken.

20 Minuten backen, dann auf einem Drahtgitter auskühlen lassen. Mit dem Pergamentpapier aus der Form heben und in 12 Vierecke schneiden.

BUTTERNUSSKÜRBIS-LASAGNE OHNE NUDELN

Für 6 Personen
1 EL Ghee
1 Zwiebel, fein gehackt
450 g Hackfleisch, Rind oder Schwein
3 Knoblauchzehen, fein gehackt
1000 g Tomatenpüree (vorzugsweise aus dem Glas)
ca. 100 g Tomatenpaste, aus biologischem Anbau (vorzugsweise aus dem Glas)
Meersalz und frisch gemahlener schwarzer Pfeffer
2 mittelgroße oder 1 großer Butternutkürbis
4 Eier, verschlagen

Zubereitung: Backofen auf 200 Grad vorheizen.

Ghee in einer großen hochwandigen Pfanne bei mittlerer Temperatur schmelzen. Zwiebel weich dünsten, ca. 5 Minuten. Hackfleisch zugeben und anbräunen, ca. 3 bis 5 Minuten, dabei mit einem Holzlöffel trennen. Tomatenpüree und Tomatenpaste zugeben und mit Salz und Pfeffer würzen. Hitze reduzieren und köcheln lassen, während Sie den Kürbis zubereiten.

Kürbis schälen und in sehr dünne, gleichmäßige Scheiben schneiden; Kerne und Fasern entfernen. Boden einer Auflaufform, ca. 25 × 38 cm, mit Soße bedecken. 1 Schicht Kürbis einfüllen, mit reichlich Soße bedecken. Etwa ein Drittel der verschlagenen Eier darüber verteilen. Kürbis, Soße und Ei einschichten, bis alles aufgebraucht ist, und mit einer Schicht Soße enden.

25 bis 30 Minuten im Ofen garen, bis der Auflauf weich ist.

HACKBRATEN

Für 6 Personen
Ghee
450 g Rinderhackfleisch
450 g Schweinehackfleisch
1 großes Ei
½ Tasse Tomatensoße
1 Schalotte, fein gehackt
⅓ Tasse Mandelmehl
¼ Tasse rote Paprika, gewürfelt
1 TL Meersalz
½ TL Selleriesamen, gemahlen
2 bis 3 Knoblauchzehen, fein gehackt
Prise frisch gemahlener schwarzer Pfeffer
2 EL frisches Basilikum, gehackt
½ TL Rauchpaprika (optional)
1 EL Tomatenpaste
1 EL gelber Senf

Zubereitung: Ofen auf 175 Grad vorheizen. Backblech oder Brotbackform mit Ghee einfetten.

Mit sauberen Händen alle Hackbraten-Zutaten vermischen (Tomatenpaste und Senf sind für die Soße), einen Laib formen und auf das Backblech oder in die Brotbackform legen.

Tomatenpaste und Senf in einer kleinen Schüssel verrühren. Soße mit einem Pinsel auf den Hackbraten streichen. Ohne Abdeckung 45 bis 60 Minuten backen oder bis die Temperatur im Innern des Bratens 80 bis 85 Grad erreicht. Aus dem Ofen nehmen und 15 Minuten ruhen lassen; dann in Scheiben schneiden und mit gedünstetem Rotkohl und Kapern anrichten (Rezept folgt).

GEDÜNSTETER ROTKOHL MIT KAPERN

Für 6 Personen
2 TL Olivenöl Extra Vergine
1 Knoblauchzehe, fein gehackt oder zerdrückt
1 EL Kapern
ca. 100 g Rotkohl, gehackt
Saft einer Zitronenspalte
frisch gemahlener schwarzer Pfeffer

Zubereitung: Öl in einer mittelgroßen hochwandigen Pfanne bei mittlerer Temperatur erhitzen. Knoblauch und Kapern zufügen, 1 Minute dünsten. Kohl zugeben und eine weitere Minute dünsten. Zitronensaft dazugeben und Kohl garen, bis er an den Rändern leicht zu bräunen beginnt, ca. 2 bis 4 Minuten.

BONUS-REZEPT: HÜHNERBRÜHE

(Machen Sie 1 × pro Woche einen Topf davon)

1 große Zwiebel, grob gehackt

2 große Karotten, gewürfelt

3 Selleriestangen, gewürfelt

1 Huhn (ca. 2 bis 3 Kilogramm)

2 bis 4 EL Apfelessig (½ TL pro Liter Wasser)

Meersalz, naturbelassen, und frisch gemahlener schwarzer Pfeffer

1 Bund Koriander (oder 10 Zweige) oder Petersilie, gehackt

ca. 250 g Hühnerleber (optional; wenn man sie klein hackt, schmeckt man sie nicht, und sie enthält viele Nährstoffe)

Zubereitung: Alle Zutaten in einen großen Suppentopf aus Edelstahl einfüllen und mit gefiltertem Wasser bedecken. Aufkochen, dann Hitze auf sehr niedrige Temperatur reduzieren und zugedeckt ungefähr 3 Stunden köcheln lassen. Bei einem Dampfdrucktopf reicht die Hälfte der Zeit. Nach dem Garen das Fleisch von den Knochen lösen und für ein Gericht mit Hühnchen verwenden: Dafür die Hühnerteile in Olivenöl anbraten und mit Salz und Zitrone würzen.

DANKSAGUNG

Ich kann nur hoffen, das Leben der Menschen zu berühren, die mir begegnen, und offene Türen vorzufinden, um dieses Ziel zu erreichen. Die Erkenntnisse, die ich gewonnen habe, waren mit Kämpfen, Entfremdung und Verlusten verbunden. Doch dadurch ist es mir gelungen, Kontakt zu meiner Intuition aufzunehmen, meine Leidenschaft für die Naturheilkunde zu entdecken und den Sinn meines Lebens zu finden. Mein Weg wurde durch die Gedanken, Herzen und Seelen der nachfolgenden Personen geebnet, für deren Unterstützung ich unendlich dankbar bin:

Leela Hatfield, meine Kampfgefährtin und Schwester in allen anderen Bereichen des Lebens.

Ron Brogan, für das unerschütterliche Engagement und Gaben wie Gesprächsbereitschaft, Pünktlichkeit und Ausdauer, die er an mich weitergegeben hat.

Marusca Brogan, die den Nährboden für die weibliche Kraft bereitet, dieses Buch seit meiner Kindheit vorhergesehen und mir gezeigt hat, was Einfühlsamkeit bedeutet.

Andy Fink, der dieses Projekt ermöglicht, mich wahrgenommen, sich mit mir weiterentwickelt, mir die erhofften Ratschläge erteilt und sich durch sein wunderbar großes Herz ausgezeichnet hat.

John und Sharkey Fink, die darauf gewartet haben, dass ich aufwache, und mir gezeigt haben, wie viel Freude es machen kann, mit und in der Wahrheit zu leben.

Brendan Brogan, Sara Ojjeh und Lily und John Harrington, die gemeinsam mit mir die Herausforderung eines ungezügelten Lebens angenommen haben.

Dean Raffelock, Kat Toups, Michael Schachter, Sylvia Fogel, Alan Logan und Cornelia Tucker Mazzan, für ihre Großzügigkeit, Unterstützung und herzzentrierte Begleitung auf dem Weg zu intellektueller Freiheit.

Joseph Aldo, Olivier Bros und Laura Kamm, die mir gezeigt haben, dass Energie die Medizin der Zukunft ist.

James Maskell, der sicher war, dass meine Botschaft zur Evolution der Medizin und Freiheit im Gesundheitswesen gehört.

Kristin Loberg, die mir eine unzensierte Stimme zugestand, sodass mein Radius weiterreichte, als ich es für möglich hielt, für ihre Fähigkeiten der Superlative und für die beste Einstellung der Welt gegenüber dem Berg von Literaturhinweisen, Artikeln und Meinungen, die ich angesammelt habe.

Karen Rinaldi, für ihre Leidenschaft, ihre Furchtlosigkeit und ihren erfrischenden (und unterhaltsamen) Realitätssinn.

Bonnie Solow, die ihr Licht wie einen Sonnenstrahl aus der Höhe über mir scheinen ließ, und für ihr Charisma, ihre innere Stärke und Sanftmut.

Lea Pica, für ihre meisterhafte Fähigkeit, meiner Botschaft Form zu verleihen.

Keith Rhys und Jon Humberstone, die immer recht mit ihrer Ansicht hatten, wie man Veränderungen auf globaler Ebene herbeiführt.

Omri Chaimovitz, Whitney Burrell, Bipin Subedi, Healy Smith und Jason Pinto, die mir während meines Phönix-Prozesses ihre bedingungslose Liebe zuteilwerden ließen.

Nick Gonzales, für den Schatz seines Daseins auf der menschlichen Ebene und darüber hinaus und dafür, dass er mir die Wahrheit vor Augen geführt und gezeigt hat, wie man sie liebt.

Sarah Kamrath, die mich zum Kundalini-Yoga brachte und gemeinsam mit mir auf diesem Gebiet mit unvergleichlicher Anmut die Stellung hält.

Sayer Ji, dem es gelang, meine kosmische Eischale zu öffnen, für den gemeinsamen Wechsel von der akademischen zur spirituellen Welt und für den wachen Blick auf mein Manuskript.

Tahra Collins, für ihre Geschenke, ihre Zuneigung, Inspiration und Begleitung auf meinem Weg.

Swaranpal Kaur Khalsa, der erleuchteten Hebamme bei meiner Wiedergeburt.

Louise Kuo Habakus, für die Zweisamkeit als Schwestern, die Begegnung im Reich des leidenschaftlichen Kampfes um Gerechtigkeit und die Möglichkeit, mein Schwert lange genug abzulegen, um in das Potenzial meiner weiblichen Weisheit einzutauchen.

Sofia und Lucia, für meine Geburt durch eure Geburt.

Meinen Patientinnen, die meine Gurus waren und mich gelehrt haben, was wahre Heilung bedeutet.

Dem Universum, für den Reichtum eines sinnvollen, erfüllten Lebens.

ANMERKUNGEN

Einführung:
Die Psyche – Eine Depression entsteht nicht im Kopf

1. Brown, Troy, »100 Best-Selling, Most Prescribed Branded Drugs Through March [2015]«, *Medscape Medical News*, 6. Mai 2015, www.medscape.com/viewarticle/844317, Zugriff 21. September 2015.

2. Rabin, Roni Caryn, »A Glut of Antidepressants«, *New York Times*, 12. August 2013, http://well.blogs.nytimes.com/2013/08/12/a-glut-of-antidepressants/, Zugriff 21. September 2015. Für die Angaben zu Deutschland siehe: http://www.aerzteblatt.de/nachrichten/46330.

1. Den Code knacken

1. Bindley, Katherine, »Women and Prescription Drugs: One in Four Takes Mental Health Meds«, *Huffington Post,* 16. November 2011, http://www.huffingtonpost.com/2011/11/16/women-and-prescription-drug-use_n_1098023.html, Zugriff 21. September 2015. Für die Angaben zu Europa siehe: http://www.aerzteblatt.de/nachrichten/46330.

2. Warren, James, »When Health Care Kills«, *New York Daily News,* 20. Juli 2014, www.nydailynews.com/opinion/health-care-kills-article-1.1872544, Zugriff 21. September 2015. Siehe auch James, J. T., »A New, Evidence-based Estimate of Patient Harms Associated with Hospital Care«, *J Patient Saf* 9, Nr. 3 (September 2013), S. 122–8, doi: 10.1097/PTS.0b013e3182948a69. Laut einer neueren Studie schätzt das Institute of Medicine, dass jedes Jahr 98 000 Amerikaner infolge ärztlicher Fehler sterben.

3. »The Third Leading Cause of Death after Heart Disease and Cancer? Experts Debate the Harmful Effects of Psychiatric Medications«, Council for Evidence-based Psychiatry, 13. Mai 2015, http://cepuk.org/2015/05/13/third-leading-cause-death-heart-disease-cancer-experts-debate-harmful-effects-psychiatric-medications/, Zugriff 21. September 2015.

4. »Psychiatry Gone Astray«, Post von Dr. David Healy, 21. Januar 2014, http://davidhealy.org/psychiatry-gone-astray/, Zugriff 21. September 2015. Siehe auch Gotzsche, Peter, *Deadly Medicines and Organised*

Crime: How Bog Pharma Has Corrupted Healthcare, Radcliffe Publishing, New York 2013. Weitere Informationen über Dr. Gotzsche und seine Arbeit siehe http://www.deadlymedicines.dk/. Weitere Informationen über den Cochrane-Bericht siehe www.cochrane.org.

5. Godlee, Fiona, »Balancing Benefits and Harms«, *British Medical Journal* 346 (2013), f3666.

6. Prasad, V. et al., »A Decade of Reversal: An Analysis of 146 Contradicted Medical Practices«, *Mayo Clinic Proceedings* 88, Nr. 8 (August 2013), S. 790–8, doi: 10.1016/j.mayocp.2013.05.012, Epub 18. Juli 2013.

7. Morris, Z. S., S. Wooding und J. Grant, »The Answer Is 17 Years, What Is the Question: Understanding Time Lags in Translational Research«, *Journal of the Royal Society of Medicine* 104, Nr. 12 (Dezember 2011), S. 510–20, doi: 10.1258/jrsm.2011.110180.

8. Horton, Richard, »Offline: What Is Medicine's 5 Sigma?« *Lancet* 385 (April 2015).

9. Garrow, J. S., »What to Do about CAM: How Much of Orthodox Medicine Is Evidence Based?«, *British Medical Journal* 335, Nr. 7627 (November 2007), S. 951.

10. Berman, Brian et al., »Reviewing the Reviews«, *International Journal of Technology Assessment in Health Care* 17 (2001), S. 457–66.

11. Fakten über Depressionen weltweit siehe Website der WHO, www.who.int/mediacentre/factsheets/fs369/en/.

12. Dieser Abschnitt wurde meinem Blog-Post auf www.kellybroganmd.com entnommen. Siehe auch »Have You Been Told It's All In Your Head? The New Biology of Mental Illness«, 25. September 2014.

13. Mojtabai, R. und M. Olfson, »Proportion of Antidepressants Prescribed without a Psychiatric Diagnosis Is Growing«, in *Health Affairs* (Millwood) 30, Nr. 8, (August 2011), S. 1434–42, doi: 10.1377/hlthaff.2010.1024. Siehe auch Shute, Nancy, »Antidepressants Use Climbs, as Primary Care Doctors Do the Prescribing«, *National Public Radio*, 4. August 2011, www.npr.org/sections/health-shots/2011/08/06/138987152/antidepressant-use-climbs-as-primary-care-doctors-do-the-prescribing, Zugriff 22. September 2015. Für die Zahlen zu Deutschland siehe: http://www.fr-online.de/medizin/depressionen-medikamente-experten-bezweifeln-nutzen-von-antidepressiva, 5024016,21881648.html.

14. Siehe mein Blog-Post auf www.kellybrogranmd.com, »Antidepressants: No Diagnosis Needed«, 21. April 2014.

15. Takayanagi, Y. et al., »Antidepressant Use and Lifetime History of Mental Disorders in a Community Sample: Results from the Baltimore Epidemiologic Catchment Area Study«, *Journal of Clinical Psychiatry* 76, Nr. 1 (Januar 2015), S. 40–44, doi: 10.4088/JCP.13m08824.

16. Für einen allgemeinen Überblick über den Zusammenhang zwischen Entzündungen und Depression siehe Miller, A. H. et al., »Inflammation and Its Discontents: The Role of Cytokines in the Pathophysiology of Major Depression«, *Bio Psychiatry* 65, Nr. 9 (1. Mai 2009), S. 732–41, doi: 10.1016/j.biopsych.200811.029. Siehe auch Haroon, E. et al., »Psychoneuroimmunology Meets Neuropsychopharmacology: Translational Implications of the Impact of Inflammation on Behavior«, *Neuropsychopharmacology* 37, Nr. 1 (Januar 2012), S. 137–62, doi: 10.1038/npp.2011.205.

17. Dantzer, R. et al., »From Inflammation to Sickness and Depression: When the Immune System Subjugates the Brain«, *Nat Rev Neurosci* 9, Nr. 1 (Januar 2008), S. 46–56.

18. Udina, M. et al., »Interferon-induced Depression in Chronic Hepatitis C: A Systematic Review and Meta-analysis«, *J Clin Psychiatry* 73, Nr. 8 (August 2012), S. 1128–38, doi: 10.4088/JCP.12r07694. Siehe auch Alavi, M. et al., »Impact of Pegylated Interferon-a-2a Treatment on Mental Health During Recent Hepatitis C Virus Infection«, *J Gastroenterol Hepatol* 27, Nr. 5 (Mai 2012), S. 957–65, doi: 10.1111/j.1440-1746.2011.07035.x.

19. Andre, C. et al., »Diet-induced Obesity Progressively Alters Cognition, Anxiety-like Behavior and Lipopolysaccharide-induced Depressive-like Behavior: Focus on Brain Indoleamine 2,3-dioxygenase Activation«, *Brain Behav Immun* 41, (Oktober 2014), S. 10–21, doi: 10.1016/j.bbi.2014.03.012.

20. Pan, A. et al., »Bidirectional Association between Depression and Type 2 Diabetes Mellitus in Women«, *Arch Intern Med* 170, Nr. 21 (22. November 2010), S. 1884–91, doi: 10.1001/archinternmed.2010.356.

21. Luppino, F. S. et al., »Overweight, Obesity, and Depression: A Systematic Review and Meta-analysis of Longitudinal Studies«, *JAMA Psychiatry* 67, Nr. 3 (März 2010).

22. Berk, M. et al., »So Depression Is an Inflammatory Disease, but Where Does The Inflammation Come From?«, *BMC Med* 11 (12. September 2013), S. 200, doi: 10.1186/1741-7015-11-200.

23. Anderson, G. et al., »Biological Phenotypes Underpin the Physio-somatic Symptoms of Somatization, Depression, and Chronic Fatigue

Syndrome«, *Acta Psychiatr Scand* 129, Nr. 2 (Februar 2014), S. 83–97, doi: 10.1111/acps.12182.

24. Ebenda.

25. Louveau, A. et al., »Structural and Functional Features of Central Nervous System Lymphatic Vessels«, *Nature* 523, Nr. 7560 (16. Juli 2015), S. 337–41, doi: 10.1038/nature14432.

26. Für einen allgemeinen Überblick über das menschliche Mikrobiom des Human Microbiome Project siehe http://hmpdacc.org/overview/about.php.

27. Informationen über Hans Selye und die Geschichte oder »Geburt von Stress« siehe www.stress.org des American Institute of Stress.

28. McEwen, Bruce S. und Eliot Stellar, »Stress and the Individual: Mechanisms Leading to Disease«, *Arch Intern Med* 153, Nr. 18 (1993), S. 2093–101, doi: 10.1001/archinte.1993.00410180039004.

29. Wohleb, E. S. et al., »Monocyte Trafficking to the Brain with Stress and Inflammation: a Novel Axis of Immune-to-brain Communication that Influences Mood and Behavior«, *Front Neurosci* 8 (21. Januar 2015), S. 447, doi:10.3389/fnins.2014.00447.

30. O'Sullivan, R. L. et al., »The Neuro-immuno-cutaneous-endocrine Network: Relationship of Mind and Skin«, *Arch Dermatol 134*, Nr. 11 (November 1998), S. 1431–5.

31. Durisko, Z. et al., »An Adaptionist Perspective on the Etiology of Depression«, *J Affect Disord 172C* (28. September 2014), S. 315–23, doi: 10.1016/j.jad.2014.09.032.

32. Ebenda.

33. Siehe mein Post unter www.kellybroganmd.com, »A Model Consent Form for Psychiatric Drug Treatment«, 2. Juni 2015.

34. Tiihionen, J. et al., »Psychotropic Drugs and Homicide: a Prospective Cohort Study from Finland«, *World Psychiatry* (2015), doi: 10.1002/wps.20220.

35. Gotzsche, P. C. et al., »Does Long Term Use of Psychiatric Drugs cause More Harm than Good?«, *BMJ* 350 (12. Mai 2015): h2435, doi: 10.1136/bmj.h2435.

36. Amerio, A. et al., »Are Antidepressants Mood Destabilizers?«, *Psychiatry Res* 227, Nr. 2–3 (30. Juni 2015), S. 374–75, doi: 10.1056/j.psychres.2015.03.028.

37. Siehe mein Post unter www.kellybroganmd.com, »Psych Meds Put 40 Million Americans at Risk for Cancer«, 5. Mai 2015.

38. Amerio, A. et al., »Carcinogenicity of Psychotropic Drugs: A Systematic Review of US Food and Drug Administration-required Preclinical in Vivo Studies«, *Australian and New Zealand Journal of Psychiatry* 49, Nr. 8 (August 2015), S. 686–96, doi: 10.1177/0004867415582231.
39. Berry, N. et al., »Catatonia and Other Psychiatric Symptoms with Vitamin B$_{12}$ Deficiency«, *Acta Psychiatr Scand* 108, Nr. 2 (August 2003), S. 156–9.

2. Das Wahrheitsserum:
Die Entschleierung des Serotonin-Mythos

1. www.aerzteblatt.de/nachrichten/46330
2. Calderone, Julia, »The Rise of All-Purpose Antidepressants«, *Scientific American* 24, Nr. 6 (16. Oktober 2014), www.scientificamerican.com/article/the-rise-of-all-purpose-antidepressants/.
3. Teile dieses Abschnitts wurden von meinem Post auf Mercola.com mit dem Titel »A Psychiatrist's Perspective on Using Drugs« adaptiert; 16. Januar 2014, http://articles.mercola.com/sites/articles/archive/2014/01/16/dr-brogan-on-depression.aspx. Zugriff 21. September 2015.
4. Weitere Informationen über die Geschichte der Verwendung von Antidepressiva siehe Whitaker, Robert, *Anatomy of an Epidemic: Magic Bullets, Psychiatric Drugs, and the Astonishing Rise of Mental Illness in America,* Crown, New York 2010. Siehe auch seine Website www.MadinAmerica.com.
5. Ebenda.
6. Posternak, M. A. et al., »The Naturalistic Course of Unipolar Major Depression in the Absence of Somatic Therapy«, *J Nerv Ment Dis* 194, Nr. 5 (Mai 2006), S. 324–29.
7. Cosgrove, L. et al., »Financial Ties between DSM-IV Panel Members and the Pharmaceutical Industry«, *Psychother Psychosom* 75, Nr. 3 (2006), S. 154–60.
8. Für eine Artikelsammlung von Dr. Allen Frances siehe seine Posts in *Psychiatric Times,* www.psychiatrictimes.com/authors/allen-frances-md. Siehe auch sein Buch *Saving Normal; An Insider's Revolt Against Out-of-Control Psychiatric Diagnosis, DSM-5, Big Pharma, and the Medicalization of Ordinary Life,* William Morrow, New York 2013. Siehe auch www.psychiatrictimes.com/authors/allen-frances-md#sthash. NJ03o7jI.dpuf.

9. Frances, Allen, »The New Crisis of Confidence in Psychiatric Diagnosis«, *Annals of Internal Medicine* 159, Nr. 3 (6. August 2013), S. 221–22. Siehe auch Frances, Allen, »The Past, Present and Future of Psychiatric Diagnosis«, *World Psychiatry* 12, Nr. 2 (Juni 2013), S. 111–12.

10. Takayanagi, Y. et al., »Antidepressant Use and Lifetime History of Mental Disorders in a Community Sample: Results from Baltimore Epidemiologic Catchment Area Study«, *Journal of Clinical Psychiatry* 76, Nr. 1 (Januar 2015), S. 40–44, doi: 10.4088/JCP.13m08824.

11. Doshi, Peter, »No Correction, No Retraction, No Apology, No Comment: Paroxetine Trial Reanalysis Raises Questions about Institutional Responsibility«, *BMJ* 351 (2015), h4629.

12. Zugang zu Prozessdokumenten siehe www.justice.gov/sites/default/files/opa/legacy/2012/07/02/us-complaint.pdf.

13. Moncrieff, J. und D. Cohen, »Do Antidepressants Cure or Create Abnormal Brain States?«, *PLoS Med* 3, Nr. 7 (Juli 2006), S. e240.

14. Teile des Abschnitts sind von meinem Post auf Mercola.com adaptiert, »A Psychiatrist's Perspective on Using Drugs«, 16. Januar 2014, http://articles.mercola.com/sites/articles/archive/2014/01/16/dr-brogan-on-depression.aspx, Zugriff 21. September 2015.

15. Siehe Teil I und II. Lopez-Munoz, F. et al., »Half a Century of Antidepressant Drugs: On the Clinical Introduction of Monoamine Oxidase Inhibitors, Tricycles, and Tetracyclics. Monoamine Oxidase Inhibitors«, *J.Clin Psychopharmacol* 27, Nr. 6 (Dezember 2007), S. 555–9. Siehe auch Davies, L. D. und M. Shepherd, »Reserpine in the Treatment of Anxious and Depressed Patients«, *Lancet* 269, Nr. 6881 (16. Juli 1955), S. 117–20.

16. Davies, D. L. und M. Shepherd, »Reserpine in the Treatment of Anxious and Depressed Patients«, *Lancet* 269, Nr. 6881 (16. Juli 1955), S. 117–20.

17. Schildkraut, J. J., »The Catecholamine Hypothesis of Affective Disorders: A review of Supporting Evidence, 1965«, *J Neuropsychiatry Clin Neurosci* 7, Nr. 4, (Herbst 1995), S. 524–33, Gespräch S. 523–4.

18. Castrén, E., »Is Mood Chemistry?« *Nat Rev Neurosci* 6, Nr. 3 (März 2005), S. 241–6.

19. Belmaker, R. H. und G. Agam, »Major Depressive Disorder«, *N Engl J Med* 358, Nr. 1 (Januar 2008), S. 55–68, doi: 10.1056/NEJMra073096.

20. Lam, K. S. et al., »Neurochemical Correlates of Autistic Disorder: A Review of the Literature«, *Res Dev Disabil* 27 (2006), S. 254–89. Siehe auch Abi-Dargham, A. et al., »The Role of Serotonin in the Pathophy-

siology and Treatment of Schizophrenia«, *J Neuropsychiatry Clin Neurosci* 9 (1997), S. 1–17.

21. Andrews, Paul et al., »Is Serotonin an Upper or Downer? The Evolution of the Serotonergic System and Its Role in Depression and the Antidepressant Response«, *Neuroscience & Behavioral Review* 51 (April 2015), S. 164–88. Weitere Informationen über die Forschungsprojekte und eine ausgewählte Liste seiner Publikationen unter www.science.mcmaster.ca/pnb/andrews.

22. McMaster University, »Science behind commonly used anti-depressants appears to be backwards, researchers say«, *Science Daily.* www.sciencedaily.com/releases/2015/02/150217114119.htm, Zugriff 22. September 2015.

23. Castrén, E., »Is Mood Chemistry?«, *Nat Rev Neurosci* 6, Nr. 3 (März 2005), S. 241–6.

24. Belmaker, R. H. und G. Adam, »Major Depressive Disorder«, *N Engl J Med* 358, Nr. 1 (Januar 2008), S. 55–68, doi: 10.1056/NEJMra073096.

25. Carlat, David, *Unhinged: The Trouble with Psychiatry – A Doctors's Revelations about a Profession in Crisis,* Free Press, New York 2010.

26. Breggin, Peter und David Cohen, *Your Drug May Be Your Problem: How and Why to Stop Taking Psychiatric Medications,* Da Capo Press, New York 1999.

27. Caspi, Avshalom et al., »Influence of Life Stress on Depression: Moderation by a Polymorphism in the 5-HTT Gene«, *Science* (18. Juli 2003), S. 386–9.

28. Risch, N. et al., »Interaction between the Serotonin Transporter Gene (5-HTTLPR), Stressful Life Events, and Risk of Depression: A Meta-analysis«, *JAMA* 301, Nr. 23 (17. Juni 2009), S. 2462–71, doi: 10.1001/jama.2009.878.

29. Siehe mein Post unter www.kellybroganmd.com/article/depression-serotonin.

30. Weitere Informationen über Daniel Carlats Arbeit und Veröffentlichungen siehe www.danielcarlat.com.

31. Lacasse, Jeffrey R. und Jonathan Leo, »Serotonin and Depression: A Disconnect between the Advertisements and the Scientific Literature«, *PLoS Med* 2, Nr. 12 (8. November 2005), S. e392, doi: 10.1371/journal.pmed.0020392. Siehe auch Aktualisierung des Berichts in »Antidepressants and the Chemical Imbalance Theory of Depression: A Reflection and Update on the Discourse«, *Behavior Therapist* 38,

Nr. 7 (Oktober 2015), S. 206. Eine Publikation der Association for Behavioral and Cognitive Therapies.

32. Murray, Ed. et al., »Direct-to-consumer-Advertising: Physicians' Views of Its Effects on Quality of Care and the Doctor-patient Relationship«, *J Am Board Fam Pract* 16, Nr. 6 (November–Dezember 2003), S. 513–24.

33. Avery, R. J. et al., »The Impact of Direct-to-consumer Television and Magazine Advertising on Antidepressant Use«, *J Health Econ 31*, Nr. 5 (September 2012), S. 705–18, doi: 10.1016/j.healeco.2012.05.002.

34. Staton, Tracy, »Pharma's Ad Spend Vaults to $ 4.5B, with Big Spender Pfizer Leading the Way«, 25. März 2015, www.fiercepharmamarketing.com/story/pharmas-ad-spend-vaults-45b-big-spender-pfizer-leading-way/2015-03-25.

35. Lacasse, Jeffrey R. und Jonathan Leo, »Serotonin and Depression: A Disconnect between the Advertisements and the Scientific Literature«, *PLoS Med 2*, Nr. 12 (8. November 2005), S. e392, doi: 10.1371/journal.pmed.0020392.

36. Valenstein, E. S., *Blaming the Brain: The Truth about Drugs and Mental Health,* Free Press, New York 1998, S. 292.

37. Smith, Brendan L., »Inappropriate Prescribing«, *Monitor on Psychology,* eine Publikation der American Psychological Association, Bd. 43, Nr. 6 (Juni 2012), S. 36, www.apa.org/monitor/2012/06/prescribing.aspx. Siehe auch Carolyn C. Ross' Post »Do Antidepressants Really Work?«, *Psychology Today,* 20. Februar 2012, www.psychologytoday.com/blog/real-healing/201202/do-anti-depressants-really-work.

38. »The Other Drug War: Big Pharma's 625 Washington Lobbyists«, von Citizen.org., 23. Juli 2001, www.citizen.org/documents/pharmadrugwar, PDF. Siehe auch Ben Wolfords Titelgeschichte über die Korruption in den großen Pharmakonzernen im Magazin *Newsweek,* »Big Pharma Plays Hide-the-Ball With Data«, 13. November 2014.

39. Ebenda.

40. Turner, E. H. et al., »Selective Publications of Antidepressant Trials and Its Influences on Apparent Efficacy«, *N Engl J Med* 358, Nr. 3 (17. Januar 2008), S. 252–60, doi: 10.1056/NEJMsa065779.

41. Fava, M. et al., »A Comparison and Mirtazapine and Nortriptyline Following Two Consecutive Failed Medication Treatments for Depressed Outpatients: A STAR*D Report«, *Am J Psychiatry* 163, Nr. 7 (Juli 2006), S. 1161–72.

42. Aquino, John T., »Whistleblower Claims Forest Bribed Study's Investigator to Favor Celexa«, Bloomberg Bureau of National Affairs, 1. Februar 2012, www.bna.com/whistleblower-claims-forest-n1288 4907568/.

43. Siehe www.fda.gov/ICECI/CriminalInvestigations/ucm245543. htm.

44. Kirsch, Irving und Guy Sapirstein, »Listening to Prozac but Hearing Placebo: A Meta-analysis of Antidepressant Medication«, *Prevention & Treatment* 1, Nr. 2 (Juni 1998).

45. Kirsch, Irving et al., »Initial Severity and Antidepressant Benefits: A Meta-Analysis of Data Submitted to the Food and Drug Administration«, *PLoS Med* 5, Nr. 2 (2008), S. e45, doi: 10.1371/journal. pmed.0050045.

46. Kirsch, Irving, »Challenging Received Wisdom: Antidepressants and the Placebo Effect«, *Mcgill J Med* 11, Nr. 2 (November 2008), S. 219–22.

47. Mehr über die Arbeiten und Publikationen von Dr. Kirsch siehe http://programinplacebostudies.org/about/people/irving-kirsch/.

48. Rutherford, B. R. et al., »The Role of Patient Expectancy in Placebo and Nocebo Effects in Antidepressant Trials«, *J Clin Psychiatry* 75, Nr. 10 (Oktober 2014), S. 1040–6, doi: 10.4088/JCP.13m08797.

49. Mehr über die Arbeiten von Dr. David Healey siehe http://davidhealy. org/.

50. Siehe www.MadinAmerica.com.

51. Eine Liste der Studien, die kurz- und langfristige Einnahme von Antidepressiva bestätigen, siehe Whitakers Seite »Antidepressants/Depression« www.madinamerica.com/mia-manual/antidepressantsdepression/.

52. Ronalds, C. et al., »Outcome of Anxiety and Depressive Disorders in Primary Care«, *Br J Psychiatry* 171 (November 1997), S. 427–33.

53. Goldberg, D. et al., »The Effects of Detection and Treatment on the Outcome of Major Depression in Primary Care: A Naturalistic Study in 15 Cities«, *Br J Gen Pract* 48, Nr. 437 (Dezember 1998), S. 1840–4.

54. Moore, Thomas J. et al., »Prescription Drugs Associated with Reports of Violence Against Others«, *PLoS One* 5, Nr. 12 (15. Dezember 2010), S. e15337.

55. Siehe www.madinamerica.com/mia-manual/antidepressantsdepression/.

56. Siehe www.ncbi.nlm.nih.gov/books/NBK54348/.

57. Louveau, A. et al., »Structural and Functional Features of Central Nervous System Lymphatic Vessels«, *Nature* 523, Nr. 7560 (16. Juli 2010), S. 337–41, doi: 10.1038/nature14432.

58. Schaefer, Alexander, et al., »Serotonergic Modulation of Intrinsic Functional Connectivity«, *Current Biology* 24, Nr. 19 (September 2014), S. 2314–8, doi: 10.1016/j.cub.2014.08.024. Auf Deutsch: http://www.aerzteblatt.de/nachrichten/60216/.

59. Hyman, S. E. und E. J. Nester, »Initiation and Adaption: A Paradigm for Understanding Psychotropic Drug Action«, *Am J Psychiatry* 153, Nr. 2 (Februar 1996), S. 151–62.

60. Andrews, P. W. et al., »Blue Again: Perturbational Effects of Antidepressants Suggest Moniaminergetic Homeostasis in Major Depression«, *Front Psychol* 2 (7. Juli 2011), S. 159, doi: 10.3389/fpsyg.2011.00159.

61. Ebenda.

62. Van Veel-Baumgarten, E. M. et al., »Treatment of Depression Related to Recurrence: 10-Year Follow-up in General Practice«, *J Clin Pharm Ther* 25, Nr. 1 (Februar 2000), S. 61–6.

63. Viguera, A. C. et al., »Discontinuing Antidepressant Treatment in Major Depression«, *Harv Rev Psychiatry* 5, Nr. 6 (März/April 1998), S. 293–306.

64. Siehe www.madinamerica.com/wp-content/uploads2011/11/Can-longterm-antidepressant-use-be-depressogenic.pdf.

65. Hickey, Phil, »Antidepressants Make Things Worse in the Long Term«, *Behaviorism and Mental Health*, Blog-Post, 8. April 2014, www.behaviorismandmentalhealth.com/2014/04/08/antidepressants-make-things-worse-in-the-long-term/.

66. Whitaker, Robert, *Anatomy of an Epidemic: Magic Bullets, Psychiatric Drugs, and The Astonishing Rise of Mental Illness in America*, Crown, New York 2010, S. 169–70.

67. Siehe www.madinamerica.com/2015/02/stopping-ssri-antidepressants-can-cause-long-intense-withdrawal-problems/.

68. Chouinard, G. und V. A. Chouinard, »New Classification of Selective Serotonin Reuptake Inhibitor Withdrawal«, *Psychother Psychosom* 84, Nr. 2 (21. Februar 2015), S. 63–71.

69. Aus meinem Post auf MadinAmerica.com., »Depression: It's Not Your Serotonin«, 30. Dezember 2014, www.madinamerica.com/2014/12/depression-serotonin/.

70. Babyak, M. et al., »Exercise Treatment for Major Depression: Maintenance of Therapeutic Benefit at 10 Months«, *Psychosom Med* 62, Nr. 5, (September–Oktober 2000), S. 633–8.

3. Die neue Biologie der Depression

1. Köhler, O. et al., »Effect of Anti-inflammatory Treatment on Depression, Depressive Symptoms, and Adverse Effects: A Systematic Review and Meta-analysis of Randomized Clinical Trials«, *JAMA Psychiatry* 71, Nr. 12 (1. Dezember 2014), S. 1381–91, doi: 10.1001/jamapsychiatry.2014.1611.

2. Haroon, E. et al., »Psychoneuroimmunology Meets Neuropsychopharmacology: Translational Implications of the Impact of Inflammation on Behavior«, *Neuropsychopharmacology* 37, Nr. 1 (Januar 2012), S. 137–62, doi: 10.1038/npp.2011.205.

3. Müller, Norbert, »Immunology of Major Depression«, *Neuroimmunomodulation* 21. Nr. 2–3 (2014), S. 123–30, doi: 10.1159/0003565 40.

4. Gibney, S. M. und H. A. Drexhage, »Evidence for a Dysregulated Immune System in the Etiology of Pschiatric Disorders«, *J Neuroimmune Pharmacol* 8, Nr. 4 (September 2013), S. 900–20, doi: 10.1007/ s11481-013-9462-8.

5. Logan, A. C. et al., »Natural Environments, Ancestral Diets, and Microbial Ecology: Is There a Modern ›Paleo-deficit Disorder?‹ Teil I«, *J Physiol Anthropol* 35, Nr. 1 (2015), S. 1, veröffentlicht online, 31. Januar 2015, doi: 10.1186/s40101-015-0041-y.

6. Garay, Paula A. und A. Kimberly McAllister, »Novel Roles for Immune Molecules in Neural Development: Implications for Neurodevelopmental Disorders«, *Front Synaptic Neurosci* 2 (2010), S. 136, doi: 10.3389/fnsyn.2010.00136.

7. Louveau, A. et al., »Structural and Functional Features of Central Nervous System Lymphatic Vessels«, *Nature* 523, Nr. 7560 (16. Juli 2015), S. 337–41, doi: 10.1038/nature14432.

8. Martin, C. et al., »The Inflammatory Cytokines: Molecular Biomarkers for Major Depression Disorder?«, *Biomark Med* 9, Nr. 2 (2015), S. 169–80, doi: 10.2217/bmm.14.29.

9. Dahl, J. et al., »The Plasma Levels of Various Cytokines Are Increased During Ongoing Depression and Are Reduced to Normal Levels After Recovery«, *Psychoneuroendocrinology* 45 (Juli 2014), S. 77–86, doi:

10.1016/j.psyneuen.2014.03.019. Siehe auch Alesci, S. et al., »Major Depression Associated with Significant Diurnal Elevations in Plasm Interleukin-6 Levels, a Shift of Its Circadian Rhythm, and Loss of Physiological Complexity in Its Secretion: Clinical Implications«, *J Clin Endocrinol Metab* 90, Nr. 5 (Mai 2005), S. 2522–30.

10. Pasco, J. A. et al., »Association of High-sensitivity C-reactive Protein with the de novo Major Depression«, *Br J Psychiatry* 197, Nr. 5 (November 2010), S. 372–7, doi: 10.1192/bjp.bp.109.076430.

11. Hoyo-Becerra, C. et al., »Insights from Interferon-related Depression for the Pathogenesis of Depression Associated with Inflammation«, *Brain behave Immun* 42 (November 2014), S. 222–31, doi: 10.1016/j. bbi.2014.06.200.

12. Segerstrom, S. C. und G. E. Miller, »Psychological Stress and the Human Immune System: a Meta-analysis Study of 30 Years of Inquiry«, *Psychol Bull* 130, Nr. 4 (Juli 2004), S. 601–30.

13. Carvalho, L. A. et al., »Inflammatory Activation Is Associated with a Reduced Glucocorticoid Receptor alpha/beta Expression Ratio in Monocytes of Inpatients with Melancholic Major Depression Disorder«, *Transl Psychiatry* 4 (14. Januar 2014), S. e344, doi: 10.1038/ tp.2013.118.

14. Köhler, O. et al., »Effect of Anti-inflammatory Treatment on Depression, Depressive Symptoms, and Adverse Effects: A Systematic Review and Meta-analysis of Randomized Clinical Trials«, *JAMA Psychiatry* 71, Nr. 12 (1. Dezember 2014), S. 1381–91, doi: 10.1001/jamapsychiatry.2014.1611.

15. Yu, J. J. et al., »Chronic Supplementation of Curcumin Enhances the Efficacy of Antidepressants in Major Depressive Disorder: A Randomized, Double-Blind, Placebo-Controlled Pilot Study«, *J Clin Psychopharmacol* 35, Nr. 4 (August 2015), S. 406–10, doi: 10.1097/ JCP.0000000000000352.

16. Maes, M. et al., »The Gut-brain Barrier in Major Depression: Intestinal Mucosal Dysfunction with an Increased Translocation of LPS from Gram Negative Enterobactria (Leaky Gut) Plays a Role in the Inflammatory Pathophysiology of Depression«, *Neuro Endocrinol Lett* 29, Nr. 1 (Februar 2008), S. 117–24.

17. Berk, M. et al., »So Depression Is an Inflammatory Disease, but Where Does the Inflammation Come From?« *BMC Med* 11 (12. September 2013), S. 200, doi: 10.1186/1741-7015-11-200.

18. Gao, Y. et al., »Depression as a Risk Factor for Dementia and Mild Cognitive Impairment: a Meta-analysis of Longitudinal Studies«, *Int J Geriatr Psychiatry* 28, Nr. 5 (Mai 2013), S. 441–9, doi: 10.1002/gps.3845; Epub 19. Juli 2012. Siehe auch Bested, A. C. et al., »Intestinal Microbiota, Probiotics and Mental Health: from Mechnikoff to Modern Advances: Part II – Contemporary Contextual Research«, *Gut Pathog* 5, Nr. 1 (14. März 2013), S. 3, doi: 10.1186/1757-4749-5-3.

19. Theoharis, T. C., »On the Gut Microbiome-Brain Axis and Altruism«, Leitartikel für *Clinical Therapeutics* 37, Nr. 5 (2015).

20. Dinan, T. G. und J. F. Cyran, »Regulation of the Stress Response by the Gut Microbiota: Implications for Psychoneuroendocrinology«, *Psychoneuroendocrinology* 37, Nr. 9 (September 2012), S. 1369–78, doi: 10.1016/j.psyneuen.2012.03.007.

21. Umfassender Überblick über das menschliche Mikrobiom siehe Smith, Peter Andrey, »Can the Bacteria in Your Gut Explain Your Mood?«, *New York Times*, 23. Juni 2015, http://www.nytimes.com/2015/06/28/magazine/can-the-bacteria-in-your-gut-explain-your-mood.html.

22. Bercik, P. et al., »Chronic Gastrointestinal Inflammation Induces Anxiety-like Behavior and Alters Central Nervous System Biochemisty in Mice«, *Gastroenterology* 139, Nr. 6 (Dezember 2010), S. 2102–112. e1, doi: 10.1053/j.gastro.2010.06.063.

23. Bercik, P. et al., »The Intestinal Microbiota Affect Central Levels of Brain-derived Neurotropic Factor and Behavior in Mice«, *Gastroenterology* 141, Nr. 2 (14. August 2011), S. 599–609, 609.e1–3, doi: 10.1053/jgastro.2011.04.052.

24. Friedrich, M. J., »Unraveling the Influence of Gut Microbes on the Mind«, *JAMA* 313, Nr. 17 (2015), S. 1699–701, doi: 10.11001/jama.2015.2159.

25. Ebenda.

26. Erny, Daniel et al., »Host Microbiota Constantly Control Maturation and Function of Microglia in the CNS«, *Nature Neuroscience* 18 (2015), S. 965–77, doi: 10.1038/nn.4030. Siehe auch Borre, Y. E. et al., »Microbiota and Neurodevelopment Windows: Implications for Brain Disorders«, *Trends Mol Med* 20, Nr. 9 (September 2014), S. 509–18, doi: 10.1016/j.molmed.2014.05.002.

27. Azad, M. B. et al., »Gut Microbiota and Healthy Canadian Infants: Profiles by Mode of Delivery and Infant Diet at 4 Month«, *CMAJ* 185, Nr. 5 (19. März 2013), S. 385–94, doi: 10.1503/cmaj.121189.

28. *Canadian Medical Association Journal*, »Infant gut microbiota influenced by caesarian section and breastfeeding practices; may impact long-term health«, *Science Daily*, www.sciencedaily.com/relaeases/2013/02/130211134842.htm, Zugriff 23. September 2015.

29. Blaser, Martin J., *Missing Microbes: How the Overuse of Antibiotics Is Fueling Our Modern Plagues,* Henry Holt and Co., New York 2014.

30. Pressemitteilung Nr. 098 vom 19.03.2012 des Statistischen Bundesamtes: *Fast ein Drittel aller Krankenhausentbindungen per Kaiserschnitt.* https://www.destatis.de/DE/PresseService/Presse/Pressemitteilungen/2012/03/PD12_098_231.html.

31. Dominguez-Bello, M. G. et al., »Delivery Mode Shapes the Acquisition and Structure of the Initial Microbiota Across Multiple Body Habitats in Newborn«, *Proc Natl Acad Sci USA* 197, Nr. 26 (29. Juni 2010), S. 11971–5.

32. Logan, A. C. et al., »Natural Environments, Ancestral Diets, and Microbial Ecology: Is There a Modern ›Paleo-deficit Disorder?‹ Teil I«, *J Physiol Anthropol* 35, Nr. 1 (2015), veröffentlicht online, 31. Januar 2015, doi: 10.1186/s40101-015-0041-y. Siehe auch Teil II: www.ncbi.nlm.nih.gov/pmc/articles/PMC4353476/.

33. Schnorr, S. L. et al., »Gut Microbiome of the Hadza Hunter-gatherers«, *Nat Commun* 5 (15. April 2014), S. 3654, doi: 10.1038/ncomms4654. Siehe auch »Some Indigenous People from the Amazonas Have the Richest and Most Diverse Microbiota Ever Recorded in Humans«, Artikel, gepostet am 20. Mai 2015 von Gut Microbiota Watch Organization, www.gutmicrobiotawatch.org.

34. Weitere Informationen über Dr. William Parkers Arbeiten und Publikationen siehe http://surgery.duke.edu/faculty/details/0115196.

35. Logan, A. C. et al., »Natural Environments, Ancestral Diets, and Microbial Ecology: Is There a Modern ›Paleo-deficit Disorder?‹ Teil I«, *J Physiol Anthropol* 35, Nr. 1 (2015), veröffentlicht online, 31. Januar 2015, doi: 10.1186/s40101-015-0041-y.

36. Ebenda.

37. Turnbaugh, Peter J. et al., »A Core Gut Microbiome in Obese and Lean Twins«, *Nature* 457 (22. Januar 2009), S. 480–4, doi: 10.1038/nature07540. Siehe auch Turnbaugh, Peter J. et al., »The Effect of Diet on the Human Gut Microbiome: A Metagenomic Analysis in Humanized Gnotobiotic Mice«, *Sci Tranls Med* 1, Nr. 6 (11. November 2009), S. 6ra14, doi: 10.1126/scitranslmed. 3000322.

38. Bested, A. C. et al., »Intestinal Microbiota, Probiotics and Mental Health: from Mechnikoff to Modern Advances: Part II – Contemporary Contextual Research«, *Gut Pathog* 5, Nr. 1 (14. März 2013), S. 3, doi: 10.1186/1757-4749-5-3.

39. Hadjivassiliou, M. et al., »Gluten Sensitivity as a Neurological Illness«, *J Neurol Neurosurg Psychiatry* 72, Nr. 5 (Mai 2002), S. 560–3.

40. Weitere Informationen über die Rolle von Gluten in der Gehirnpathologie und eine Synthese der aktuellen Forschungsprojekte siehe Perlmutter, Dr. David, *Grain Brain: The Surprising Truth about Wheat, Carbs, and Sugar … Your Brain's Silent Killers,* Little, Brown, New York 2013. Siehe auch Shor, D. B. et al., »Gluten Sensitivity in Multiple Sclerosis: Experimental Myth or Clinical Truth?«, *Ann N Y Acad Sci* Nr. 1173 (September 2009), S. 343–9.

41. Bernardo, D. et al., »Is Gliadin Really Safe for Non-coeliac Individuals? Production of Interleukin 15 in Biopsy Culture from Non-coeliac Individuals Challenged with Gliadin Peptides«, *Gut* 56, Nr. 6 (Juni 2007), S. 889–90.

42. Überblick und Referenzsammlung über die Auswirkungen von Glyphosat siehe Mercola, Dr. Joseph, »Research Reveals Previously Unknown Pathway by which Glyphosate Wrecks Health«, Post auf Mercola.com, 14. Mai 2013, http://articles.mercola.com/sites/articles/archive/2013/05/14/glyphosate.aspx.

43. Suez, J. et al., »Artificial Sweeteners Induce Glucose Intolerance by Altering the Gut Microbiota«, *Nature* 514, Nr. 7521 (9. Oktober 2014), S. 181–6, doi: 10.1038/nature13793.

44. DAK: Antibiotika Report 2014. https://www.dak.de/dak/download/Antibiotika-Report_2014-1486100.pdf.

4. Die großen Hochstapler in der Psychiatrie

1. Caturegli, P. et al., »Hashimoto's Thyroiditis: Celebrating the Centennial through the Lens of the Johns Hopkins Hospital Surgery Pathology Records«, *Thyroid* 23, Nr. 2 (Februar 2013), S. 142–50, doi: 10.1089/thy.2012.0554.

2. Siehe auch Dr. Goldmanns Veröffentlichungen, www.drmarkgold.com/dr-mark-s-gold-addiction-medicine-books-and-publications/.

3. Degner, D. et al., »Association between Autoimmune Thyroiditis and Depressive Disorder in Psychiatric Outpatients«, *Eur Arch Psychiatry*

Clin Neurosci 265, Nr. 1 (Februar 2015), S. 67–72, doi: 10.1007/s00406-014-0529-1.

4. Zusammenfassung der Forschungen über Schilddrüse und Symptome der Depression siehe www.kellybroganmd.com und folgende Posts: »Thyroid: What's Mental Health Got to Do with It« (14. Juli 2014); »New Habits Die Hard – Dessicated Thyroid Treatment« (11. Dezember 2013); und »Is Thyroid Hormone Dangerous for Psych Patients?« (24. März 2015).

5. Brown, Troy, »The 10 Most-Prescribed and Top-Selling Medications«, WebMD-Post, 8. Mai 2015, www.webmd.com/news/20150508/most-prescribed-top-selling-drugs.

6. http://presse.barmer-gek.de/barmer/web/Portale/Presseportal/Subportal/Presseinformationen/Archiv/2012/120626-Arzneimittelreport-2012/Arzneimittelreport-2012-lang.pdf#search=Levothyroxin.

7. Sategna-Guidetti, C. et al., »Prevalence of Thyroid Disorders in Untreated Adult Celiac Disease Patients and Effect of Gluten Withdrawal: An Italian Multicenter Study«, *Am J Gastroenterol* 96, Nr. 3 (März 2001), S. 751–7.

8. Zusammenfassung der Forschung, die die Beziehung zwischen Fluorid und Schilddrüsen-Fehlfunktionen belegt, siehe http://fluoridealert.org/issues/health/thyroid/.

9. Siehe mein Post unter www.kellybroganmd.com »Pheromones Missing From That Similac?«, 13. November 2014, http://kellybroganmd.com/snippet/pheromones-missing-similac/.

10. Ebenda.

11. Genereller Überblick über die Beziehung zwischen Blutzuckerproblemen, Diabetes und Depression siehe www.nimh.nih.gov/health/publications/depressions-and-diabetes/index.shtml.

12. Kim, W. K. et al., »Depression and Its Comorbid Conditions More Serious in Women than in Men in the United States«, *J Women's Health,* Larchmt (1. Juli 2015).

5. Warum Körperlotionen, Leitungswasser und rezeptfreie Schmerzmittel neue Warnhinweise in ihre Produktbeschreibungen einfügen sollten

1. Zusammenfassung der Forschungen über die Beziehung zwischen der Antibabypille und psychiatrischen Störungen siehe mein Post unter www.kellybroganmd.com »Is the Pill Changing Your Brain?«,

28. April 2015, http://kellybroganmd.com/snippet/oral-contracepti-ves/. Siehe auch »That Naughty Little Pill«, Post auf MadinAmerica. com., 8. Februar 2013, www.madinamerica.com/2013/02/that-naughty-little-pill/.

2. Einige Gedanken in diesem Abschnitt spiegeln die in meinem Post auf MadinAmerica.com, 8. Februar 2013, www.madinamerica. com/2013/02/that-naughty-little-pill verwendeten wider.

3. Oinonen, K. A. und D. J. Mazmanian, »To What Extent Do Oral Con-traceptives Influence Mood and Affect?«, *J Affect Disord* 70, Nr. 3 (August 2002), S. 229–40.

4. Brogan, Kelly, »That Naughty Little Pill«, Post auf MadinAmerica. com., 8. Februar 2013, www.madinamerica.com/2013/02/that-naughty-little-pill/.

5. Piltonen, T. et al., »Oral, Transdermal and Vaginal Combined Contra-ceptives Induce an Increase in Markers of Chronic Inflammation and Impair Insulin Sensitivity in Young Healthy Normal-weight Women with Sexual Dysfunction«, *Hum Reprod* 27, Nr. 10 (Oktober 2012), S. 3046–56, doi: 10.1093/humrep/des225.

6. Panzer, C. et al., »Impact of Oral Contraceptives on Sex Hormone-bin-ding Globulin and Androgen Levels: A Retrospective Study in Women with Sexual Dysfunction«, *J Sex Med* 3, Nr. 1 (Januar 2006), S. 104–13.

7. Zal, D. et al., »Effect of Vitamin E and C Supplements on Lipid Peroxi-dation and GSH Dependent Antioxidant Enzyme Status in the Blood of Women Consuming Oral Contraceptives«, *Contraception* 86, Nr. 1 (Juli 2012), S. 62–6, doi: 10.1016/j.contraception.2011.11.006.

8. Palan, P. R. et al., »Effects of Oral, Vaginal and Transgermal Hormonal Contraception on Serum Levels of Coenzyme Q(10), Vitamin E, and Total Antioxidant Activity«, *Obstet Gynecol Int* (2010), pii: 925635, doi:10.1155/2010/925635.

9. Akinloye, O. et al., »Effects of Contraceptives on Serum Trace Ele-ments, Calcium and Phosphorus Levels«, *West Indian Med* 60, Nr. 3 (Juni 2011), S. 308–15. Weitere Einzelheiten über die Auswirkungen der Antibabypille, insbesondere in Verbindung mit dem Gehirn, siehe mein Post unter www.kellybroganmd.com »Is the Pill Changing Your Brain?«, 28. April 2015.

10. Dieser Abschnitt stammt aus einem Post von Sayer Ji und mir unter www.GreenMedInfo.com, »Cracking the Cholesterol Myth: How Sta-tins Harm the Body and Mind«, 27. Februar 2015, www.greenmedin-

fo.com/Blog/cracking-cholesterol-myth-how-statins-harm-the-body-and-mind?page=1#!

11. »ACC/AHA Publish New Guideline for Management of Blood Cholesterol«, American Heart Association, 12. November« 2013, http://newsroom.heart.org/news/acc-aha-publish-new-guideline-for-management-of-blood-cholesterol.

12. Diamond, David M. und Uffe Ravnskov, »How Statistical Deception Created the Appearance that Statins Are Safe and Effective in Primary and Secondary Prevention of Cardiovascular Disease«, *Expert Review of Clinical Pharmacology* 8, Nr. 2 (2015), S. 201, doi: 10.1586/17512433.2015.1012494.

13. Generelle Übersicht über die Beziehung zwischen niedrigem Cholesterol und Depression siehe Dr. James M. Greenblatts Post auf *Psychology Today*, »Low Cholesterol and Its Psychological Effects«, 10. Juni 2011, www.psychologytoday.com/blog/the-breakthrough-depression-solution/201106/low-cholesterol-and-its-psychological-effects.

14. Die nächsten Abschnitte stammen aus meinem Post »Luscious Lipids«, auf MadinAmerica.com, 20. Januar 2013, www.madinamerica.com/2013/01/luscious-lipids/.

15. Eine Übersicht über die Geschichte der Fette in unserem Leben und den Einfluss von Ancel Keys siehe Titelgeschichte des *Time*-Magazins von Brian Shilhavy, »Ending the War of Fat«, 12. Juni 2014.

16. Björkhem, I. und S. Meaney, »Brain Cholesterol: Long Secret Life Behind a Barrier«, *Arterioscler Thromb Vasc Biol* 24, Nr. 5 (Mai 2004), S. 806–15.

17. Kunugi, H. et al., »Low Serum Cholesterol in Suicide Attempters«, *Biol Psychiatry* 41, Nr. 2 (15. Januar 1997), S. 196–200.

18. Glueck, C. J. et al., »Hypocholesterolemia and Affective Disorders«, *Am J Med Sci* 308, Nr. 4 (Oktober 1994), S. 218–25.

19. Suarez, E. C., »Relations of Trait Depression and Anxiety to Low Lipid and Lipoprotein Concentrations in Healthy Young Adult Women«, *Psychom Med* 61, Nr. 3 (Mai-Juni 1999), S. 273–9.

20. Henderson, V. W. et al., »Serum Lipids and Memory in a Population Based Cohort of Middle Age Women«, *J Neurol Neurosurg Psychiatry* 74, Nr. 11 (November 2003), S. 1530–5.

21. Zhang, H. et al., »Discontinuation of Statins in Routine Care Settings: A Cohort Study«, *Ann Intern Med* 158, Nr. 7 (2. April 2013), S. 526–34, doi: 10.7326/0003-4819-158-7-201304020-00004.

22. Culver, A. L. et al., »Statin Use and Risk of Diabetes Mellitus in Post-menopausal Women in the Women's Health Initiative«, *Arch Intern Med* 172, Nr. 2 (23. Januar 2012), S. 144–52, doi: 10.1001/archintern-med.2011.625.

23. Dieser Abschnitt stammt aus meinem Post »Vitamin B_{12} and Brain Health« unter www.kellybroganmd.com, 7. Februar 2014, http://kellybroganmd.com/article/b12-deficiency-brain-health/.

24. Berry, N. et al., »Catatonia and Other Psychiatric Symptoms with Vitamin B_{12} Deficiency«, *Acta Psychiatr Scand* 108, Nr. 2 (August 2003), S. 156–9.

25. Lam, J. R. et al., »Proton Pump Inhibitor and Histamine 2 Receptor Antagonist Use and Vitamin B_{12} Deficiency«, *JAMA* 310, Nr. 22 (11. Dezember 2013), S. 2435–42, doi: 10.1001/jama.2013.280490.

26. Für einen Überblick über die Gefahren und die Geschichte von Tylenol siehe Dr. Micozzis Post auf *Insiders' Cures*, »Mainstream Press Finally Catches Wind of Tylenol's Dangers«, 30. März 2015, http://drmicozzi.com/mainstream-press-finally-catches-wind-of-tylenols-dangers. Siehe auch mein Post unter www.kellybroganmd.com, »Tylenol Numbing You Out?«, 30. April 2015.

27. Durso, G. R. et al., »Over-the-Counter Relief from Pains and Pleasures Alike: Acetaminophen Blunts Evaluation Sensitivity to Both Negative and Positive Stimuli«, *Psychol Sci* 26, Nr. 6 (Juni 2015), S. 750–8, doi: 10.1177/0956797615570366.

28. http://de.statista.com/statistik/daten/studie/181182/umfrage/haeufigkeit-verwendung-von-schmerzmitteln-gegen-kopfschmerzen/.

29. Brandlistuen, R. E. et al., »Prenatal Paracetamol Exposure and Child Neurodevelopment: A Sibling-Controlled Cohort Study«, *Int J Epidemiol* 42, Nr. 6 (Dezember 2013), S. 1702–13, doi: 10.1093/ije/dyt183. Auf Deutsch: http://www.pharmazeutische-zeitung.de/index.php?id=56999.

30. Liew, Z. et al., »Acetaminophen Use During Pregnancy, Behavioral Problems, and Hyperkinetic Disorders«, *JAMA Pediatr* 168, Nr. 4 (April 2014), S. 313–20, doi: 10.1001/jamapediatrics.2013.4914.

31. Roberts, E. et al., »Paracetamol: Not as Safe as We Thought?« A Systematic Literature Review of Observational Studies«, *Ann Rheum Dis* (2. März 2015), pii: annrheumdis-2014-206914, doi: 10.1136/annrheumdis-2014-206914.

32. Europäische Rheumaliga, »Non-steroidal anti-inflammatory drugs inhibit ovulation after just 10 days«, *Science Daily*, 11. Juni 2015. www.

sciencedaily.com/releases/2015/06/150611082124.htm. Zugriff 23. September 2015.

33. Graham, D. Y. et al., »Visible Small-intestinal Mucosals Injury in Chronic NSAID Users«, *Clin Gastroenterol Hepatol* 2, Nr. 1 (Januar 2005), S. 55–9.

34. Sigthorsson, D. et al., »Intestinal Permeability and Inflammation in Patients on NSAIDs«, *Gut* 43, Nr. 4 (Oktober 1998), S. 506–11.

35. Siehe mein Post auf Mercola.com, »Psychoneuroimmunology – How Inflammation Affects Your Mental Health«, 17. April 2014, http://articles.mercola.com/sites/articles/archive/2014/04/17/psychoneuro-immunology-inflammation.aspx#!.

36. Europäische Rheumaliga, »Non-steroidal anti-inflammatory drugs inhibit ovulation after just 10 days«, *Science Daily*, 11. Juni 2015, www.sciencedaily.com/releases/2015/06/150611082124.htm. Zugriff 23. September 2015.

37. Ozgoli, G., M. Goli und F. Moattar, »Comparison of Effects of Ginger, Mefenamic Acid, and Ibuprofen on Pain in Women with Primary Dysmenorrhea«, *J Altern Complement Med* 15, Nr. 2 (13. Februar 2009), S. 129–32. Siehe auch Vilai Kuptniratsaikul et al., »Efficacy and Safety of Curcuma Domestica Extracts in Patients with Knee Osteoarthritis«, *Int J Mol Med* 25, Nr. 5 (Mai 2010), S. 729–34. Siehe auch http://www.greenmedinfo.com/blog/ibuprofen-kills-more-pain-so-what-alternatives.

38. Choi, A. L. et al., »Developmental Fluoride Neurotoxicity: A Systematic Review and Meta-analysis«, *Environ Health Perspect* 120, Nr. 10 (Oktober 2012), S. 1362–8, doi: 10.1289/ehp.1104912.

39. Der Fluoridgehalt des Trinkwassers in Deutschland ist regional stark schwankend. Die genauen Werte sind beim örtlichen Wasseramt kostenlos erhältlich.

40. Siehe Jeremy Seiferts Film *Our Daily Dose* über Fluoridierung, YouTube, https://youtube/bZ6enuCZOA8. Siehe auch mein Post »Are You Fluoridated«, 26. Oktober 2015, http://kellybroganmd.com/snippet/are-you-fluoridated/.

41. Studien und Fakten über Fluoride siehe Fluoride Action Network-Website, http://fluoridealert.org/issues/health/brain/.

42. Luke, J., »Fluoride Deposition in the Aged Human Pineal Gland«, *Caries Res* 35, Nr. 2 (März–April 2001), S. 125–8.

43. Siehe auch Dr. Michael Ruscios Artikel und Videos zum Thema, »Does Fluoride Cause Hypothyroidism?« unter http://drruscio.com/fluoride-cause-hypothyroid/.

44. Siehe mein Post unter http://kellybroganmd.com, »Will You Wait? Protect Yourself Now«, 4. November 2014, http://kellybroganmd.com/snippet/will-wait-protect-now/.

45. Halden, R. U., »Epistemiology of Contaminants of Emerging Concern and Literature Meta-analysis«, *J Hazard Mater* 282 (Januar 2015), S. 2–9, doi: 10.1016/j.hazmat.2014.08.074.

46. Lang, I. A. et al., »Association of Urinary Bisphenol A Concentration with Medical Disorders and Laboratory Abnormalities in Adults«, *JAMA* 300, Nr. 11 (September 2008), S. 1303–10, doi: 10.1001/jama.300.11.1303.

47. Bilbrey, Jenny, »BPA-Free Plastic Containers May Be Just as Hazardous«, *Scientific American*, 11. August 2014, www.scientificamerican.com/article/bpa-free-plastic-containers-may-be-just-as-hazardous/.

48. Weitere Informationen über die Auswirkung von Impfstoffen, Berichte über negative Reaktionen siehe http://medalerts.org./ und auf meiner Website.

49. Siehe mein Post »A Scientific Speaks: Senate Bill 277 in California« unter www.kellybroganmd.com, 7. Mai 2015, http://kellybroganmd/com/article/schientist-speaks-senate-bill-277-california/.

50. Weitere Informationen über die Arbeit von Dr. Gregory Poland und die Vaccine Research Group der Mayo Klinik siehe www.mayo.edu/research/labs/vaccines/overview.

51. Barlett, Donald L. und James B. Steele, »Deadly Medicine«, *Vanity Fair*, Januar 2011.

52. Einzelheiten der Geschichte siehe »Obama Grants Immunity to CDC Whistleblower on Measles Vaccine Link to Autism«, unter https://healthimpactnews.com/2015/obama-grants-immunity-to-cdc-whistleblower-on-measles-vaccine-link-to-autism/, 4. Februar 2015.

53. Einzelheiten hinter dem Merck-Prozess siehe »Judge: Lawsuit Against Merck's MMR Vaccine Fraud to Continue« und verwandte Artikel unter HealthImpactNews.com.

6. Nahrung als Heilmittel

1. Jacka, F. N. et al., »Maternal and Early Postnatal Nutrition and Mental Health of Offspring by Age 5 Years: A Prospective Cohort Study«, *J Am Acad Child Adolesc Psychiatry* 52, Nr. 10 (Oktober 2013), S. 1038–47, doi: 10.1016/j.jaac.2013.07.002. Siehe auch Sarris J. et al. »Nutritional Medicine as Mainstream in Psychiatry«, *Lancet Psychiatry* 2, Nr. 3 (März 2015), S. 271–4, doi: 10.1016/S2215-0366(14)00051-0.

2. Jacks, F. N. et al., »Does Reverse Causality Explain the Relationship Between Diet and Depression?«, *J Affect Disord* 175 (April 2015), S. 248–50, doi: 10.1016/j.jad.2015.01.007.

3. Kaplan, Bonnie J. et al., »The Emerging Field of Nutritional Mental Health: Inflammation, the Microbiome, Oxidative Stress, and Mitochondrial Function«, Übersichtsartikel für die Association for Psychological Sciences, *Clinical Psychological Science*, Sage Publications 2014.

4. Teile dieses Abschnitts spiegeln den Tenor meines Posts »Enhance Your Mood with Food – Eat Naturally« wider, unter www.kellybroganmd.com, 7. Oktober 2013, http://kellybroganmd.com/article/enhance-your-mood-with-food-eat-naturally/.

5. Informationen über die Arbeit und Forschung von Weston Price siehe www.westonprice.org.

6. Hardy, Karen et al., »The Importance of Dietary Carbohydrate in Human Evolution«, *Quarterly Review of Biology* 90, Nr. 3 (September 2015), S. 251–68.

7. Strom, Stephanie, »Kellogg Agrees to Alter Labeling on Kashi Line«, *New York Times*, 8. Mai 2014, http://nytimes.com/2014/05/09/business/kellogg-agrees-to-change-labeling-on-kashi-line.html.

8. Die Environmental Working Group (www.ewg.org) erstellt eine aktuelle Liste, welche Obst- und Gemüsesorten man aus biologischem Anbau kaufen sollte. Siehe http://ewg.org/foodnews/?gclid=Cj0KEQj wqsyxBRCIxtminsmwkMABEiQAzL34Pf-DLMtvPWcJSolmJX-nLcNTIJc9P6wqTWP2VIAsJnnXIaAjr8P8HAQ.

9. Ich habe umfassend über Glyphosat geschrieben. Die gesamte Liste der Zitate und weitere Informationen finden Sie auf meiner Website. Earth Open Source, eine Gruppe unabhängiger Wissenschaftler (sie werden nicht dafür bezahlt, Unternehmen mit ihren Studien zu unterstützen) hat ein Kompendium der einschlägigen Literatur mit

dem Titel »Roundup and Birth Defects: Is the public being kept in the dark?« herausgegeben. Dort heißt es: »Die Pestizid-Industrie und EU-Regulatoren wussten bereits seit den 1980er- bis 1990er-Jahren, dass Roundup, das am meisten verkaufte Breitbandherbizid, Geburtsdefekte verursacht – doch die Öffentlichkeit wurde nicht davon in Kenntnis gesetzt.« Der Bericht war ein Nebenprodukt eines internationalen Gemeinschaftsprojekts besorgter Wissenschaftler und Forscher, der mit erschreckender Klarheit enthüllte, dass die eigenen Forschungen Fehlbildungen bei Labortieren durch Roundup belegen. Zu den Wirkungen, die unerwähnt blieben, gehören endokrine Störungen, Auswirkungen auf die Entwicklung, verstärkte Wirkung von Zusatzstoffen (Adjuvantien), Wirkungen durch chemische Kombinationen und Auswirkungen auf Bienen. Ignoriert wurden auch Wirkungen, die in der wissenschaftlichen, von Experten begutachteten Literatur erwähnt wurden, da eine alte Verordnung besagt, dass Studien nicht in die Unterlagen der Industrie einbezogen werden müssen. Im Bereich der dauerhaften, bioakkumulativen Pestizide und Herbizide könnte das Testen nur eines aktiven Bestandteils die Hersteller fälschlicherweise in Sicherheit wiegen. Das Zusammenwirken der Giftstoffe hat die vereinfachte Ansicht »Die Dosis macht das Gift« verbreitet, und ein kritischer Bericht in *Biomed Research International,* der fehlerhafte Annahmen rund um die Giftigkeit von Pestiziden und Herbiziden angesprochen hat, stellte fest, dass Monsantos Produkt Roundup zehntausend Mal giftiger ist als Glyphosat alleine. In einem 2013 erschienenen Bericht von MIT-Forscherin Stephanie Seneff und einem unabhängigen Kollegen wurden die Auswirkungen von Glyphosat auf die Mikrobenbesiedelung im Körper klar beschrieben. Er wies darauf hin, dass zu den negativen Auswirkungen von Glyphosat auch gehört, dass die Produktion von Cytochrom-Enzymen P450 (CYP) gehemmt wird, die für die Entgiftung zahlreicher körperfremder chemischer Verbindungen zuständig sind, und gesundheitsförderliche Darmbakterien auf dem »Shikimisäureweg« abgetötet werden, von dessen Existenz im menschlichen Körper bisher nichts bekannt war. Selbst die Aktivierung von Vitamin D_3 in der Leber kann durch die Wirkung von Glyphosat auf die Leberenzyme beeinträchtigt werden und möglicherweise die epidemischen Ausmaße eines Mangels erklären.

10. Guyton, K. Z. et al., »Carcinogenicity of Tetrachlorvinphos, Parathion, Malathion, Diazinon, and Glyphosate«, *Lancet Ocol* 16, Nr. 5 (Mai 2015), S. 490–1, doi: 10.1016/S1470-2045 (15)70134-8.

11. Siehe www.gmfreecymru.org/documents/monsanto_knew_of_glyphosate.html.

12. Thongprakaisang, S. et al., »Glyphosate Induces Human Breast Cancer Cells Growth via Estrogen Receptors«, *Food Chem Toxicol* 59 (September 2013), S. 129–36, doi: 10.1016/.fct.2013.05.057.

13. »Egg Nutrition and Heart Disease: Eggs Aren't the Dietary Demons They're Cracked Up to be«, *Harvard Health Publications*, Harvard Medical School, www.health.harvard.edu/press_releases/egg-nutrition.

14. Weitere Informationen über die Eier-Cholesterin-Debatte siehe Chris Kressers Posts: »Three Eggs a Day Keep the Doctor Away«, 23. Mai 2008, https://chriskresser.com/why-you-should-eat-more-not-less-cholesterol/.

15. Blesso, C. N. et al., »Whole Egg Consumption Improves Lipoprotein Profiles and Insulin Sensitivity to a Greater Extent than Yolk-Free Egg Substitute in Individuals with Metabolic Syndrome«, *Metabolism* 62, Nr. 3 (März 2013), S. 400–10, doi: 10.1016/j.metabol.2012.08.014.

16. Vojdani, A. und I. Tarash, »Cross-Reaction between Gliadin and Different Food and Tissue Antigens«, *Food and Nutrition Science* 4, Nr. 1 (2013), S. 20–32, doi: 10.4236/fns.2013.41005.

17. Mu, J. et al., »Interspecies Communication between Plant and Mouse Gut Host Cells through Edible Plant Derived Exosome-like Nanoparticles«, *Mol Nutr Food Res* 58, Nr. 7 (Juli 2014), S. 1561–73, doi: 10.1002/mnfr.201300729.

18. Freed, D. L., »Do Dietary Lectins Cause Disease?«, *BMJ* 318, Nr. 7190 (April 1999), S. 1023–4.

19. Tannock, G. W., »A Special Fondness for Lactobacilli«, *Appl Environ Microbiol* 70, Nr. 6 (Juni 2004), S. 3189–94.

20. D'Mello, C. et al., »Probiotics Improve Inflammation-Associated Sickness Behavior by Altering Communication between the Peripheral Immune System and the Brain«, *J Neurosci* 35, Nr. 30 (29. Juli 2015), S. 10821–30, doi: 10.1523/JNEUROSCI.0575-15.2015. Siehe auch mein Post »Probiotics for the Brain«, 30. April 2014, http://kellybroganmd.com/article/probiotics-brain/.

21. Selhub, E. M., »Fermented Foods, Microbiota, and Mental Health: Ancient Practice Meets Nutritional Psychiatry«, *J Physiol Anthropol*

33 (15. Januar 2014), S. 2, doi: 10.1186/1880-6805-33-2. Siehe auch mein Post »Psychobiotics: Bacteria for Your Brain?« auf Green-Med-Info.com, 21. Januar 2014, www.greenmedinfo.com/blog/psychobiotics-bacteria-your-brain.

22. Akkasheh, Ghodarz et al., »Clinical and Metabolic Response to Probiotic Administration in Patients with Major Depressive Order: A Randomized, Double-blind, Placebo-controlled Trial«, *Nutrition* (25. September 2015), doi: 10.1016/j.nut.2015.09.003.

23. Pärtty, A. et al., »A Possible Link between Early Probiotic Intervention and the Risk of Neuropsychiatric Disorders Later in Childhood: A Randomized Trial«, *Pediatr Res* 77, Nr. 6 (Juni 2015), S. 823–8, doi: 10.1038/pr.2015.51.

24. Siehe auch www.kellybroganmd.com »Guts, Bugs, and Babies«, 29. August 2013, http://kellybroganmd.com/article/guts-bugs-and-babies/.

7. Die Macht von Meditation, Schlaf und körperlicher Bewegung

1. Der Tenor in diesen Abschnitten spiegelt meinen Post »Psychoneuroimmunology – How Inflammation Affects Your Mental Health« vom 17. April 2014 wider; siehe Mercola.com, http://articles.mercola.com/sites/articles/archive/2014/04/17/psychoneuroimmunology-inflammation.aspx.

2. Lazar, S. W. et al., »Meditation Experience Is Associated with Increased Cortical Thickness«, *Neuroreport* 16, Nr. 17 (28. November 2005), S. 1893–7.

3. Siehe auch Tom Irelands Blog-Post »What Does Mindfulness Meditation Do to Your Brain?« für *Scientific American,* 12. Juni 2014, http://blogs.scientificamerican.com/guest-blog/what-does-mindfulness-meditation-do-to-your-brain/.

4. Siehe Benson-Henry Institute, www.bensonhenryinstitute.org.

5. Siehe mein Artikel für Mercola.com, »Taming the Monkey Mind – How Meditation Affects Your Health and Wellbeing«, 20. Februar 2014, http://articles.mercola.com/sites/articles/archive/2014/02/20/meditation-relaxation-response.aspx.

6. »Mindful Meditation Helps Fibromyalgia Patients«, Post von Brigham and Women's Health Hospital, 20. März 2013, http://healthhub.brighamandwomens.org/mindfulness-meditation-helps-fibromyalgia-patients#sthash.mJ71gjem.QgviTelQ.dpbs. Siehe auch Psychotherapy and

Psychosomatics, »Mindfulness Meditation: A New Treatment for Fibromyalgia?«, *Science Daily*, www.sciencedaily.com/releases/2007/08/070805134742.htm., Zugriff 23. September 2015. Und Kozasa, E. H. et al., »The Effects of Meditation-based Interventions on the Treatment of Fibromyalgia«, *Curr Pain Headace Rep.* 16, Nr. 5 (Oktober 2012), S. 383–7, doi: 10.1007/s11916-012-0285-8.

7. Singer, Michael, *Die unbändige Seele. Ein Weg der Befreiung*, Edition Spuren, Winterthur 2009. Siehe auch mein Post »Taming the Monkey Mind – How Meditation Affects Your Health and Wellbeing«, 20. Februar 2014, http://articles.mercola.com/sites/articles/archive/2014/02/20/meditation-relaxation-response.aspx.

8. Ich habe viel online über Kundalini-Yoga geschrieben. Siehe mein Post »Kundalini Yoga: Ancient Technology for Modern Stress«, 6. Januar 2014, http://kellybroganmd.com/article/kundalini-yoga/.

9. Goshvarpour, A. und A. Goshvarpour, »Comparison of Higher Order Spectra in Heart Rate Signals During Two Techniques of Meditation: Chi and Kundalini Meditation«, *Cogn Neurodyn* 7, Nr. 1 (Februar 2013), S. 39–46, doi: 10.1007/s11571-012-9215-z.

10. Shannahoff-Khalsa, D., »An Introduction to Kundalini Yoga Meditation Techniques that are Specific for the Treatment of Psychiatric Disorders«, *Journal of Alternative and Complementary Medicine* 10, Nr. 1 (2004), S. 91–101.

11. Xie, L. et al., »Sleep Drives Metabolic Clearance from the Adult Brain«, *Science* 342, Nr. 6156 (18. Oktober 2013), S. 373–7, doi: 10.1126/science.1241224. Eine umfassende Liste nützlicher Referenzen und Ressourcen über die Macht des Schlafes siehe National Sleep Foundation, http://sleepfoundation.org/.

12. Krueger, P. M. und E. M. Friedman, »Sleep Duration in the United States: a Cross-sectional Population-based Study«, *Am J Epidemiol* 169, Nr. 9 (1. Mai 2009), doi: 10.1093/aje/kwp023. Siehe auch Dr. Michael Breus, www.thesleepdoctor.com.

13. Spiegel, K. et al., »Brief Communication: Sleep Curtailment in Healthy Young Men Is Associated with Decreased Leptin Levels, Elevated Grelin Levels, and Increased Hunger and Appetite«, *Ann Intern Med* 141, Nr. 11 (7. Dezember 2004), S. 846–50. Siehe auch University of Chicago Medical Center, »Sleep Loss Boots Appetite, May Encourage Weight Gain«, *Science Daily*, www.sciencedaily.com/releases/2004/12/041206210355.htm, Zugriff 23. September 2015.

14. Seneff, S., N. Swanson und C. Li, »Aluminium and Glyphosate Can Synergistically Induce Pineal Gland Pathology: Connection to Gut Dysbiosis and Neurological Disease«, *Agricultural Science* 6 (2015), S. 42–70, doi: 10.4236/as.2015.61005. Siehe auch Luke, J., »Fluoride Deposition in the Aged Human Pineal Gland«, *Caries Res* 35, Nr. 2 (März–April 2001), S. 125–8.

15. Winokur, Andrew und Nicholas Demartinis, »The Effects of Antidepressants on Sleep«, *Psychiatric Times,* 13. Juni 2012, www.psychiatrictimes.com/sleep-disorders/effects-antidepressants-sleep.

16. Adaptiert aus meinem Post »Sleep: Why You Need It and How to get It«, auf www.GreenMedInfo.com, 8. August 2014, www.greenmed-info.com/blog/sleep-why-you-need-it-and-how-get-it-2.

17. Franzen, Peter L., Sleep Disturbances and Depression: Risk Relationship for Subsequent Depression and Therapeutic Implications«, *Dialogues Clin Neurosci* 10, Nr. 4 (Dezember 2008), S. 473–81. Siehe auch Baglioni, C. et al., »Insomnia as a Predictor of Depression: A Meta-analytic Evaluation of Longitudinal Epidemiological Studies«, *J Affect Disord* 135, Nr. 1–3 (Dezember 2011), S. 10–9, doi: 10.1016/j.jad.2011.01.011.

18. Ghaly, M. und D. Teplitz, »The Biologic Effects of Grounding the Human Body During Sleep as Measured by Cortisol Levels and Subjective Reporting of Sleep, Pain, and Stress«, *J Altern Complement Med* 10, Nr. 5 (Oktober 2004), S. 767–76.

19. Healy, Melissa, »Sleeping Pills Linked to Higher Risk of Cancer, Death, Study Says«, *Los Angeles Times,* 28. Februar 2012, http://articles.latimes.com/2012/feb/28/news/la-heb-sleep-aids-cancer-death-20120228.

20. Passos, G. S. et al., »Is Exercise an Alternative Treatment for Chronic Insomnia?«, *Clinics* (São Paulo) 67, Nr. 6 (2012), S. 653–60.

21. Mit der Literatur über die Vorteile körperlicher Bewegung könnte man eine Bibliothek füllen. Sie finden viele Fallstudien online oder unter Mayo Clinic (www.mayoclinic.org) und Harvard Health Publications (www.health.harvard-edu).

22. Bramble, Dennis M. und Daniel E. Lieberman, »Endurance Running and the Evolution of *Homo*«, *Nature* 432 (18. November 2004), S. 345–52, doi: 10.1038/nature03052.

23. Sierakowiak, A. et al., »Hippocampal Morphology in a Rat Model of Depression: the Effects of Physical Activity«, *Open Neuroimag J 9* (30. Januar 2015), S. 1–6, doi: 10.2174/1874440001509010001.

24. Agudelo, L. Z. et al., »Skeletal Muscle PGC-1α1 Modulates Kynurenine Metabolism and Mediates Resilience to Stress-induced Depression«, *Cell* 159, Nr. 1 (25. September 2014), S. 33–45, doi: 10.1016/j.cell.2014.07.051. Siehe auch Gretchen Reynolds Bericht über diese Studie für die *New York Times,* »How Exercise May Protect Against Depression«, 1. Oktober 2014, http://well.blogs.nytimes.com/2014/10/01/how-exercise-may-protect-against-depression/.

25. Melov, S. et al., »Resistance Exercise Reverses Aging in Human Skeletal Muscle«, *PLoS One* 2, Nr. 5 (23. Mai 2007), S. e465.

26. Little, J. P. et al., »A Practical Model of Low-volume High-intensity Interval Training Induces Mitochondrial Biogenesis in Human Skeletal Muscle: Potential Mechanisms«, *J Physiol* 588, Pt 6 (15. März 2010), S. 1011–22, doi: 10.1113/jphysiol.2009.181743.

27. Vincent, G. et al., »Changes in Mitochondrial Function and Mitochondria Associated Protein Expression in Response to 2-weeks of High Intensity Interval Training«, *Front Physiol* 6 (24. Februar 2015), S. 51, doi: 10.3389/fphys.2015.00051.

28. Menshikova, E. V. et al., »Effects of Exercise on Mitochondrial Content and Function in Aging Human Skeletal Muscle«, *J Gerontol A Biol Sci Med Sci* 61, Nr. 6 (Juni 2006), S. 534–40.

8. Großreinemachen

1. Cohn, B. A. et al, »DDT Exposure in Utero and Breast Cancer«, *J Clin Endocronol Metab* 100, Nr. 8 (August 2015), S. 2865–72, doi: 10.1210/jc/2015–1841.

2. Hier können Sie den Bericht downloaden: https://www.acog.org/-/media/Committee-Opinions/Committee-on-Health-Care-for-Underserved-Women/ExposuretoToxic.pdf.

3. Siehe auch Berichte des National Institute of Environmental Health Sciences über dieses Thema und andere Umweltchemikalien, www.niehs.nih.gov/health/topics/agents/endocrine/.

4. Yanagisawa, R. et al., »Impaired Lipid and Glucose Homeostasis in Hexabromocyclododecane-exposed Mice Fed a High-fat Diet«, *Environ Health Perspect* 122, Nr. 3 (März 2014), S. 277–83, doi:10.1289/ehp/1307421. Siehe auch University of New Hampshire, »Flame retardants found to cause metabolic, liver problems, animal Study shows«, *Science Daily*, 19. Februar 2015, https://www.sciencedaily.com/releases/2015/02/150219101343.htm, Zugriff 23. September 2015.

5. Dr. Bruce Blumberg von der University of California wird die Prägung des Begriffs *obesogen* zugeschrieben; er hat einen Großteil des letzten Jahrzehnts der Erforschung der Auswirkungen von Chemikalien auf den Stoffwechsel und die Entwicklung von Fettleibigkeit gewidmet – vor allem im Hinblick darauf, dass die Risikofaktoren aufgrund der Belastung durch Chemikalien an die Nachkommen vererbt werden können. Siehe Blumberg, B. et al., »Transgenerational Inheritance of Increased Fat Depot Size, Stem Cell Reprogramming, and Hepatic Steatosis Elicited by Prenatal Exposure to the Obesogen Tributyltin in Mice«, *Environ Health Perspect* 121, Nr. 3 (März 2013), S. 359–66, doi: 10.1289/ehp.1205701.

6. Weitere Informationen über einzelne Chemikalien und ihre Auswirkungen finden Sie auf meiner Website unter der Rubrik Umweltmedizin.

7. Fakten und Zahlen über die Körperlast finden Sie auf der Website der Environmental Working Group unter www.ewg.org.

8. Ebenda. (Anm. d. Ü.: Für die Zahlen zu Europa siehe: http://www.umweltbundesamt.de/daten/chemikalien-in-der-umwelt/zahlen-fakten-zu-chemikalien-zur-chemischen.

9. Freinkel, Susan, »Warning Signs: How Pesticides Harm the Young Brain«, *The Nation*, 31. März 2014, http://www.thenation.com/article/warning-signs-how-pesticides-harm-young-brain/.

10. Delfosse, V. et al., »Synergistic Activation of Human Pregnane X Receptor by Binary Cocktails of Pharmaceutical and Environmental Compounds«, *Nat Commun* 6 (3. September 2015), S. 8089, doi: 10.1038/ncomms9089.

11. Fitzgerald, Randall, *The Hundred-Year Lie: How Food and Medicine Are Destroying Your Health*, Dutton, New York 2006.

12. Delfosse, V. et al., »Synergistic Activation of Human Pregnane X Receptor by Binary Cocktails of Pharmaceutical and Environmental Compounds«, *Nat Commun* 6 (3. September 2015), S. 8089, doi: 10.1038/ncomms9089.

13. Adaptiert aus meinem Post »Pregnant and Pre-Polluted: 8 Choices for a Healthier Womb«, 16. Juli 2013, http://kellybroganmd.com/article/pregnant-and-pre-polluted-8-choices-for-a-healthier-womb/.

14. Halden, R. U., »Epistemology of contaminants of emerging concern and literature meta-analysis«, *J Hazard Mater* 282 (23. Januar 2015), S. 2–9, doi:10.1016/j.jhazmat.2014.08.074.

15. www.womensvoices.org. Siehe auch Laura Kiesels Artikel für Salon, »Toxic Tampons: How Ordinary Feminine Products Could Be Hurting Women«, 22. Dezember 2013, www.salon.com/2013/12/22/toxic_tampons_how_ordinary_feminine_care_products_could_be_hurting_women/.

16. Siehe mein Post »Going Organic, Down There: Feminine Products«, 11. November 2013, http://kellybroganmd.com/snippet/going-organic-down-there-feminine-products/. Siehe auch Dr. Mercola, »What's in a Toxic Tampon«, 6. August 2014, http://articles.mercola.com/sites/articles/archive/2014/08/06/tampons-feminine-care.aspx.

17. Hormann, A. M. et al., »Holding Thermal Receipt Paper and Eating Food Using Sanitizer Results in High Serum Bioactive and Urine Total Levels of Bisphenol A (BPA)«, *PLoS One* 9, Nr. 10 (22. Oktober 2014), S. 110509, doi: 10.1371/journal/pone.0110509.

18. The Environmental Working Group, www.ewg.org.

19. Currie, Janet et al., »Something in the Water: Contaminated Drinking Water and Infant Health«, *Canadian Journal of Economics* 46, Nr. 3 (August 2013), S. 791–810.

20. Princeton University, Woodrow Wilson School of Public and International Affairs, »Something in the (expecting mother's) water: Contaminated water breeds low-weight babies, sometimes born prematurely«, *Science Daily*, 8. Oktober 2013, www.sciencedaily.com/releases/2013/10/131008122906.htm, Zugriff 28. September 2015.

21. Roggeveen, S. et al., »EEG Changes Due to Experimentally Induced 3G Mobile Phone Radiation«, *PLoS One* 10, Nr. 6 (8. Juni 2015), S. e0129496, doi: 10.1371/journal.pone.0129496. eCollection 2015. Siehe auch Sayer Jis Artikel auf GreenMedInfo.com, »Brain Wave Warping Effect of Mobile Phones, Study Reveals«, 12. Juli 2015, www.greenmedinfo.com/blog/brain-wave-warping-effect-mobile-phones-study-reveals.

22. Douglas Fields, R., »Mind Control by Cell Phone«, *Scientific American*, 7. Mai 2008, www.scientificamerican.com/article/mind-control-by-cell/.

23. Lv, Bin. et al., »The Alteration of Spontaneous Low Frequency Oscillations Caused by Acute Electromagnetic Fields Exposure«, *Clinical Neurophysiology* 125, Nr. 2 (Februar 2014), S. 277–86.

24. Dr. Bellos Liste der Veröffentlichungen finden Sie auf ihrer Website der NYU School of Medicine, www.med.nyu.edu/medicine/clinicalpharm/maria-gloria-dominguez-bello-lab.

9. Laboruntersuchungen und Nahrungsergänzungsmittel

1. Siehe mein Post »Acid Blocking Gut Sabotage«, 9. Dezember 2014, http://kellybroganmd.com/snippet/acid-blocking-gut-sabotage/.

2. Siehe mein Post »Prenatal Vitamins: A to D«, 16. April 2014, http://kellybroganmd.com/article/prenatal-vitamins-d/.

3. Skerrett, Patrick J., »Vitamin B_{12} Can be Sneaky, Harmful«, Harvard Health blog, 10. Januar 2013, www.health.harvard.edu/blog/vitamin-b12-deficiency-can-be-sneaky-harmful-201301105780.

4. Zusätzliche Informationen und evidenzbasierte Studien zu diesen Nahrungsmittelzusatzpräparaten unter www.kellybroganmd.com

5. Skarupski et al., »Longitudinal Association of Vitamin B-6, Folate, and Vitamin B-12 with Depressive Symptoms among Older Adults Over Time«, *Am J Clin Nutr* 92, Nr. 2 (August 2010), S. 330–5, doi:10.3945/ajcn.2010.29413.

6. Hirsch, S. et al., »Colon Cancer in Chile Before and After the Start of the Flour Fortification Program with Folic Acid«, *Eur J Gastroenterol Hepatol* 21, Nr. 4 (April 2009), S. 436–9, doi: 10.1097/MEG.0b013e328306ccdb.

7. Shealy, Norman C., »The Neurochemistry of Depression«, *American Journal of Pain Management* 2, Nr. 1 (1992), S. 13–6.

8. Sartori, L. et al., »When Emulation Becomes Reciprocity«, *Soc Cogn Affect Neurosci* 8, Nr. 6 (August 2013), S. 662–9, doi: 10.1093/scan/nss044.

9. Banki, C. M. et al., »Biochemical Markers in Suicidal Patients. Investigations with Cerebrospinal Fluid Amine Metabolites and Neuroendocrine Tests«, *Journal of Affective Disorders* 6 (1984), S. 341–50.

10. Benton, D., »Selenium Intake, Mood and Other Aspects of Psychological Functioning«, *Nutr Neurosci* 5, Nr. 6 (Dezember 2001), S. 363–74.

11. Shor-Posner, G. et al., »Psychological Burden in the Era of HAART: Impact of Selenium Therapy«, *Int J Psychiatry Med* 33 (2003), S. 55–69. Siehe auch Duntas, L. H. et al., »Effects of a Six Month Treatment with Selenomethionine in Patients with Autoimmune Thyroiditis«, *Eur J Endocrinol* 148, Nr. 4 (April 2003), S. 389–93.

12. Zusammenfassung der Fischöl-Wirkungen auf die Verbesserung von Depression und Angststörungen siehe Dr. Emily Deans Artikel für *Psychology Today,* »Fish Oil and Anxiety«, 10. November 2011, www.psychologytoday.com/blog/evolutionary-psychiatry/201111/fish-oil-and-anxiety.

13. www.westonaprice.org/health-topics/cod-liver-oil-basics-and-re-commendations/.

14. Sarris, J. et al., »S-adenosyl Methionine (SAMe) versus Escitalopram and Placebo in Major Depression RCT: Efficacy and Effects of Histamine and Carnitine as Moderators of Response«, *J Affect Disord* 164 (August 2014), S. 76–81, doi: 10.1016/j.jad.2014.03.041.

15. Darbinyan, V. et al., »Clinical Trial of Rhodiola Rosea L. Extract SHR-5 in the Treatment of Mild to Moderate Depression«, *Nord J Psychiatry* 61, Nr. 5 (2007), S. 342–8.

16. Bystritsky, A. et al., »A Pilot Study of Rhodiolas Rosea (Rhodax) for Generalized Anxiety Disorder (GAD)«, *J Altern Complement Med* 14, Nr. 2 (März 2008), S. 175–80, doi: 10.1089/acm.2007.7117.

17. Poser, S. W. et al., »Spicing Up Endogenous Neural Stem Cells: Aromatic-turmerone Offers New Possibilities for tackling Neurodegeneration«, *Stem Cell Res Ther* 5, Nr. 6 (17. November 2014), S. 127, doi:10.1186/scrt517.

18. Bengmark, S., »Gut Microbiota, Immune Development and Function«, *Pharmacol Res* 69, Nr. 1 (März 2013), S. 87–113, doi: 10.1016/j.phrs.2012.09.002. Siehe auch mein Blog-Post »Prebiotics for Prevention: The New Psychiatry«, 26. März 2015, http://kellybroganmd.com/snippet/probiotics-prevention-new-psychiatry/.

19. Berger, D. et al., »Efficacy of Vitex Agnus Castus L. Extract Ze 440 in Patients with Pre-menstrual Syndrome (PMS)«, *Arch Gynecol Obstet* 264, Nr. 3 (November 2000), S. 150–3.

20. Schellenberg, R., »Treatment for the Premenstrual Syndrome with Agnus Castus Fruit Extract: Prospective, Randomized, Placebo-Controlled Study«, *BMJ* 322, Nr. 7279 (20. Januar 2001), S. 134–7.

21. Lauritzen, C., »Treatment of Premenstrual Tension Syndrome with Vitex Agnus Castus Controlled, Double-Blind Study versus Pyridoxine«, *Phytomedicine* 4, Nr. 3 (September 1997), S. 183–89, doi: 10.1016/SO944-7113(97)80066-9.

22. Levine, J. et al., »Double-blind, Controlled Trial of Inositol Treatment of Depression«, *Am J Psychiatry* 152, Nr. 5 (Mai 1995), S. 792–4.

23. Fux, M. et al., »Inositol Treatment of Obsessive-compulsive Disorder«, *Am J Psychiatry* 153, Nr. 9 (September 1996), S. 1219–21.

24. Unfer, V. et al., »Effects of Myo-inositol in Women with PCOS: a Systematic Review of Randomized Controlled Trials«, *Gynecol Endocrinol* 28, Nr. 7 (Juli 2012), S. 509–15, doi: 10.3109/09513590.2011.650660.

25. Unfer, V. und G. Porcaro, »Updates on the Myo-inositol Plus D-chi-ro-inositol Combined Therapy in Polycystic Ovary Syndrome«, *Expert Rev Clin Pharmacol* 7, Nr. 5 (September 2014), S. 623–31, doi: 10.1586/17512433.2014.925795.

26. Gunther, M. und K. D. Phillips, »Cranial Electrotherapy Stimulation for the Treatment of Depression«, *J. Psychosoc Nurs Ment Health Serv* 48, Nr. 11 (November 2010), S. 37–42, doi: 10.1300/J184v09n 02_02.

27. Barclay, T. H. und R. D. Barclay, »A Clinical Trial of Cranial Electrotherapy Stimulation for Anxiety and Comorbid Depression«, *J Affect Disord* 164 (August 2014). S. 171–7, doi: 10.1016/j.jad.2014. 04.029.

10. Der natürliche Weg zu optimaler Gesundheit und Wohlbefinden

1. Strauss, S., »Clara M. Davis and the Wisdom of Letting Children Choose Their Own Diets«, *CMAJ* 175, Nr. 10 (7. November 2006), S. 1199.

2. Siehe »Big Pharma Hides the Truth About Coffee Enemas and cancer«, von Dr. Nicholas Gonzales, http://thetruthaboutcancer.com/big-pharma-hides-the-truth-about-coffee-enemas-and-cancer/.

3. Michael Singer, *The Surrender Experiment*, Harmony, New York 2015.

4. Chouinard, G. und V. A. Chouinard, »New Classification of Selective Serotonin Reuptake Inhibitor Withdrawal«, *Psychother Psychosom* 84, Nr. 2 (21. Februar 2015), S. 63–71.

5. www.breggin.com.

Schlusswort
Den Körper in Besitz nehmen und den Geist befreien

1. © The Teachings of Yogi Bhajan, ca. 1977.

2. Adaptiert aus meinem Blog-Post »What Is the Point of Health?«, 4. August 2015, http://kellybroganmd.com/article/whats-the-point-of-health/.

3. Maslow, A. H., »A Theory of Human Motivation«, *Psychological Review* 50 (1943), S. 370–96.

PERSONENREGISTER

SACHREGISTER

REZEPTREGISTER